中医适宜技术

主 编 胡 聘 金咏梅 陆静波

主 审 周兰姝 何文忠

上海科学技术出版社

图书在版编目（CIP）数据

中医适宜技术 / 胡聘，金咏梅，陆静波主编.
上海 : 上海科学技术出版社，2025.8. -- ISBN 978-7
-5478-7235-2
Ⅰ. R248
中国国家版本馆CIP数据核字第2025PN1135号

本书出版获以下项目支持：
1. 上海市高校学位点培优培育专项计划支持项目
2. 老年长期照护教育部重点实验室专业指导

中医适宜技术

主　编　胡　聘　金咏梅　陆静波
主　审　周兰姝　何文忠

上海世纪出版（集团）有限公司
上海科学技术出版社　出版、发行
（上海市闵行区号景路159弄A座9F-10F）
邮政编码201101　www.sstp.cn
上海光扬印务有限公司印刷
开本 787×1092　1/16　印张 20.5
字数 490千字
2025年8月第1版　2025年8月第1次印刷
ISBN 978-7-5478-7235-2 / R·3307
定价：98.00元

本书如有缺页、错装或坏损等严重质量问题，请向印刷厂联系调换

内容提要

本书精选70项常用中医适宜技术,阐述了针灸、推拿、拔罐、刮痧、敷熨熏浴等技术的操作方法。每项技术分别从定义、适应证、禁忌证、评估、告知、物品准备、基本操作方法、注意事项等方面进行介绍,同时附加各项适宜技术的操作流程图及操作考核评分表,旨在为中医适宜技术的运用提供一套标准化、规范化的操作指导和考核依据。

本书可帮助中医临床医护工作者更直观、更清晰地理解操作要领,学习和掌握操作流程,更好地服务于临床。

编委会

主　编　胡　聃　上海市第七人民医院
　　　　金咏梅　上海市第七人民医院
　　　　陆静波　上海中医药大学附属岳阳中西医结合医院

主　审　周兰姝　上海中医药大学
　　　　何文忠　上海中医药大学

副主编　国海东　上海中医药大学
　　　　锁　涛　复旦大学附属中山医院
　　　　倪涵晨　上海市第七人民医院

编　委（按姓氏笔画排序）
　　　　王　斐　上海市浦东新区公利医院
　　　　王　蓉　上海市浦东新区光明中医医院
　　　　王秋月　上海市第七人民医院
　　　　平大兵　上海市第七人民医院
　　　　叶　盛　上海市浦东新区卫生学校
　　　　刘　娟　上海市第七人民医院
　　　　齐佳龙　上海市浦东新区中医医院
　　　　苏丽佳　上海市第七人民医院
　　　　李玉霞　上海中医药大学
　　　　李冬梅　上海市第七人民医院
　　　　杨丽梦　上海市浦东新区中医医院
　　　　杨　波　上海市浦东新区周浦医院
　　　　时义林　上海市第七人民医院

编委会

邱　霖　上海中医药大学
邹沅昆　上海市第七人民医院
宋莉芳　上海市第七人民医院
张　成　上海市浦东新区周浦医院
张光涛　上海市第七人民医院
张　佳　上海市第七人民医院
张雅琳　上海市第七人民医院
张　璇　上海市第七人民医院
陆伟华　上海市第七人民医院
陆　阳　上海市第七人民医院
袁计红　上海市第七人民医院
党延启　上海中医药大学
徐伶俐　上海市第七人民医院
徐　婕　上海市第七人民医院
高艺恬　上海中医药大学
郭　敏　上海市第七人民医院
黄　玮　上海市第七人民医院
黄海虹　上海市第七人民医院
黄黎静　上海市第七人民医院
曹培华　上海市第七人民医院
鲁　成　上海市第七人民医院
鲁晓岚　复旦大学附属浦东医院
曾艺鹏　复旦大学附属浦东医院
蔡　妮　上海市第七人民医院

序 一

中医学根植于五千年华夏文明的沃土,凝聚着中华民族"天人合一""形神共养"的生命智慧,一直受到党和国家的高度重视。中医适宜技术是发扬和推广中医药的重要方法,具有简便易行、安全可靠、创伤小、适用范围广且易于推广的特点。经过多年的临床应用与经验积累,因其"简、便、验、廉"的独特优势,成为全生命周期健康管理的重要方法和手段,受到民众的广泛认可和欢迎。鉴于此,编撰团队特编写此书,为广大医护人员提供最新的系统化、标准化发展的中医适宜技术,为推广中医技术、提升中医医疗质量提供参考。

本书编撰团队深耕临床,拥有多年临床实践经验,精选70项常用中医适宜技术。每一项技术都从定义、适应证、禁忌证、操作方法、操作流程和评分标准等方面进行全面、细致的介绍,契合临床实际需求。希望本书能为广大中医临床医护工作者、中医教育者及中医爱好者提供科学、实用的学习参考和实践指导。

传承精华是根基,守正创新是动力。本书既是对中医适宜技术标准化、规范化体系建设的一次积极探索,也是中医技术在规范应用和传承发展的有益借鉴。在中医文化的深厚滋养与现代护理理念的交融互鉴中,期待中医适宜技术更加深入人心,充分发挥其特色优势。期待本书能成为中医工作者提升专业技能的良师益友,助力中医事业在新时代绽放更加璀璨的光芒。

让我们携手共进,为推动中医适宜技术的传承创新和中医药事业的繁荣发展贡献力量!

周兰姝

国务院学位委员会第八届护理学学科评议组召集人

教育部重点实验室主任

2025年4月

序 二

在终身学习理念深入人心的当下，继续教育作为构建全民终身学习体系的关键一环，始终致力于为社会培养实用型、技能型人才。中医适宜技术承载着千年中医药文化精髓，兼具理论深度与实践价值，是继续教育中极具吸引力的特色学习内容。近年来，随着人们对健康需求的日益增长及中医药事业的蓬勃发展，社会对掌握中医适宜技术的专业人才需求愈发迫切，继续教育在此领域的人才培养使命也愈发重要。

本书围绕常用中医适宜技术，从定义、操作要点、评分标准等内容进行了系统且详尽的分解。本书内容紧密贴合学习者的特点，可以在有限的学习时间内，快速掌握中医适宜技术的理论知识与实践技能。对于正在接受继续教育的中医从业者而言，本书不仅是可随时翻阅的知识宝典，更是能在临床中直接应用的实践指导手册；对于希望投身中医技术操作领域的学习者，书中清晰的操作指导与考核标准，为他们提供了便捷的学习路径，帮助其高效入门。

从继续教育的视角来看，本书的出版是一次极具价值的教学资源创新。它打破了传统教材偏重理论的局限，将临床实践与教学深度融合，为继续教育机构开展中医技术操作课程提供了教学蓝本。通过将书中的内容引入课堂与实践教学，我们能够更好地培养出既具备中医理论素养，又能熟练开展各类中医技术操作的复合型人才，有效填补市场人才缺口。

希望本书能成为继续教育与中医技术深度融合的桥梁。相信在它的助力下，会有更多学习者掌握中医适宜技术，为传承和弘扬中医药文化、推动中医技术发展注入新的活力。期待本书能在继续教育的课堂与中医技术的临床实践中发挥更大作用，让更多人受益于中医技术的独特魅力！

何文忠
上海中医药大学继续教育学院院长
2025年4月

前 言

中医护理是在中医基本理论指导下的护理工作,它是中医学的重要组成部分,有着悠久的历史和丰富的内涵,中医护理对推动中医药事业创新发展具有重要的意义。中医护理技术作为中医护理临床实践的主要手段,也是中医特色的体现,被越来越多的人认识和欢迎。为了适应《中医药发展战略规划纲要(2016—2030年)》中的中医护理发展规划,探求中医理论指导下的护理方法与护理技术,规范中医适宜技术操作流程,提升中医护理质量,确保患者安全,我们编写了《中医适宜技术》一书。

本书依据国家中医药管理局发布的《护理人员中医技术使用手册》、52个病种"中医护理方案"及相关文献资料等,从灸类、拔罐类、推拿类、针刺类、刮痧类等8大类共70项常用中医护理技术操作规范进行整理,分别介绍了每项技术的定义、适应证、禁忌证、评估、告知、用物准备、基本操作方法、注意事项,并附有技术操作流程图、技术考核评分标准,注重技术的规范性与安全性,重点突显每项技术操作步骤的关键环节。

本书内容来源于临床实践,并与临床护理工作紧密结合,具有较强的实用性和参考价值,是当前中医护理管理人员、临床中医护理人员不可缺少的工具书。我们将会随着中医特色护理技术的不断发展,结合临床实践,积极探索中医特色护理技术规范化、标准化的研究,不断地创新和发展中医特色疗法,大力推广中医特色护理技术,更好地为患者服务。

由于学识能力和编写经验有限,谬误在所难免,真诚希望广大同道及读者提出宝贵意见,以便进一步修订改进。

主编

2025年6月

目 录

第一章·灸 类　　　　　　　　　　　　　　　　001
　一、悬灸技术（艾条灸）　　　　　　　　　　001
　二、隔物灸技术　　　　　　　　　　　　　　006
　三、天灸技术　　　　　　　　　　　　　　　010
　四、火龙罐综合灸技术　　　　　　　　　　　014
　五、任脉灸技术　　　　　　　　　　　　　　019
　六、督灸技术　　　　　　　　　　　　　　　024
　七、葫芦灸技术　　　　　　　　　　　　　　029
　八、火龙灸技术　　　　　　　　　　　　　　034
　九、脐灸技术　　　　　　　　　　　　　　　038
　十、足灸技术　　　　　　　　　　　　　　　042
　十一、固元灸技术　　　　　　　　　　　　　046
　十二、八髎灸技术　　　　　　　　　　　　　050
　十三、十字灸技术　　　　　　　　　　　　　055
　十四、麦粒灸技术　　　　　　　　　　　　　059
　十五、雷火灸技术　　　　　　　　　　　　　063
　十六、核桃灸技术　　　　　　　　　　　　　068
　十七、热敏灸技术　　　　　　　　　　　　　072
　十八、药泥灸技术　　　　　　　　　　　　　077
　十九、百笑灸技术　　　　　　　　　　　　　082
　二十、温灸器灸技术　　　　　　　　　　　　086
　二十一、瘢痕灸技术　　　　　　　　　　　　091
　二十二、灯火灸技术　　　　　　　　　　　　095
　二十三、苇管灸技术　　　　　　　　　　　　099
　二十四、温针灸技术　　　　　　　　　　　　103
　二十五、气交灸技术　　　　　　　　　　　　107
　二十六、药线点灸技术　　　　　　　　　　　111
　二十七、百会穴压灸技术　　　　　　　　　　115

第二章 · 推拿类 119
    二十八、经穴推拿技术   119
    二十九、小儿捏脊技术   124

第三章 · 拔罐类 129
    三十、拔罐技术（火罐法）   129
    三十一、刺络拔罐技术   135
    三十二、药物罐技术   140
    三十三、平衡火罐技术   144
    三十四、蜜芽罐技术   149
    三十五、五行罐技术   154

第四章 · 针刺类 159
    三十六、耳针（耳穴贴压）技术   159
    三十七、杵针技术   164
    三十八、穴位注射技术   169
    三十九、腕踝针技术   173
    四十、放血疗法技术   178
    四十一、梅花针技术   182
    四十二、皮内针技术   187

第五章 · 刮痧类 192
    四十三、刮痧技术   192
    四十四、耳穴刮痧技术   199
    四十五、温通刮痧技术   203
    四十六、撵筋刮痧技术   208

第六章 · 敷熨熏浴类 212
    四十七、砭石温熨技术   212
    四十八、中药膏摩技术   216
    四十九、中药塌渍技术   220
    五十、中药冷敷技术   224
    五十一、中药湿热敷技术   228
    五十二、中药涂药技术   232
    五十三、贴敷疗法技术   236
    五十四、中药泡洗技术   240

五十五、中药熏蒸技术　　244

　　五十六、穴位敷贴技术　　248

　　五十七、中药热熨敷技术　　252

　　五十八、中药热奄包技术　　256

　　五十九、泥疗技术　　260

　　六十、中药封包技术　　264

第七章 · 其他类　　268

　　六十一、中药离子导入技术　　268

　　六十二、中药直肠滴入技术　　272

　　六十三、中药灌肠技术　　276

　　六十四、中药口腔护理技术　　280

　　六十五、蜡疗技术　　284

　　六十六、药物滚蛋疗法技术　　289

　　六十七、耳咽中药吹粉技术　　293

　　六十八、中药阴道灌洗技术　　297

　　六十九、中药超声雾化吸入技术　　301

　　七十、温通拨筋技术　　305

参考文献　　309

第一章

灸 类

一、悬灸技术（艾条灸）

悬灸是艾条灸的一种，是采用点燃的艾条悬于选定的穴位或病痛部位之上，通过艾的温热和药力作用刺激穴位或病痛部位，达到温经散寒、扶阳固脱、消瘀散结以防治疾病的一种操作方法。

【适应证】

适用于各种慢性虚寒性疾病及寒湿所致的疼痛。
1. 内科疾病：胃脘痛、吐泻、四肢不温等。
2. 外科疾病：急性腹痛、腰背酸痛、四肢凉痛等症状。
3. 妇科疾病：月经寒痛等。

【禁忌证】

1. 凡属实热证或阴虚发热者，不宜施灸。
2. 颜面部、大血管处、孕妇腹部及腰骶部不宜施灸。
3. 空腹或餐后1小时左右、极度疲劳、对灸法恐惧者，应慎施灸。
4. 皮肤溃疡、不明肿块或有出血倾向、反应迟钝者禁用。

【评估】

1. 主要症状、有无感觉迟钝或障碍、既往史、女性患者是否妊娠。
2. 有无出血病史或出血倾向、哮喘病史或艾绒过敏史。
3. 对热、气味的耐受程度。
4. 施灸部位皮肤情况。
5. 病室环境是否光线充足、安静整洁，有无吸氧装置及易燃物品。

【告知】

1. 悬灸的作用、简单的操作方法及操作时间。
2. 施灸前嘱患者排空二便。
3. 施灸过程中出现头昏、眼花、恶心、颜面苍白、心慌出汗等不适现象，及时告知护士。

4. 施灸过程中不宜随便改变体位以免烫伤。

5. 施灸后若皮肤出现微红灼热属正常现象。灸后注意保暖,施灸前后勿过饥过饱,饮食宜清淡。

【物品准备】

艾条、治疗盘、打火机、弯盘、广口瓶、纱布,必要时备浴巾、屏风、计时器。

【基本操作方法】

1. 核对患者基本信息、医嘱,评估患者,做好解释。

2. 备齐用物,携用物至床旁。

3. 协助患者取合理、舒适体位。

4. 遵照医嘱确定施灸部位,充分暴露施灸部位,注意保护隐私及保暖。

5. 点燃艾条,采用合适的施灸方法进行施灸。

6. 施灸过程中询问患者有无不适,观察患者皮肤情况,如有艾灰,若有则用纱布清洁,协助患者穿衣,取舒适卧位。

7. 及时将艾灰弹入弯盘,防止灼伤皮肤。

8. 施灸结束,立即将艾条插入广口瓶,熄灭艾火。

9. 酌情开窗通风,注意保暖,避免吹对流风、开空调。

【注意事项】

1. 大血管处、孕妇腹部和腰骶部及皮肤感染、溃疡、瘢痕处,有出血倾向者不宜施灸。空腹或餐后1小时左右不宜施灸。

2. 一般情况下,施灸顺序自上而下,先头身,后四肢。

3. 施灸时防止艾灰脱落灼伤皮肤或衣物。

4. 注意观察皮肤情况,对糖尿病、肢体麻木及感觉迟钝的患者,尤应注意防止烧伤。

5. 如局部皮肤出现水疱,直径≤1 cm,局部表皮完整,无明显渗液时,应注意保持水疱完整性,使其自然吸收,可在3小时内进行冷疗,冷疗时间不低于20分钟;如水疱直径>1 cm,或表皮破损、渗液明显,宜用无菌针头刺破水疱,无菌剪刀修剪疱皮,保留水疱边缘皮肤,创面可涂抹抗生素软膏防止感染,定期换药,直至结痂自愈。

【附:常用施灸方法】

1. 温和灸:将点燃的艾条对准施灸部位,距离皮肤2~3 cm,使患者局部有温热感为宜,每处灸10~15分钟,至皮肤出现红晕为度。

2. 雀啄灸:将点燃的艾条对准施灸部位2~3 cm,一上一下进行施灸,如此反复,一般每穴灸10~15分钟,至皮肤出现红晕为度。

3. 回旋灸:将点燃的艾条悬于施灸部位上方约2 cm处,反复旋转,移动范围约3 cm,每处灸10~15分钟,至皮肤出现红晕为度。

【悬灸技术操作流程图】

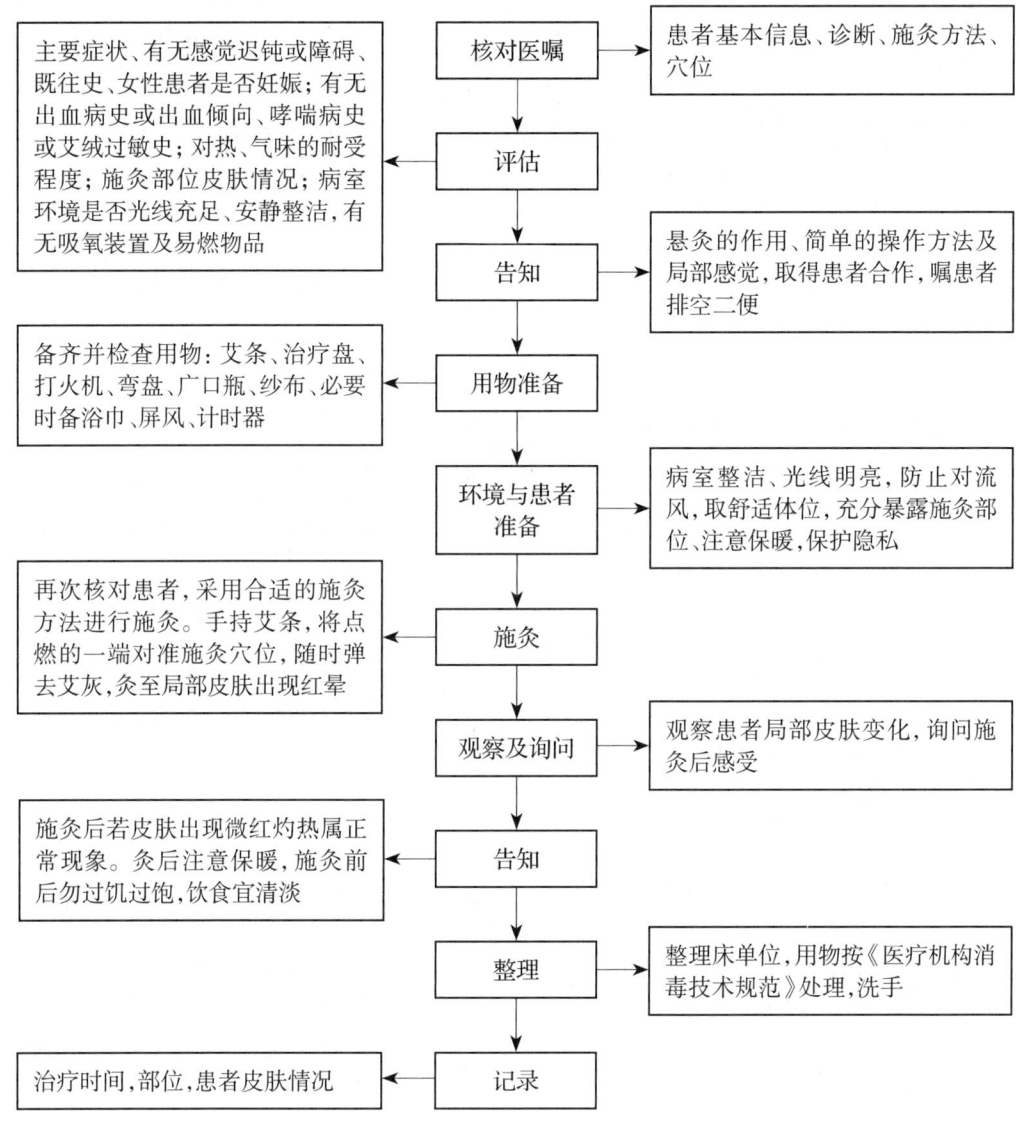

【悬灸技术操作考核评分标准】

项目	分值	技术操作要求	评分等级 A	B	C	D	评分说明
仪表	2	仪表端庄	2	1	0	0	1项未完成扣1分
核对	2	核对医嘱	2	1	0	0	未核对扣2分；内容不全面扣1分
评估	7	主要症状、有无感觉迟钝或障碍、既往史、女性患者是否妊娠、出血性疾病	4	3	2	1	1项未完成扣1分

第一章 灸 类

续 表

项目	分值	技术操作要求	评分等级 A	B	C	D	评 分 说 明
评估	7	施灸部位皮肤情况、对热和气味的耐受程度	3	2	1	0	1项未完成扣1分
告知	3	解释作用、操作方法、局部感受,取得患者配合	3	2	1	0	1项未完成扣1分
用物准备	5	洗手、戴口罩	2	1	0	0	未洗手扣1分;未戴口罩扣1分
		备齐并检查用物	3	2	1	0	少备1项扣1分;未检查1项扣1分,最高扣3分
环境与患者准备	7	病室整洁、光线明亮,避免对流风	2	1	0	0	未进行环境准备扣2分;准备不全扣1分
		协助患者取舒适体位	2	1	0	0	未进行体位摆放扣2分;体位不舒适扣1分
		暴露施灸部位皮肤,注意保暖,保护隐私	3	2	1	0	未充分暴露施灸部位扣1分;未保暖扣1分;未保护隐私扣1分
操作过程	52	核对医嘱	2	1	0	0	未核对扣2分;内容不全面扣1分
		确定施灸部位	4	2	0	0	未确定施灸部位扣4分;穴位不准确扣2分
		点燃艾条,将点燃的一端对准施灸穴位,艾条与皮肤距离符合要求	4	2	0	0	艾条与皮肤距离不符合要求扣2分/穴位,最高扣4分
		选择合适的悬灸方法施灸,方法正确	12	8	4	0	手法不正确扣4分;距离不符合要求扣4分
		随时弹去艾灰,灸至局部皮肤出现红晕	8	4	0	0	未弹艾灰扣4分;施灸时间不合理扣4分
		观察施灸部位皮肤,询问患者感受,以患者温热感受调整施灸距离	4	3	2	1	未观察皮肤扣2分;未询问患者感受扣1分;未及时调整施灸距离扣1分
		灸后艾条放入广口瓶中彻底熄灭,清洁局部皮肤	4	2	0	0	艾条熄灭方法不正确扣2分;未清洁皮肤扣2分
		协助患者取舒适体位,整理床单位	4	2	0	0	未安置体位扣2分;未整理床单位扣2分
		观察患者局部皮肤,询问患者感受	4	2	0	0	施灸后未观察皮肤扣2分;未询问患者感受扣2分
		告知相关注意事项,酌情开窗通风	4	3	2	1	注意事项内容少1项扣1分,最高扣2分;未酌情开窗扣2分
		洗手,再次核对	2	1	0	0	未洗手扣1分;未核对扣1分
操作后处置	6	用物按《医疗机构消毒技术规范》处理	2	1	0	0	处置方法不正确扣1分/项,最高扣2分
		洗手	2	0	0	0	未洗手扣2分
		记录	2	1	0	0	未记录扣2分;记录不完全扣1分

续表

项目	分值	技术操作要求	评分等级 A	B	C	D	评分说明
评价	6	流程合理、技术熟练、局部皮肤无损伤、询问患者感受	6	4	2	0	1项不合格扣2分,最高扣6分;出现烫伤扣6分
理论提问	10	悬灸的适应证、禁忌证	6	3	0	0	回答不全面扣3分/题;未答出扣6分/题
		悬灸的注意事项以及操作手法	4	2	0	0	回答不全面扣2分/题;未答出扣4分/题
得 分							

二、隔物灸技术

隔物灸也称间接灸、间隔灸,是利用姜、盐、蒜或药物等材料将艾炷和穴位皮肤间隔开,借间隔物的药力和艾炷的特性发挥协同作用,达到治疗疾病的一种操作方法。

【适应证】

根据其衬隔物的不同,可分为多种灸法。

1. 隔姜灸:多用于因寒而致的呕吐、泄泻、脘腹痛、鼻衄、痛经、风寒袭络型面瘫,风寒湿痹和外感表证,卫阳亏虚型自汗等。

2. 隔蒜灸:多用于瘰疬、初起的肿疡(未溃疮疖、乳痈)及虫、蛇、蝎、蜂蜇咬伤等病证。

3. 隔盐灸:只用于神阙穴,多用于急性寒性腹痛、吐泻并作、下利、中风脱证、四肢发凉等。

4. 隔附子饼灸:多用于命门火衰而致的阳痿、早泄、遗精、宫寒不孕、遗尿,疮疡久溃不敛等病证。

【禁忌证】

1. 实热证、阴虚发热、邪热内炽等证,如高热、高血压危象、肺结核晚期、大量咯血、急性传染性疾病等不宜施灸。

2. 乳头、外生殖器、孕妇的腹部和腰骶部、肿瘤患者肿块处均不宜施灸。

【评估】

1. 主要症状、有无感觉迟钝或障碍、既往史、女性患者是否妊娠。

2. 有无出血病史或出血倾向、哮喘病史或艾绒过敏史。

3. 对热、气味的耐受程度。

4. 施灸部位皮肤情况。

5. 病室环境是否光线充足、安静整洁,有无吸氧装置及易燃物品。

【告知】

1. 隔物灸的作用、简单的操作方法及操作时间。

2. 施灸前嘱患者排空二便。

3. 施灸过程中出现头昏、眼花、恶心、颜面苍白、心慌出汗等不适现象,及时告知护士。

4. 施灸过程中不宜随便改变体位以免烫伤。

5. 施灸后若皮肤出现微红灼热属正常现象。灸后注意保暖,施灸前后勿过饥过饱,饮食宜清淡。

【物品准备】

艾炷、治疗盘、间隔物(姜、蒜、盐、药物等)、打火机、镊子、弯盘、广口瓶、纱布,必要时准备浴巾、屏风。

【基本操作方法】

1. 核对患者基本信息、医嘱,评估患者,做好解释。
2. 备齐用物,携用物至床旁。
3. 协助患者取合理、舒适体位。
4. 遵照医嘱确定施灸部位,充分暴露施灸部位,注意保护隐私及保暖。
5. 在施灸部位放置间隔物,点燃艾炷,进行施灸,灸量以患者局部皮肤红晕不起疱、感觉温热无灼痛感为宜。
6. 施灸过程中询问患者有无不适。
7. 观察皮肤情况,如有艾灰,用纱布清洁局部皮肤。
8. 开窗通风,注意保暖,避免对流风、开空调。

【注意事项】

1. 一般情况下,施灸顺序自上而下,先头身,后四肢。
2. 防止艾灰脱落烧伤皮肤或衣物。
3. 注意皮肤情况,对糖尿病、肢体感觉障碍的患者,需谨慎控制施灸强度,防止烧伤。
4. 如局部皮肤出现水疱,直径≤1 cm,局部表皮完整,无明显渗液时,应注意保持水疱完整性,使其自然吸收,可在3小时内进行冷疗,冷疗时间不低于20分钟;如水疱直径>1 cm,或表皮破损、渗液明显,宜用无菌针头刺破水疱,无菌剪刀修剪疱皮,保留水疱边缘皮肤,创面可涂抹抗生素软膏防止感染,定期换药,直至结痂自愈。

【附:常用隔物灸施灸方法】

1. 隔姜灸:用鲜生姜切成直径2～3 cm、厚0.2～0.3 cm的薄片,中间以针穿刺数孔,放在施灸部位,上置艾炷,从顶端点燃艾炷,待燃尽时接续一个艾炷,一般灸5～10壮。
2. 隔蒜灸:用鲜大蒜头切成厚度0.3～0.5 cm的蒜片,中间以针穿刺数孔,放在施灸部位,上置艾炷,从顶端点燃艾炷,待燃尽时接续一个艾炷,一般灸5～7壮。
3. 隔盐灸:只用于神阙穴,又称神阙灸。用食盐填平肚脐,上置艾炷,从顶端点燃艾炷,燃尽后更换艾炷,也可于盐上放置姜片后再施灸,一般灸3～7壮。如是急性脱证需连续施灸,不拘壮数,以脉起、肢温、症状改善为度。
4. 隔附子饼灸:将附子研成细末,以黄酒调和,制成直径约3 cm、厚度约0.8 cm的附子饼,中间以针穿刺数孔,放在施灸部位,上置艾炷,点燃施灸,待燃尽时接续一个艾炷,一般灸5～10壮。

【隔物灸技术操作流程图】

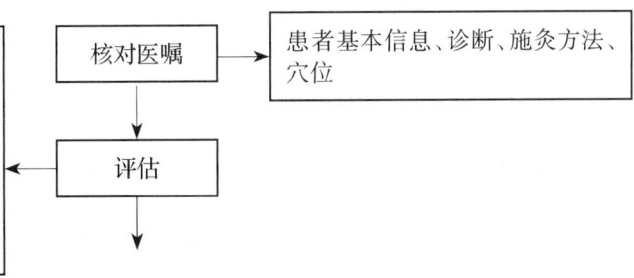

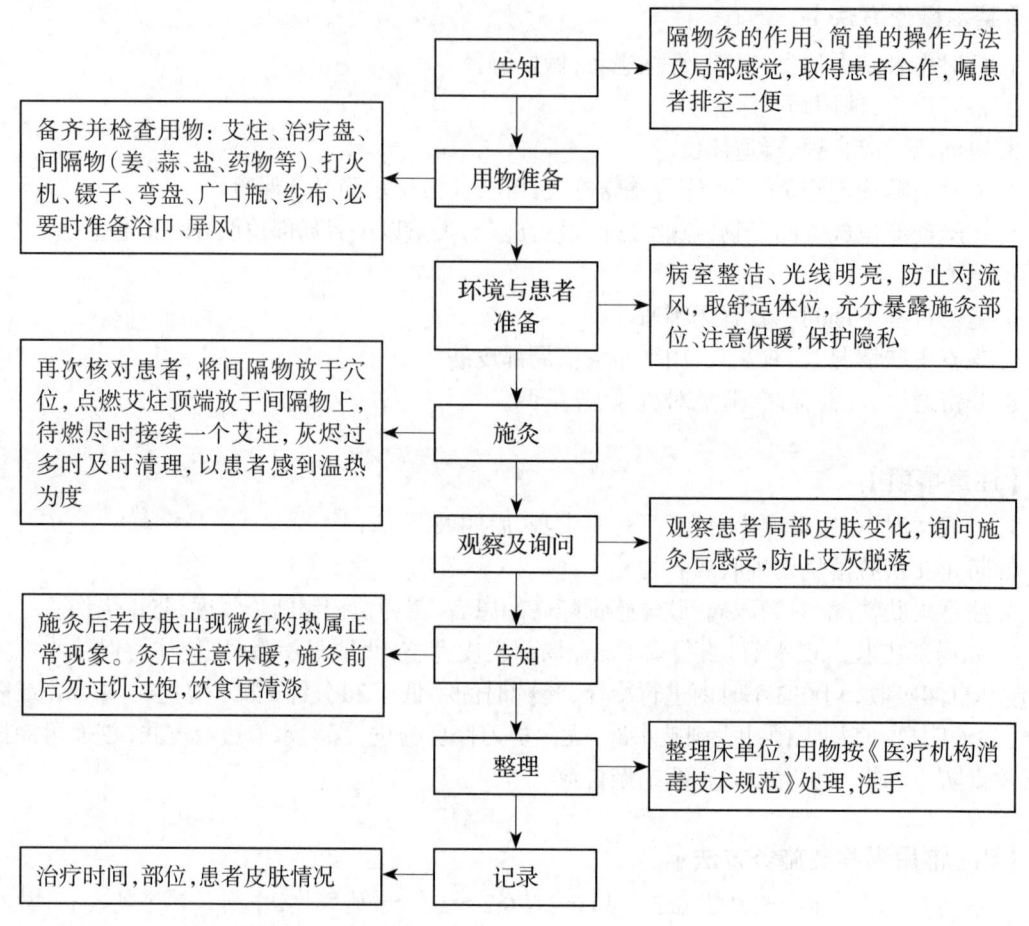

【隔物灸技术操作考核评分标准】

项目	分值	技术操作要求	评分等级 A	B	C	D	评分说明
仪表	2	仪表端庄	2	1	0	0	1项未完成扣1分
核对	2	核对医嘱	2	1	0	0	未核对扣2分；内容不全面扣1分
评估	7	主要症状、有无感觉迟钝或障碍、既往史、女性患者是否妊娠、出血性疾病	4	3	2	1	1项未完成扣1分
		施灸部位皮肤情况、对热和气味的耐受程度	3	2	1	0	1项未完成扣1分
告知	3	解释作用、操作方法、局部感受，取得患者配合	3	2	1	0	1项未完成扣1分
用物准备	5	洗手，戴口罩	2	1	0	0	未洗手扣1分；未戴口罩扣1分
		备齐并检查用物	3	2	1	0	少备1项扣1分；未检查1项扣1分，最高扣3分

续 表

项目	分值	技术操作要求	评分等级 A	B	C	D	评分说明
环境与患者准备	7	病室整洁、光线明亮,防止对流风	2	1	0	0	未进行环境准备扣2分;准备不全扣1分
		协助患者取舒适体位	2	1	0	0	未进行体位摆放扣2分;体位不舒适扣1分
		暴露施灸部位皮肤,注意保暖,保护隐私	3	2	1	0	未充分暴露部位扣1分;未保暖扣1分;未保护隐私扣1分
操作过程	52	核对医嘱	2	1	0	0	未核对扣2分;内容不全面扣1分
		确定施灸部位,将间隔物放于穴位上	8	6	4	2	穴位不准确扣2分/穴位,最高扣8分
		将艾炷放于间隔物上点燃,待燃尽时用镊子夹取续接一个艾炷	12	8	4	0	方法不正确扣4分;未用镊子夹取扣4分;未续接扣4分
		询问患者感受	4	0	0	0	未询问患者感受扣4分
		观察施灸部位皮肤	5	0	0	0	未观察皮肤扣5分
		施灸结束,清洁局部皮肤	3	0	0	0	未清洁皮肤扣3分
		协助患者取舒适体位,整理床单位	4	2	0	0	未安置体位扣2分;未整理床单位扣2分
		施灸后再次观察患者局部皮肤变化,询问施灸后感受	6	3	0	0	施灸后未观察皮肤扣3分;未询问患者感受扣3分
		告知相关注意事项,酌情开窗通风	6	4	2	0	未告知扣4分;告知内容不全扣2分;未酌情开窗扣2分
		洗手,再次核对	2	1	0	0	未洗手扣1分;未核对扣1分
操作后处置	6	用物按《医疗机构消毒技术规范》处理	2	1	0	0	处置方法不正确扣1分/项,最高扣2分
		洗手	2	0	0	0	未洗手扣2分
		记录	2	1	0	0	未记录扣2分;记录不完全扣1分
评价	6	流程合理、技术熟练、局部皮肤无损伤、询问患者感受	6	4	2	0	1项不合格扣2分,最高扣6分;出现烫伤扣6分
理论提问	10	隔物灸的适应证、禁忌证	6	3	0	0	回答不全面扣3分/题;未答出扣6分/题
		隔物灸的注意事项	4	2	0	0	回答不全面扣2分/题;未答出扣4分/题
		得 分					

三、天灸技术

天灸是指在三伏天或三九天,将特定配置的药物贴敷于穴位或患处,借助药物对穴位的刺激,使局部皮肤发红或发疱,提升机体阳气,激发人体经气,调整脏腑气血从而达到防治疾病的一种操作方法。

【适应证】

1. 内科疾病:呼吸系统疾病如慢性阻塞性肺疾病、慢性支气管炎、支气管哮喘、慢性咳嗽、体虚易感冒、慢性咽炎、过敏性鼻炎等;消化系统疾病如寒性胃肠病、慢性腹泻、慢性胃炎、慢性消化不良等。
2. 外科疾病:运动系统疾病如寒性腰腿痛、颈椎病、虚寒性筋骨肌肉痛、风湿性关节炎、强直性脊柱炎等。
3. 妇科疾病:宫寒不孕、慢性盆腔炎、虚寒性痛经等。
4. 其他疾病:冻疮、免疫功能低下及亚健康状态的患者等。

【禁忌证】

1. 实热证、阴虚发热、邪热内炽等证,如高热、高血压危象、肺结核晚期、大量咯血、急性传染性疾病等不宜施灸。
2. 孕妇腹部和腰骶部、肿瘤患者肿块处均不宜贴敷。
3. 对药物或介质过敏者。

【评估】

1. 主要症状、既往史及女性患者是否妊娠。
2. 有无出血病史或出血倾向、哮喘病史或艾绒过敏史。
3. 对热、气味的耐受程度。
4. 施灸部位皮肤情况。
5. 病室环境是否光线充足、安静整洁,有无吸氧装置及易燃物品。

【告知】

1. 天灸的作用、简单的操作方法及操作时间。
2. 施灸前嘱患者排空二便。
3. 贴敷后部分患者会出现局部皮肤有温、热、痒、痛等感觉,这些均属于药物吸收的正常反应,若自觉皮肤灼热疼痛难忍,可提前揭去敷贴,以防灼伤皮肤。
4. 贴敷部位忌用肥皂或刺激性物品清洗。

【物品准备】

治疗盘、敷贴、贴敷药物、纱布、胶布,必要时备屏风、浴巾。

【基本操作方法】
1. 核对患者基本信息、医嘱,评估患者,做好解释。
2. 备齐用物,携用物至床旁,必要时用屏风遮挡。
3. 协助患者取舒适体位,充分暴露贴敷部位。
4. 遵医嘱取穴,根据疾病一般取8~10个穴位。
（1）呼吸系统疾病：大椎、风门、大杼、肺俞、心俞、膻中、定喘、厥阴俞、肾俞、膈俞、脾俞等。
（2）运动系统疾病：膈俞、大椎、脾俞、肾俞、命门、筋缩、至阳、腰阳关、足三里等。
（3）消化系统疾病：肾俞、肝俞、脾俞、胃俞、大肠俞、足三里、中脘、天枢、气海、关元、大椎等。
（4）妇科系统疾病：肾俞、肝俞、脾俞、命门、次髎、神阙、关元、气海、三阴交等。
5. 清洁皮肤,药丸放置于透气敷贴中央,厚薄以0.2~0.5 cm为宜,覆盖敷料大小适宜。将药丸贴敷在相应的穴位上,做好固定。每次贴敷时间以患者个体皮肤耐受度为观察指标,成人一般2~4小时,儿童不超过1小时。
6. 观察贴药部位皮肤情况,询问患者有无不适感。
7. 操作完毕后,协助患者穿衣、取舒适卧位,告知注意事项。
8. 整理用物,洗手,记录。

【注意事项】
1. 局部皮肤出现刺痛、烧灼感等不适或既往用药曾出现起疱等反应,应缩短贴药时间。
2. 孕妇的腹部、腰骶部及某些敏感穴位,如合谷、三阴交等不宜贴敷,以免因局部刺激引起流产。
3. 2岁以下的儿童慎贴。
4. 贴敷部位皮肤有疖、痈及皮肤破损处慎用。
5. 如局部皮肤出现水疱,直径≤1 cm,局部表皮完整,无明显渗液时,应注意保持水疱完整性,使其自然吸收,可在3小时内进行冷疗,冷疗时间不低于20分钟;如水疱直径>1 cm,或表皮破损、渗液明显,宜用无菌针头刺破水疱,无菌剪刀修剪疱皮,保留水疱边缘皮肤,创面可涂抹抗生素软膏防止感染,定期换药,直至结痂自愈。

【天灸技术操作流程图】

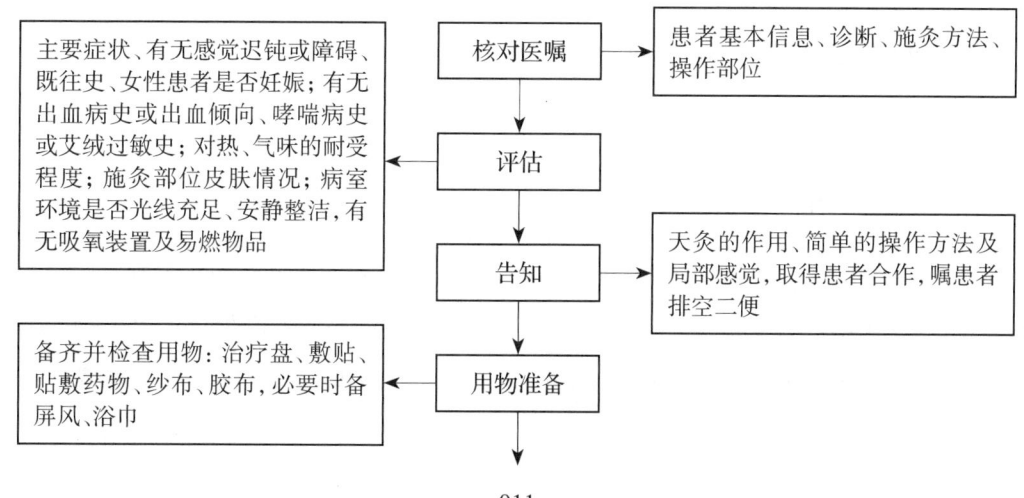

第一章 灸 类

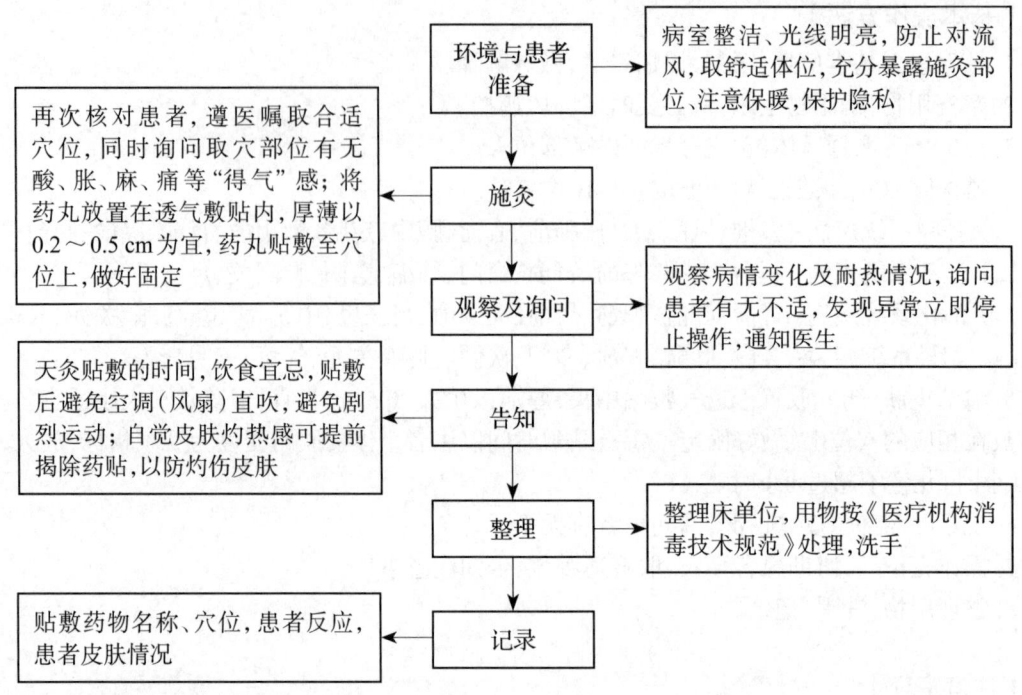

【天灸技术操作考核评分标准】

项目	分值	技术操作要求	评分等级 A	B	C	D	评 分 说 明
仪表	2	仪表端庄	2	1	0	0	1项未完成扣1分
核对	2	核对医嘱	2	1	0	0	未核对扣2分；内容不全面扣1分
评估	7	主要症状、有无感觉迟钝或障碍、既往史、女性患者是否妊娠、出血性疾病	4	3	2	1	1项未完成扣1分
		施灸部位皮肤情况、对热和气味的耐受程度	3	2	1	0	1项未完成扣1分
告知	3	解释作用、操作方法、局部感受，取得患者配合	3	2	1	0	1项未完成扣1分
用物准备	5	洗手，戴口罩	2	1	0	0	未洗手扣1分；未戴口罩扣1分
		备齐并检查用物	3	2	1	0	少备1项扣1分；未检查1项扣1分，最高扣3分
环境与患者准备	7	病室整洁、光线明亮，防止对流风	2	1	0	0	未进行环境准备扣2分；准备不全扣1分
		协助患者取舒适体位	2	1	0	0	未进行体位摆放扣2分；体位不舒适扣1分
		暴露施灸部位皮肤，注意保暖，保护隐私	3	2	1	0	未充分暴露部位扣1分；未保暖扣1分；未保护隐私扣1分

续 表

项目	分值	技术操作要求	评分等级 A	B	C	D	评 分 说 明
操作过程	52	核对医嘱	2	1	0	0	未核对扣2分；内容不全面扣1分
		取合适穴位	6	4	2	1	取穴不准确扣2分/穴位；未充分暴露施灸部位扣2分；未清洁皮肤扣2分；清洁皮肤不正确扣1分
		询问取穴部位有无酸、胀、麻、痛等"得气"感	8	6	4	0	未询问扣4分；询问不全扣2分；无得气感扣4分
		将药丸放置在透气敷贴内，厚薄以0.2～0.5 cm为宜	6	3	0	0	药丸放置不正确扣3分；厚薄不规范扣3分
		药丸贴敷至穴位上，做好固定	6	4	2	0	药丸贴敷不正确扣2分/穴位；未妥善固定扣2分
		询问患者感受	2	1	0	0	未询问患者感受扣2分；询问不全面扣1分
		观察施灸部位皮肤	2	1	0	0	未观察皮肤扣2分；观察不全面扣1分
		施灸结束，灸完后取下姜泥，清洁局部皮肤	2	1	0	0	未清洁皮肤扣2分；清洁不彻底扣1分
		协助患者取舒适体位，整理床单位	4	2	0	0	未安置体位扣2分；未整理床单位扣2分
		施灸后再次观察患者局部皮肤变化，询问施灸后感受	6	3	0	0	施灸后未观察皮肤扣3分；未询问患者感受扣3分
		告知相关注意事项，酌情开窗通风	6	4	2	0	未告知扣4分；告知内容不全扣2分；未酌情开窗扣2分
		洗手，再次核对	2	1	0	0	未洗手扣1分；未核对扣1分
操作后处置	6	用物按《医疗机构消毒技术规范》处理	2	1	0	0	处置方法不正确扣1分/项，最高扣2分
		洗手	2	0	0	0	未洗手扣2分
		记录	2	1	0	0	未记录扣2分；记录不完全扣1分
评价	6	流程合理、技术熟练、局部皮肤无损伤、询问患者感受	6	4	2	0	1项不合格扣2分，最高扣6分；出现烫伤扣6分
理论提问	10	天灸的适应证、禁忌证	6	3	0	0	回答不全面扣3分/题；未答出扣6分/题
		天灸的注意事项	4	2	0	0	回答不全面扣2分/题；未答出扣4分/题
		得 分					

四、火龙罐综合灸技术

火龙罐综合灸是集推拿、刮痧、艾灸、点穴为一体,运用旋、震、推、揉、按等手法,作用于局部或循经治疗,以达到温通调补功效的一种综合性操作方法。

【适应证】

1. 骨科疾病:颈椎病、腰椎间盘突出症、强直性脊柱炎、上背痛、急性腰扭伤、局部肌肉拉伤等。
2. 内科疾病:胃肠疾病(如便秘、便溏、腹胀、消化不良等)、慢性疾病(如免疫力低下、中风后遗症、月经不调、痛经、癌因性疲乏等)。
3. 妇科疾病:更年期综合征、子宫肌瘤、产后缺乳、产后康复、术后促进胃肠功能恢复的患者。

【禁忌证】

1. 实热证、阴虚发热、邪热内炽等证,如高热、高血压危象、肺结核晚期、大量咯血、急性传染性疾病等不宜施灸。
2. 孕妇腹部和腰骶部、肿瘤患者肿块处均不宜施灸。
3. 不明原因的出血或凝血功能障碍(如血小板减少)者禁用。
4. 治疗部位皮肤有感染、溃疡、破损者禁用。

【评估】

1. 主要症状、有无感觉迟钝或障碍、既往史、凝血机制、女性患者是否妊娠。
2. 患者体质及对热的敏感和对艾烟是否过敏的耐受程度。
3. 局部皮肤情况。
4. 病室环境是否光线充足、安静整洁,有无吸氧装置及易燃物品。

【告知】

1. 火龙罐综合灸技术的作用、简单的操作方法及操作时间。
2. 操作前排空二便。
3. 操作中出现局部皮肤发红不起疱、感觉温热或微微出汗为正常现象,若操作过程中患者出现灼热、疼痛,或有头昏、眼花、恶心、颜面苍白、心慌出汗等不适时,及时告知。
4. 操作后局部皮肤出现紫红色痧痕或痧斑,为正常表现,数日可消退,需询问患者是否能接受。
5. 操作后可饮一杯温开水,忌风扇或空调直吹、忌吃冷饮。

【物品准备】

治疗盘、火龙罐、专用艾炷、点火枪、介质(如润肤油、食用油等)、集灰罐、纱布、一次性橡胶手套、计时器,必要时备屏风、浴巾。

【基本操作方法】

1. 核对患者基本信息、医嘱,评估患者,做好解释。
2. 备齐用物,携用物至床旁。
3. 协助患者取合理、舒适体位。
4. 遵照医嘱确定施罐部位,充分暴露施罐部位,注意保护隐私及保暖。
5. 将专用艾炷插入罐器内,点火枪对准艾炷中心和圆边点燃,防止烧到罐口。
6. 一摸二测三观察:一摸,检查罐口、罐体有无裂痕、缺损。二测,用手掌放在罐口测试温度是否过高。三观察,艾炷燃烧是否均匀,升温是否正常。
7. 再次核对患者信息并评估患者皮肤,清洁局部皮肤,在施灸局部均匀涂抹介质。
8. 把火龙罐放在选定部位,施灸时手掌的小鱼际先接触皮肤,然后落罐,施术者要时刻感受皮肤温度并对罐做出调整。
9. 结合旋、揉、按、摩、点、推、震、扣、拨、碾、熨等手法进行正旋、反旋、摇拨、摇振罐体以作用于经络及腧穴。操作强度由轻到重,循序渐进,以患者可接受范围内为准。
10. 双手同时不断运罐,不能停留在同一部位过久,避免过度和不正规晃动,防止掉落。
11. 施罐过程中随时观察艾炷燃烧情况,局部皮肤颜色及询问患者感觉,做到随时调节手法力度,防止烫伤、烧伤,操作结束后再次清洁局部皮肤。
12. 暂停使用期间和用完罐必须放置在治疗盘上,盘内垫湿毛巾,放置10分钟温度降低后,用水浇灭,将残余艾灰剔除,倒入大口径集灰罐。
13. 操作完毕,协助患者穿衣,整理床单位。

【注意事项】

1. 点火时避免烧到罐口,如罐口太热可扣在放有湿毛巾的罐托上等待片刻,以迅速降温。
2. 操作过程中须不断运罐,不能停留在同一部位过久,操作者小鱼际要时刻感受皮肤温度并做出调整。
3. 空腹或饱餐后不宜进行火龙罐综合灸。
4. 原则上应减少体位的更改,应先灸左边再灸右边,左边疏气,右边活血。
5. 每部位施灸20～30分钟,至皮肤微微发红发热,具体视情况而定。操作过程中注意调控罐温,注意施灸量和火候,避免艾炷、艾灰脱落,引起烫伤。
6. 火龙罐综合灸过程中患者若出现头晕、目眩、心慌、出冷汗、面色苍白、恶心呕吐,甚至神昏仆倒等现象,应立即停止操作,取平卧位,通知医生,积极配合处理。
7. 操作后如局部皮肤出现水疱,直径≤1 cm,局部表皮完整,无明显渗液时,应注意保持水疱完整性,使其自然吸收,可在3小时内进行冷疗,冷疗时间不低于20分钟;如水疱直径>1 cm,或表皮破损、渗液明显,宜用无菌针头刺破水疱,无菌剪刀修剪疱皮,保留水疱边缘皮肤,创面可涂抹抗生素软膏防止感染,定期换药,直至结痂自愈。

【火龙罐综合灸技术流程图】

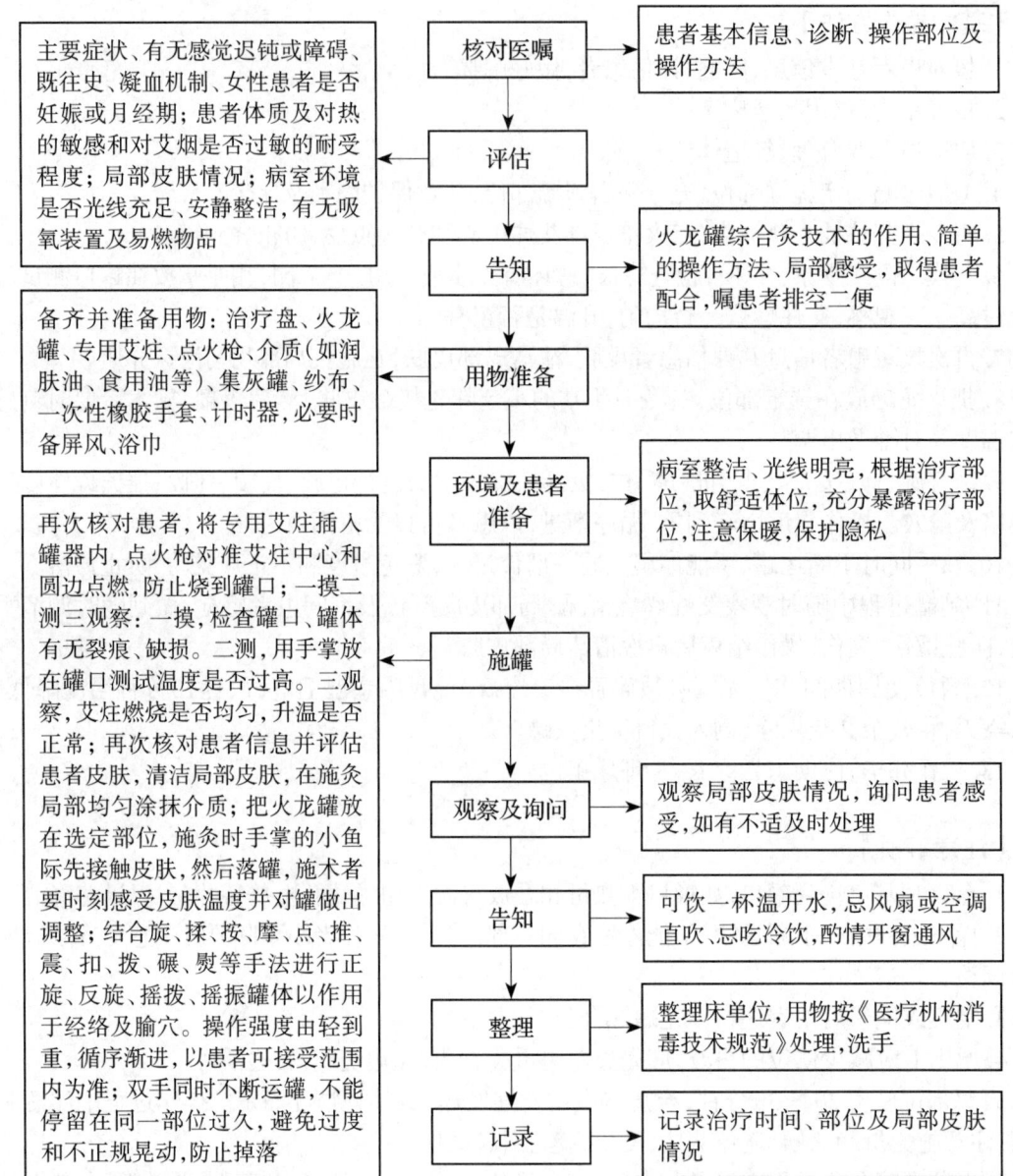

【火龙罐综合灸技术操作考核评分标准】

项目	分值	技术操作要求	评分等级 A	B	C	D	评分说明
仪表	2	仪表端庄	2	1	0	0	1项未完成扣1分
核对	2	核对医嘱	2	1	0	0	未核对扣2分；内容不全面扣1分

续 表

项目	分值	技术操作要求	评分等级 A	评分等级 B	评分等级 C	评分等级 D	评分说明
评估	6	主要症状、有无感觉迟钝或障碍、既往史、凝血机制、体质、女性患者是否妊娠	4	3	2	1	1项未完成扣1分
		局部皮肤情况、对热的敏感和对艾烟是否过敏、对疼痛的耐受程度	2	1	0	0	1项未完成扣1分
告知	4	解释作用、简单的操作方法、局部感受，取得患者配合	4	3	2	1	1项未完成扣1分
用物准备	7	洗手，戴口罩	2	1	0	0	未洗手扣1分；未戴口罩扣1分
		备齐并检查用物	4	3	2	1	少备1项扣1分；未检查1项扣1分，最高扣4分
环境与患者准备	10	病室整洁、光线明亮	2	1	0	0	1项未完成扣1分
		协助患者取舒适体位	2	1	0	0	未进行体位摆放扣2分；体位不舒适扣1分
		暴露治疗部位，用垫巾保护衣物，注意保暖，保护隐私	6	4	2	0	未保护患者衣物扣2分；未注意保暖扣2分；未保护隐私扣2分
操作过程	48	核对医嘱	2	1	0	0	未核对扣2分；内容不全面扣1分
		施罐前对罐及艾炷进行一摸二测三观察；施术局部均匀涂抹介质	5	3	2	1	未对罐及艾炷进行检查扣3分；局部未涂抹介质扣3分；未均匀涂抹扣2分；两项均未做到扣5分
		把火龙罐放在选定部位进行操作；施灸时手掌的小鱼际先接触皮肤，然后落罐；施术者要时刻感受皮肤温度并对罐做出调整；结合旋、震、推、揉、按等手法进行正旋、反旋、摇拨、摇振罐体以作用于经络及腧穴；操作强度由轻到重，循序渐进，以患者可接受范围为准	18	15	10	5	位置不正确扣5分；手法不正确扣5分；未感受温度变化扣5分；操作强度未由轻到重、未循序渐进扣5分
		施罐过程中随时观察艾炷燃烧情况，局部皮肤颜色及询问患者感觉，做到随时调节手法力度，防止烫伤、烧伤	6	4	2	0	1项未做到扣2分
		暂停使用期间和用完罐必须放置在治疗盘上，盘内垫湿毛巾，放置10分钟温度降低后，用水浇灭，将残余艾灰剔除，倒入大口径集灰罐	5	3	2	1	1项未做到扣2分
		操作完毕后擦净局部皮肤，协助患者穿衣，安排舒适体位，整理床单位	4	3	2	1	未清洁皮肤扣1分；未协助着衣扣1分；体位不舒适扣1分；未整理床单位扣1分

续表

项目	分值	技术操作要求	评分等级 A	B	C	D	评分说明
操作过程	48	告知相关注意事项,酌情开窗通风	4	2	0	0	未告知扣4分;告知不全扣2分;未酌情开窗通风扣2分
		洗手,再次核对	4	2	0	0	未洗手扣4分;未核对扣2分
操作后处置	6	用物按《医疗机构消毒技术规范》处理	2	1	0	0	处置方法不正确扣1分/项,最高扣2分
		洗手	2	0	0	0	未洗手扣2分
		记录	2	1	0	0	未记录扣2分;记录不完全扣1分
评价	6	流程合理、技术熟练、局部皮肤无损伤、询问患者感受	6	4	2	0	1项不合格扣2分,最高扣6分;出现烫伤扣6分
理论提问	10	火龙罐综合灸技术的适应证、禁忌证	6	3	0	0	回答不全面扣3分/题;未答出扣6分/题
		火龙罐综合灸技术的注意事项	4	2	0	0	回答不全面扣2分/题;未答出扣4分/题
		得 分					

五、任脉灸技术

任脉灸是在任脉上施以灸法,利用经络、腧穴、药物、艾绒等多种因素的综合优势,发挥协同作用的一种操作方法。

【适应证】
1. 内科疾病:胃炎、食欲不振、消化不良、腹泻、失眠、焦虑、多汗、肥胖症。
2. 外科疾病:胆囊炎、十二指肠炎、前列腺肥大、前列腺炎、直肠炎、结肠炎、膀胱炎、尿路感染。
3. 妇科疾病:附件炎、盆腔炎、痛经、月经不调、不孕症、黄斑等。

【禁忌证】
1. 凡属实热证或阴虚发热者,不宜施灸。
2. 空腹或餐后1小时左右、极度疲劳、对灸法恐惧者,应慎施灸。
3. 皮肤溃疡、有不明肿块或有出血倾向、反应迟钝者禁用。

【评估】
1. 主要症状、有无感觉迟钝或障碍、既往史、女性患者是否妊娠。
2. 有无出血病史或出血倾向、哮喘病史或艾绒过敏史。
3. 对热、气味的耐受程度。
4. 施灸部位皮肤情况。
5. 病室环境是否光线充足、安静整洁,有无吸氧装置及易燃物品。

【告知】
1. 任脉灸的作用、简单的操作方法及操作时间。
2. 施灸前嘱患者排空二便。
3. 施灸过程中出现头昏、眼花、恶心、颜面苍白、心慌出汗等不适现象,及时告知护士。
4. 施灸过程中不宜随便改变体位以免烫伤。
5. 施灸后若皮肤出现微红灼热属正常现象。灸后注意保暖,施灸前后勿过饥过饱,饮食宜清淡。

【物品准备】
治疗盘、灸盒、姜泥、姜汁、艾炷、中药粉、桑皮纸、毛巾若干条、纱布、点火器(打火机)、治疗巾,必要时备屏风和温控仪。

【基本操作方法】
1. 核对患者基本信息、医嘱,评估患者,做好解释。

2. 备齐用物,携用物至床旁,必要时用屏风遮挡。

3. 协助患者取合理舒适体位,充分暴露施灸部位,注意保护隐私及保暖。

4. 取穴:取任脉的中脘穴至中极穴作为施灸部位。

5. 清洁局部皮肤。

6. 涂抹姜汁:沿任脉的中脘穴至中极穴涂抹姜汁。

7. 撒中药粉:沿任脉的中脘穴至中极穴撒中药粉。

8. 敷盖桑皮纸:将宽10 cm的桑皮纸敷盖在药粉的上面,桑皮纸的中心对准任脉。

9. 必要时使用温控仪,将其探头放置在桑皮纸与皮肤之间,便于监测施灸过程中的温度变化。

10. 点燃艾炷,采用合适的施灸方法进行施灸。

11. 更换艾炷:1壮灸完后再换1壮,可灸3～5壮,以患者局部皮肤红晕不起疱、感觉温热无灼痛感为宜。

12. 观察:施灸过程中,密切观察患者病情及施灸部位皮肤情况,询问患者有无灼痛感等不适,观察艾炷有无脱落。

13. 任脉灸结束后,取下姜泥,清洁局部皮肤,观察艾炷是否燃尽,未燃尽要正确熄灭余火。协助患者整理衣着,安置舒适体位。

14. 整理用物,通风,洗手,记录。

【注意事项】

1. 空腹及饱餐后不宜施灸。

2. 对糖尿病、感觉障碍的患者,需谨慎控制施灸强度,以免发生烫伤。

3. 施灸过程中患者如出现头晕、眼花、恶心、心慌、面色苍白、出冷汗等不适现象,应立即停止操作,取平卧位,通知医生,积极配合处理。治疗结束后,应嘱其缓慢坐起,并在治疗床上静坐5～10分钟,以免出现体位性眩晕而摔倒。

4. 如局部皮肤出现水疱,直径≤1 cm,局部表皮完整,无明显渗液时,应注意保持水疱完整性,使其自然吸收,可在3小时内进行冷疗,冷疗时间不低于20分钟;如水疱直径>1 cm,或表皮破损、渗液明显,宜用无菌针头刺破水疱,无菌剪刀修剪疱皮,保留水疱边缘皮肤,创面可涂抹抗生素软膏防止感染,定期换药,直至结痂自愈。

【附:常用铺灸方法】

1. 直接铺放姜泥:把姜泥牢固地铺在桑皮纸中央,要求姜泥底宽约3 cm,高约2.5 cm,顶宽约2.5 cm,长为中脘穴至中极穴的长度,呈梯形放置。在姜泥上面放置梭形艾炷,艾炷直径约2 cm,适合姜泥长度。

2. 使用铺灸器:将准备好的姜泥直接放在铺灸器上,要求姜泥高度2～3 cm,上面再铺一层艾绒捏成的艾炷,直径约2 cm,长度应适合铺灸器。

【任脉灸技术操作流程图】

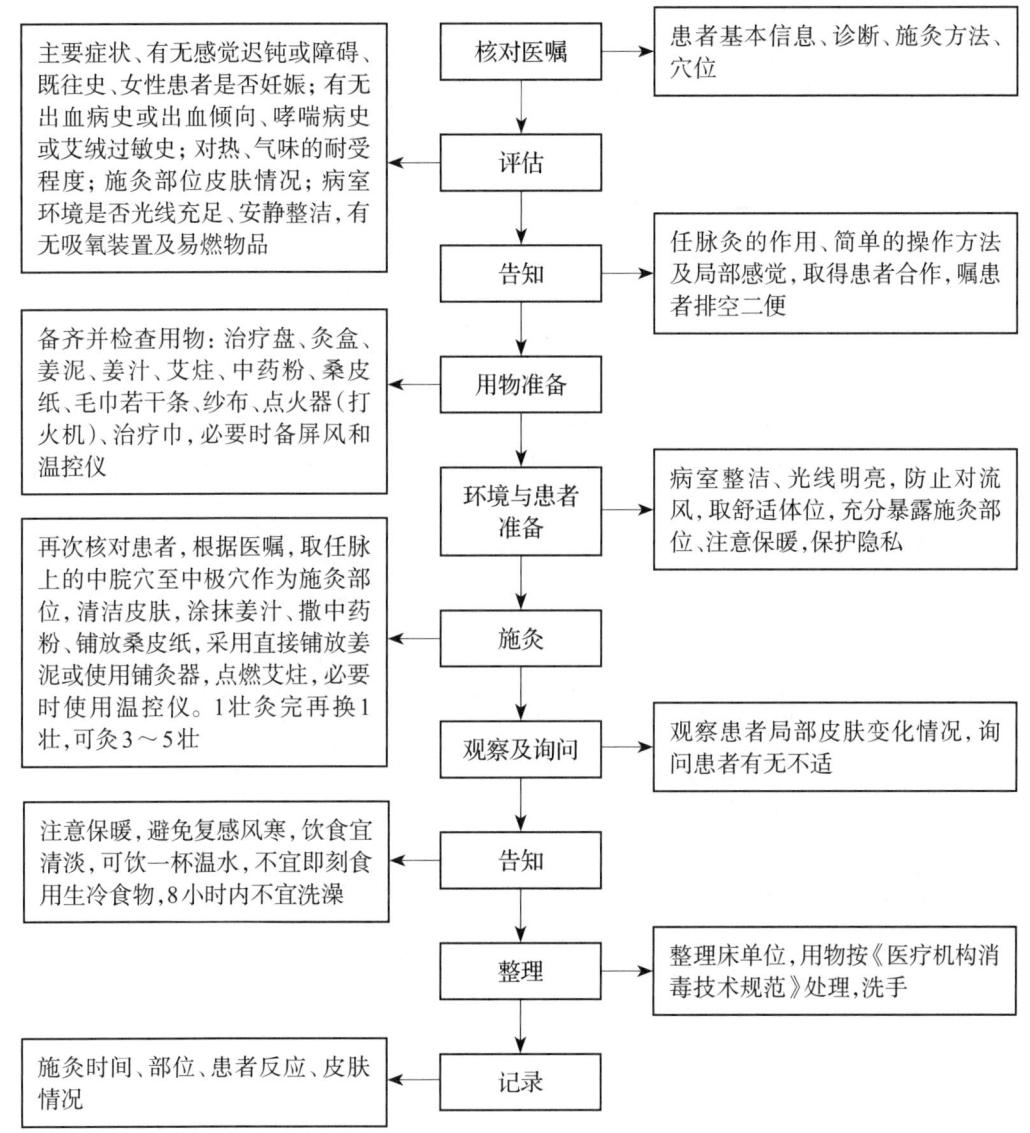

【任脉灸技术操作考核评分标准】

项目	分值	技术操作要求	评分等级 A	B	C	D	评分说明
仪表	2	仪表端庄	2	1	0	0	1项未完成扣1分
核对	2	核对医嘱	2	1	0	0	未核对扣2分；内容不全面扣1分
评估	7	主要症状、有无感觉迟钝或障碍、既往史、女性患者是否妊娠、出血性疾病	4	3	2	1	1项未完成扣1分

续表

项目	分值	技术操作要求	评分等级 A	B	C	D	评 分 说 明
评估	7	施灸部位皮肤情况、对热和气味的耐受程度	3	2	1	0	1项未完成扣1分
告知	3	解释作用、操作方法、局部感受,取得患者配合	3	2	1	0	1项未完成扣1分
用物准备	5	洗手,戴口罩	2	1	0	0	未洗手扣1分;未戴口罩扣1分
		备齐并检查用物	3	2	1	0	少备1项扣1分;未检查1项扣1分,最高扣3分
环境与患者准备	7	病室整洁、光线明亮,防止对流风	2	1	0	0	未进行环境准备扣2分;准备不全扣1分
		协助患者取舒适体位	2	1	0	0	未进行体位摆放扣2分;体位不舒适扣1分
		暴露施灸部位皮肤,注意保暖,保护隐私	3	2	1	0	未充分暴露部位扣1分;未保暖扣1分;未保护隐私扣1分
操作过程	52	核对医嘱	2	1	0	0	未核对扣2分;内容不全面扣1分
		取任脉上中脘穴至中极穴作为施灸部位,充分暴露施灸部位,自上而下沿督脉常规清洁1遍	6	4	2	1	施灸部位不准确扣2分/穴位;未充分暴露施灸部位扣2分;未清洁皮肤扣2分;清洁皮肤不正确扣1分
		沿任脉涂抹姜汁,沿任脉撒中药粉呈线条状,将宽10 cm的桑皮纸覆盖在药粉的上面,桑皮纸的中央对准任脉,必要时使用温控仪,将其探头放置在桑皮纸与皮肤之间	8	6	4	0	未沿督脉涂抹姜汁扣2分;撒中药不正确扣2分;使用不正确扣2分;温控仪放置不正确扣2分
		可采用2种施灸方法:① 采用直接铺放姜泥法:把姜泥牢固地铺在桑皮纸中央,长为神阙穴至中极穴的长度,姜泥底宽约3 cm,高约2.5 cm,顶宽2.5 cm,呈梯形放置;② 采用铺灸器方法:将准备好的姜泥直接放在铺灸器上,要求姜泥高度2~3 cm	6	3	0	0	方法不正确扣3分/处
		在姜泥上面放置梭形艾炷,艾炷直径约2 cm,长度合适,点燃艾炷,1壮灸完后再换1壮,可灸3~5壮	6	4	2	0	艾炷放置不正确扣2分;直径长度不正确扣2分;施灸时间不正确扣2分
		询问患者感受	2	1	0	0	未询问患者感受扣2分;询问不全面扣1分
		观察施灸部位皮肤	2	1	0	0	未观察皮肤扣2分;观察不全面扣1分
		施灸结束,灸完后取下姜泥,清洁局部皮肤	2	1	0	0	未清洁皮肤扣2分;清洁不彻底扣1分

续　表

项目	分值	技术操作要求	评分等级 A	B	C	D	评分说明
操作过程	52	协助患者取舒适体位,整理床单位	4	2	0	0	未安置体位扣2分；未整理床单位扣2分
		施灸后再次观察患者局部皮肤变化,询问施灸后感受	6	3	0	0	施灸后未观察皮肤扣3分；未询问患者感受扣3分
		告知相关注意事项	6	4	2	0	未告知扣4分；告知内容不全扣2分
		洗手,再次核对	2	1	0	0	未洗手扣1分；未核对扣1分
操作后处置	6	用物按《医疗机构消毒技术规范》处理	2	1	0	0	处置方法不正确扣1分/项,最高扣2分
		洗手	2	0	0	0	未洗手扣2分
		记录	2	1	0	0	未记录扣2分；记录不完全扣1分
评价	6	流程合理、技术熟练、局部皮肤无损伤、询问患者感受	6	4	2	0	1项不合格扣2分,最高扣6分；出现烫伤扣6分
理论提问	10	任脉灸的适应证、禁忌证	6	3	0	0	回答不全面扣3分/题；未答出扣6分/题
		任脉灸的注意事项	4	2	0	0	回答不全面扣2分/题；未答出扣4分/题
		得　分					

六、督灸技术

督灸是在督脉上施以灸法，利用经络、腧穴、药物、艾绒等多种因素的综合优势，发挥协同作用的一种操作方法。

【适应证】

1. 过敏性病症：过敏性鼻炎、荨麻疹、支气管哮喘。
2. 胃肠功能性病症：非溃疡性消化不良、胃炎、胃、十二指肠溃疡、功能性消化不良。
3. 男性前列腺病症：慢性前列腺炎、前列腺肥大、性功能障碍。
4. 女性宫寒性病症：原发性痛经、卵泡发育不良、卵巢早衰。
5. 皮肤瘙痒症：湿疹、神经性皮炎、带状疱疹。
6. 肿瘤放化疗后的阳气虚证。
7. 亚健康调理。

【禁忌证】

1. 实热证、阴虚发热、邪热内炽等证，如高热、高血压危象、肺结核晚期、大量咯血、急性传染性疾病等不宜施灸。
2. 妇女月经期、妊娠期不宜施灸。
3. 治疗部位皮肤有感染、溃疡、破损不宜施灸。

【评估】

1. 主要症状、有无感觉迟钝或障碍、既往史、女性患者是否妊娠。
2. 有无出血病史或出血倾向、哮喘病史或艾绒过敏史。
3. 对热、气味的耐受程度。
4. 施灸部位皮肤情况。
5. 病室环境是否光线充足、安静整洁，有无吸氧装置及易燃物品。

【告知】

1. 督灸的作用、简单的操作方法及治疗时间。
2. 施灸前嘱患者排空二便。
3. 局部皮肤发红不起疱、感觉温热、微微发痒为正常现象，若施灸过程中患者出现灼热、疼痛，或有头昏、眼花、恶心、颜面苍白、心慌出汗等不适时，及时告知护士。
4. 施灸过程中不宜随便改变体位，以免烫伤。

【物品准备】

治疗盘、灸盒、姜泥、姜汁、艾绒、中药粉、桑皮纸、毛巾若干条、纱布、点火器（打火机）、治疗巾，必要时备屏风和温控仪。

【基本操作方法】

1. 核对患者基本信息、医嘱,评估患者,做好解释。
2. 备齐用物,携用物至床旁,必要时用屏风遮挡。
3. 核对信息无误后协助患者取合理舒适体位,充分暴露施灸部位,注意保护隐私及保暖,清洁皮肤。
4. 取穴:取督脉的大椎穴至腰俞穴作为施灸部位。
5. 清洁局部皮肤。
6. 涂抹姜汁:沿督脉的大椎穴至腰俞穴涂抹姜汁。
7. 撒中药粉:沿督脉的大椎穴至腰俞穴撒中药粉。
8. 敷盖桑皮纸:将宽10 cm的桑皮纸敷盖在药粉的上面,桑皮纸的中心对准督脉。
9. 必要时使用温控仪,将其探头放置在桑皮纸与皮肤之间,便于监测施灸过程中的温度变化。
10. 点燃艾炷,采用合适的施灸方法进行施灸。
11. 更换艾炷:1壮灸完后再换1壮,可灸3~5壮,以患者局部皮肤红晕不起疱、感觉温热无灼痛感为宜。
12. 观察:施灸过程中,密切观察患者病情及施灸部位皮肤情况,询问患者有无灼痛感等不适,观察艾炷有无脱落。
13. 督灸结束后,取下姜泥,清洁局部皮肤,观察艾炷是否燃尽,未燃尽要正确熄灭余火。协助患者整理衣着,安置舒适体位。
14. 整理用物,通风,洗手,记录。

【注意事项】

1. 空腹及饱餐后不宜施灸。
2. 对糖尿病、感觉障碍的患者,需谨慎控制施灸强度,以免发生烫伤。
3. 施灸过程中患者如出现头晕、眼花、恶心、心慌、面色苍白、出冷汗等不适现象,应立即停止操作,取平卧位,通知医生,积极配合处理。治疗结束后,应嘱其缓慢坐起,并在治疗床上静坐5~10分钟,以免出现体位性眩晕而摔倒。
4. 如局部皮肤出现水疱,直径≤1 cm,局部表皮完整,无明显渗液时,应注意保持水疱完整性,使其自然吸收,可在3小时内进行冷疗,冷疗时间不低于20分钟;如水疱直径>1 cm,或表皮破损、渗液明显,宜用无菌针头刺破水疱,无菌剪刀修剪疱皮,保留水疱边缘皮肤,创面可涂抹抗生素软膏防止感染,定期换药,直至结痂自愈。

【附:常用施灸方法】

1. 直接铺放姜泥:把姜泥牢固地铺在桑皮纸中央,要求姜泥底宽约3 cm,高约2.5 cm,顶宽约2.5 cm,长为大椎穴至腰俞穴的长度,呈梯形放置。在姜泥上面放置梭形艾炷,艾炷直径约2 cm,适合姜泥长度。
2. 使用铺灸器:将准备好的姜泥直接放在铺灸器上,要求姜泥高度为2~3 cm,上面再铺一层艾绒捏成的艾炷,直径约2 cm,长度应适合铺灸器。

【督灸技术操作流程图】

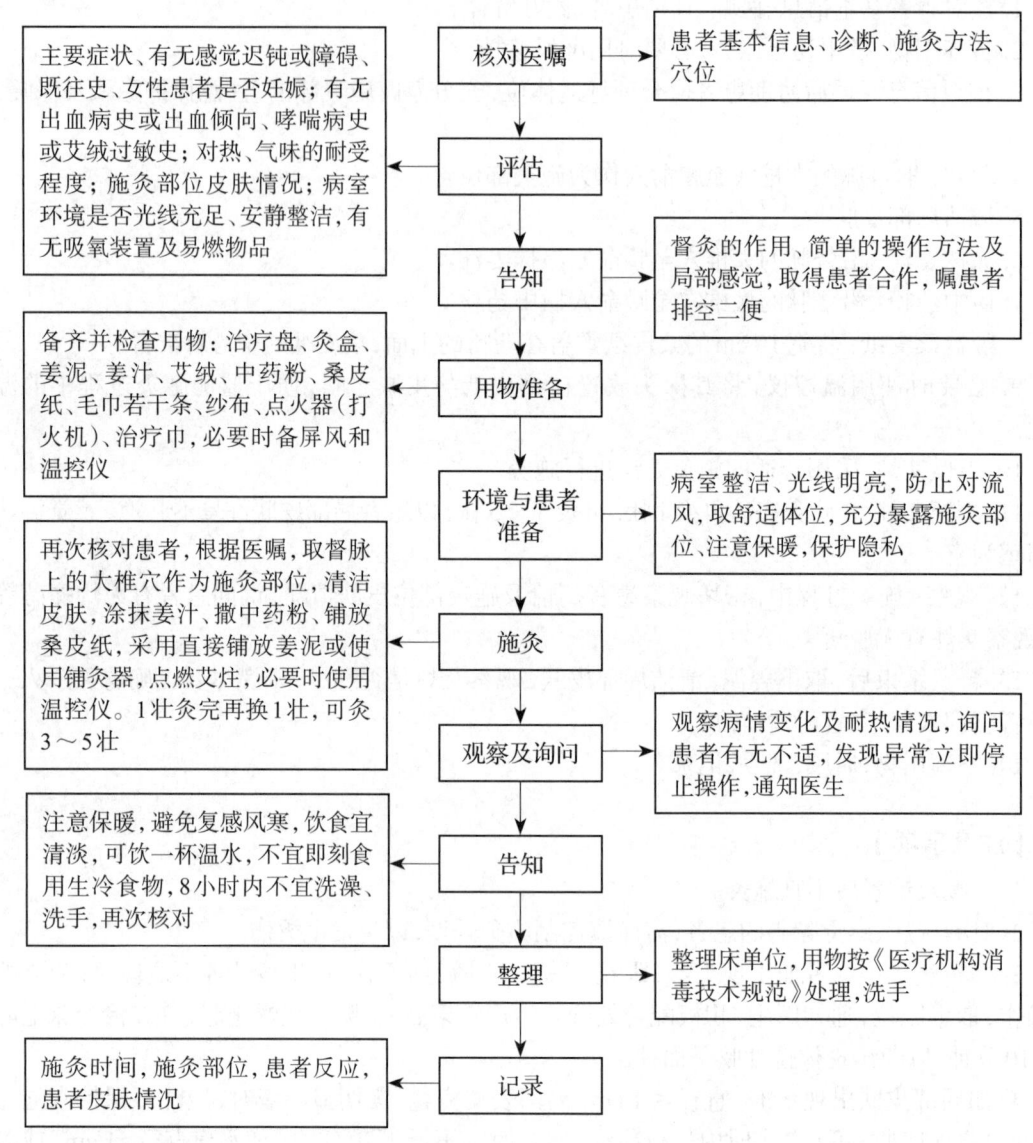

【督灸技术操作考核评分标准】

项目	分值	技术操作要求	评分等级 A	评分等级 B	评分等级 C	评分等级 D	评分说明
仪表	2	仪表端庄	2	1	0	0	1项未完成扣1分
核对	2	核对医嘱	2	1	0	0	未核对扣2分；内容不全面扣1分
评估	7	主要症状、有无感觉迟钝或障碍、既往史、女性患者是否妊娠、出血性疾病	4	3	2	1	1项未完成扣1分

续 表

项目	分值	技术操作要求	评分等级 A	B	C	D	评分说明
评估	7	施灸部位皮肤情况、对热和气味的耐受程度	3	2	1	0	1项未完成扣1分
告知	3	解释作用、操作方法、局部感受，取得患者配合	3	2	1	0	1项未完成扣1分
用物准备	5	洗手，戴口罩	2	1	0	0	未洗手扣1分；未戴口罩扣1分
		备齐并检查用物	3	2	1	0	少备1项扣1分；未检查1项扣1分，最高扣3分
环境与患者准备	7	病室整洁、光线明亮，防止对流风	2	1	0	0	未进行环境准备扣2分；准备不全扣1分
		协助患者取舒适体位	2	1	0	0	未进行体位摆放扣2分；体位不舒适扣1分
		暴露施灸部位皮肤，注意保暖，保护隐私	3	2	1	0	未充分暴露部位扣1分；未保暖扣1分；未保护隐私扣1分
操作过程	52	核对医嘱	2	1	0	0	未核对扣2分；内容不全面扣1分
		取督脉上大椎穴至腰俞穴作为施灸部位，充分暴露施灸部位，自上而下沿督脉常规清洁1遍	6	4	2	1	施灸部位不准确扣2分/穴位；未充分暴露施灸部位扣2分；未清洁皮肤扣2分；清洁皮肤不正确扣1分
		沿督脉涂抹姜汁，沿督脉撒中药粉呈线条状，将宽10 cm的桑皮纸覆盖在药粉的上面，桑皮纸的中央对准督脉，必要时使用温控仪，将其探头放置在桑皮纸与皮肤之间	8	6	4	0	未沿督脉涂抹姜汁扣2分；撒中药不正确扣2分；使用不正确扣2分；温控仪放置不正确扣2分
		可采用2种施灸方法：① 采用直接铺放姜泥法：把姜泥牢固地铺在桑皮纸中央，长为大椎穴至腰俞穴的长度，姜泥底宽约3 cm，高约2.5 cm，顶宽约2.5 cm，呈梯形放置；② 采用铺灸器方法：将准备好的姜泥直接放在铺灸器上，要求姜泥高度2～3 cm	6	3	0	0	方法不正确扣3分/处
		在姜泥上面放置梭形艾炷，艾炷直径约2 cm，长度合适，点燃艾炷，1壮灸完后再换1壮，可灸3～5壮	6	4	2	0	艾炷放置不正确扣2分；直径长度不正确扣2分；施灸时间不正确扣2分
		询问患者感受	2	1	0	0	未询问患者感受扣2分；询问不全面扣1分
		观察施灸部位皮肤	2	1	0	0	未观察皮肤扣2分；观察不全面扣1分
		施灸结束，灸完后取下姜泥，清洁局部皮肤	2	1	0	0	未清洁皮肤扣2分；清洁不彻底扣1分

续 表

项目	分值	技术操作要求	评分等级				评分说明
			A	B	C	D	
操作过程	52	协助患者取舒适体位,整理床单位	4	2	0	0	未安置体位扣2分;未整理床单位扣2分
		施灸后再次观察患者局部皮肤变化,询问施灸后感受	6	3	0	0	施灸后未观察皮肤扣3分;未询问患者感受扣3分
		告知相关注意事项,酌情开窗通风	6	4	2	0	未告知扣4分;告知内容不全扣2分;未酌情开窗扣2分
		洗手,再次核对	2	1	0	0	未洗手扣1分;未核对扣1分
操作后处置	6	用物按《医疗机构消毒技术规范》处理	2	1	0	0	处置方法不正确扣1分/项,最高扣2分
		洗手	2	0	0	0	未洗手扣2分
		记录	2	1	0	0	未记录扣2分;记录不完全扣1分
评价	6	流程合理、技术熟练、局部皮肤无损伤、询问患者感受	6	4	2	0	1项不合格扣2分,最高扣6分;出现烫伤扣6分
理论提问	10	督灸的适应证、禁忌证	6	3	0	0	回答不全面扣3分/题;未答出扣6分/题
		督灸的注意事项	4	2	0	0	回答不全面扣2分/题;未答出扣4分/题
得 分							

七、葫芦灸技术

葫芦灸是用药粉、艾条、葫芦完美搭配，采用道家古代葫芦灸法，依托葫芦特殊的形状质地，将药艾气化后的高密度能量聚于要调理的病灶部位，药乘艾之功，艾借药之效，达到治疗疾病目的的一种操作方法。

【适应证】

1. 乾灸：肾脏保养、腰肾部疾病、抵抗力差、腰膝酸软、记忆力下降、四肢冰冷、肾虚、有更年期症状者。

2. 坤灸：妇科及胃肠道疾病，如痛经、宫寒、宫颈炎、附件炎、子宫肌瘤、卵巢囊肿、不孕不育、胃炎、便秘、腹泻等。

3. 经脉灸：类风湿关节炎、强直性脊柱炎、腰椎间盘突出症、骨关节炎等风湿病及骨关节病。

【禁忌证】

1. 腰部、膝关节、脐部等有损伤的部位，有过大创伤的部位、炎症者禁用。

2. 空腹、过饱、醉酒、极度疲劳和月经期间应慎施灸。

3. 孕妇的腹部和腰骶部，不宜施灸。

4. 实热证、阴虚发热者慎用，如高热、高血压危象等。

5. 某些传染性皮肤病、昏迷、抽搐或身体极度衰竭、形瘦骨立等禁灸。

6. 对艾叶过敏者、经常性的皮肤过敏者慎灸。

7. 无自制能力的人，如精神病患者等禁灸。

【评估】

1. 主要症状、有无感觉迟钝或障碍、既往史、女性患者是否妊娠。

2. 有无出血病史或出血倾向、哮喘病史或艾绒过敏史。

3. 对热、气味的耐受程度。

4. 施灸部位皮肤情况。

5. 病室环境是否光线充足、安静整洁，有无吸氧装置及易燃物品。

【告知】

1. 葫芦灸的作用、简单的操作方法及操作时间。

2. 施灸前嘱患者排空二便。

3. 施灸过程中出现头昏、眼花、恶心、颜面苍白、心慌出汗等不适现象，及时告知护士。

4. 施灸后如出现轻微咽喉干燥、大便秘结、失眠等现象，无需特殊处理。

5. 个别患者艾灸后局部皮肤可能出现小水疱，无需处理，可自行吸收。如水疱较大，遵医嘱处理。

6. 灸后注意保暖，饮食宜清淡。

【物品准备】

艾炷、治疗盘、葫芦灸模具、打火机、镊子、弯盘、广口瓶、纱布、75%酒精、按摩油、防火布（或防火毯），必要时准备浴巾、屏风、测温仪。

【基本操作方法】

1. 核对患者基本信息、医嘱，评估患者，做好解释。
2. 备齐用物，携用物至床旁。
3. 协助患者取合理、舒适体位。
4. 遵照医嘱确定施灸部位，充分暴露施灸部位，注意保护隐私及保暖。
5. 施灸部位手法疏通经络：按摩油适量涂抹于施灸皮肤处，循经络按摩施灸部位10分钟。腹部按摩手法：抚摩、运八卦、叠掌揉、推经络、点穴。
6. 药物铺敷：75%酒精消毒施灸部位，按铺纱布—铺药—盖纱布顺序，铺药厚度2～3 cm，范围大于病变部位1～2 cm，不能大于葫芦基底部。
7. 葫芦置灸：将艾炷5～6根插入葫芦内的钢钉上，点燃，将点燃艾条的葫芦放在施灸部位敷药之上，用大浴巾顺时针包裹灸具底部，与皮肤贴紧，以稳固无烟雾溢出为度。施灸30～40分钟。
8. 施灸过程中询问患者有无不适。
9. 观察皮肤情况，如有艾灰，用纱布清洁局部皮肤。
10. 开窗通风，注意保暖，避免对流风、开空调。

【注意事项】

1. 注意室温的调节，保持室内空气流通，但应避免直接吹风，施灸过程中会出现淡淡的中药燃烧的气味。
2. 施灸期间，告知患者不要随意改变体位，以免烫伤。
3. 治疗过程中应有专人负责，及时调换底座的高低面，以免烫伤患者皮肤，询问患者有无不适，保证安全。
4. 治疗结束后，嘱患者缓慢坐起，饮适量温开水，休息片刻再外出，注意避风保暖，4小时后方能洗澡。
5. 同时灸几个穴位时，应遵循先灸腰背，后灸腹部。
6. 根据施灸部位，选择合适的防火布（或防火毯），必要时备测温仪，保证治疗安全。
7. 如局部皮肤出现水疱，直径≤1 cm，局部表皮完整，无明显渗液时，应注意保持水疱完整性，使其自然吸收，可在3小时内进行冷疗，冷疗时间不低于20分钟；如水疱直径>1 cm，或表皮破损、渗液明显，宜用无菌针头刺破水疱，无菌剪刀修剪疱皮，保留水疱边缘皮肤，创面可涂抹抗生素软膏防止感染，定期换药，直至结痂自愈。

【葫芦灸技术操作流程图】

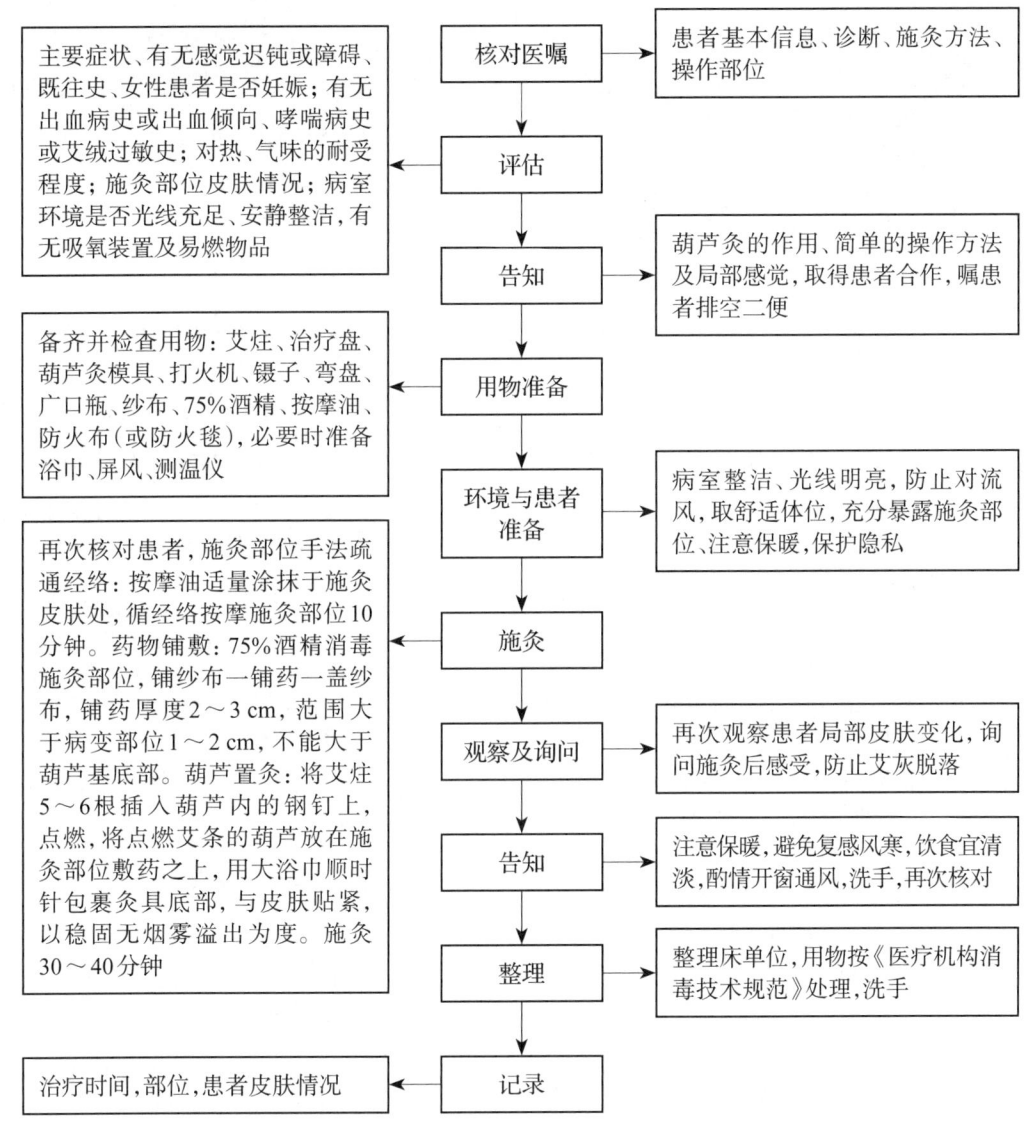

【葫芦灸技术操作考核评分标准】

项目	分值	技术操作要求	评分等级 A	B	C	D	评分说明
仪表	2	仪表端庄	2	1	0	0	1项未完成扣1分
核对	2	核对医嘱	2	1	0	0	未核对扣2分；内容不全面扣1分
评估	7	主要症状、有无感觉迟钝或障碍、既往史、女性患者是否妊娠、出血性疾病	4	3	2	1	1项未完成扣1分

第一章 灸 类

续 表

项目	分值	技术操作要求	评分等级 A	B	C	D	评分说明
评估	7	施灸部位皮肤情况、对热和气味的耐受程度	3	2	1	0	1项未完成扣1分
告知	3	解释作用、操作方法、局部感受，取得患者配合	3	2	1	0	1项未完成扣1分
用物准备	5	洗手，戴口罩	2	1	0	0	未洗手扣1分；未戴口罩扣1分
		备齐并检查用物	3	2	1	0	少备1项扣1分；未检查1项扣1分，最高扣3分
环境与患者准备	7	病室整洁、光线明亮，防止对流风	2	1	0	0	未进行环境准备扣2分；准备不全扣1分
		协助患者取舒适体位	2	1	0	0	未进行体位摆放扣2分；体位不舒适扣1分
		暴露施灸部位皮肤，注意保暖，保护隐私	3	2	1	0	未充分暴露部位扣1分；未保暖扣1分；未保护隐私扣1分
操作过程	手法通经活络 10	确定施灸部位，施灸部位手法疏通。按摩油适量涂抹于施灸皮肤处	2	1	0	0	按摩油过多扣1分；未用扣2分
		正确选择循行经络，疏通手法正确，力量及摆动幅度、频率均匀，时间符合要求	6	4	2	0	动作生硬扣1分；经络与穴位不准确扣2分/穴位，最高扣6分；手法不正确扣2分，最高扣6分
		操作中询问患者对手法治疗的感受，及时调整手法，力度，摆动均匀	2	1	0	0	未询问感受扣1分；摆动力度不均匀扣1分
	敷药 8	施灸部位敷药，厚度2~3 cm，范围大于病变部位1~2 cm，不能大于葫芦基底部	8	6	4	2	无敷药物扣8分；敷药厚度、面积不合要求扣4分
	葫芦灸 22	将艾炷5~6根插入葫芦内的钢钉上，点燃	4	3	2	0	艾炷长度不宜扣1分；点燃不充分扣1分；固定不稳扣2分
		将点燃艾条的葫芦放在施灸部位，用大浴巾顺时针包裹灸具底部，与皮肤贴紧，以稳固无烟雾溢出为度	10	8	6	2	葫芦放置不稳固、位置不当各扣4分；包裹不严扣2分；包裹手法不当扣2分
		注意保暖，询问患者感受，适当调整灸具与皮肤距离	2	1	0	0	未询问患者感受扣2分；未及时调整扣1分
		观察皮肤颜色、汗出程度	4	2	0	0	未观察皮肤颜色、汗出程度各扣2分
		施灸结束，清洁局部皮肤，协助患者取舒适体位，整理床单位	2	0	0	0	未清洁皮肤扣2分；未安置体位扣2分；未整理床单位扣2分
	灸疗后 12	观察患者局部皮肤，询问患者感受	5	3	0	0	施灸后未观察皮肤扣2分；未询问患者感受扣2分
		告知相关注意事项，酌情开窗通风	5	3	2	1	注意事项内容少1项扣1分，最高扣2分；未酌情开窗扣2分
		洗手，再次核对	2	1	0	0	未洗手扣1分；未核对扣1分

续 表

项目	分值	技术操作要求	评分等级				评分说明
			A	B	C	D	
操作后处置	6	用物按《医疗机构消毒技术规范》处理	2	1	0	0	处置方法不正确扣1分/项,最高扣2分
		洗手	2	0	0	0	未洗手扣2分
		记录	2	1	0	0	未记录扣2分;记录不完全扣1分
评价	6	流程合理、技术熟练、局部皮肤无损伤、询问患者感受	6	4	2	0	1项不合格扣2分,最高扣6分;出现烫伤扣6分
理论提问	10	葫芦灸的适应证、禁忌证	6	3	0	0	回答不全面扣3分/题;未答出扣6分/题
		葫芦灸的注意事项	4	2	0	0	回答不全面扣2分/题;未答出扣4分/题
得 分							

八、火龙灸技术

火龙灸是在人体背部或腹部进行的一种大面积灸法,通过循经点燃艾绒及酒精,配合药酒纱布,使温热及药酒之力,通过经络,深入组织内部,循经运行,以达到温肾助阳、温经散寒、活血止痛、补气养血、疏风散寒、扶正祛邪目的的一种操作方法。

【适应证】

1. 内科系统疾病:亚健康状态及阳虚体质如手足冰冷、疲劳乏力、腰膝酸软、头晕健忘、失眠多梦等;瘀血导致的腹痛、胃痛。
2. 外科系统疾病:各类痹症(疼痛类疾病)如颈椎病、腰椎间盘突出症、风湿类疾病、膝关节病、背部肌肉疼痛、肩周炎等。
3. 妇科系统疾病:各类瘀血证如带下、痛经等。

【禁忌证】

1. 实热证、阴虚发热者应慎灸。
2. 皮肤破损者、炎症部位禁灸。
3. 肿瘤患者、孕妇、老年骨质疏松者等禁灸。
4. 空腹、过饱、醉酒、极度疲劳和对灸法恐惧者应慎施灸。
5. 无自制能力的人,如精神病患者等禁灸。
6. 酒精过敏者禁灸。

【评估】

1. 主要症状、有无感觉迟钝或障碍、既往史、女性患者是否妊娠。
2. 有无出血病史或出血倾向、哮喘病史或艾绒过敏史。
3. 对热、气味的耐受程度。
4. 施灸部位皮肤情况。
5. 病室环境是否光线充足、安静整洁,有无吸氧装置及易燃物品。

【告知】

1. 火龙灸的作用、简单的操作方法及操作时间。
2. 施灸前嘱患者排空二便。
3. 局部皮肤发红不起疱、感觉温热为正常现象,若施灸过程中患者出现灼热、疼痛,或有头昏、眼花、恶心、颜面苍白、心慌出汗等不适时,及时告知护士。
4. 施灸过程中不宜随便改变体位,以免烫伤。
5. 中药可致皮肤着色,但数日后可自行消退。

【物品准备】

95%酒精、艾绒、温热药酒、纱布、打火机、大干毛巾、温湿小毛巾3~4条、纱布、水桶、皮温计、防火布(毯)、烫伤膏,必要时备浴巾、屏风。

【基本操作方法】

1. 核对患者基本信息、医嘱,评估患者,做好解释。
2. 备齐用物,携用物至床旁。
3. 根据患者病情选择合适的灸疗药酒和施灸部位。
4. 治疗部位周围铺防火布(毯),可在施灸部位上放置2～3个皮温计,先覆盖温热的药酒纱布,铺盖一条干大毛巾(叠两层),再铺一条温湿小毛巾。
5. 在患者治疗部位放置艾绒,稳妥固定,将助燃剂(95%酒精)缓慢而均匀、自上而下喷洒在艾绒上。
6. 点燃酒精及艾绒,可看到施灸部位形成一条"火龙"。准备一条湿毛巾,10～20秒后(当患者有热感时或皮温计在45℃),立刻用湿毛巾从侧面扑灭火龙。灭火后若患者感觉局部灼热,可轻抬毛巾降温,当温度合适后,用双手由上至下按压局部穴位,以促进热力的渗透。
7. 注意保持恒温,撒95%酒精、点火、灭火的一系列动作被称为1壮,重复上述操作,施灸3壮后翻转艾绒,使艾绒充分利用,再施灸2壮,总共5壮。注意观察施灸部位的肤色,以局部潮红或伴局部有汗为度。治疗时间为15～20分钟。
8. 治疗结束后,将所有毛巾移开,清洁皮肤。嘱患者注意保暖,饮用适量温开水。

【注意事项】

1. 注意室温的调节,保持室内空气流通,但应避免直接吹风。施灸期间,告知患者不要随意改变体位,以免烫伤。
2. 根据施灸部位,选择合适的防火布(或防火毯),保证治疗安全。
3. 每次施灸酒精不宜过多,燃灸时间不宜过长,以免烫伤,施灸过程中防止烧损衣物和发生火灾。酒精应妥善放置,以防发生意外。
4. 注意施灸的温度,观察局部皮肤有无红肿、丘疹、瘙痒、水疱等过敏现象,防止烫伤。
5. 年老体弱、糖尿病、感觉障碍者,施灸温度不宜过高,避免烫伤。
6. 如局部皮肤出现水疱,直径≤1 cm,局部表皮完整,无明显渗液时,应注意保持水疱完整性,使其自然吸收,可在3小时内进行冷疗,冷疗时间不低于20分钟;如水疱直径>1 cm,或表皮破损、渗液明显,宜用无菌针头刺破水疱,无菌剪刀修剪疱皮,保留水疱边缘皮肤,创面可涂抹抗生素软膏防止感染,定期换药,直至结痂自愈。

【火龙灸技术操作流程图】

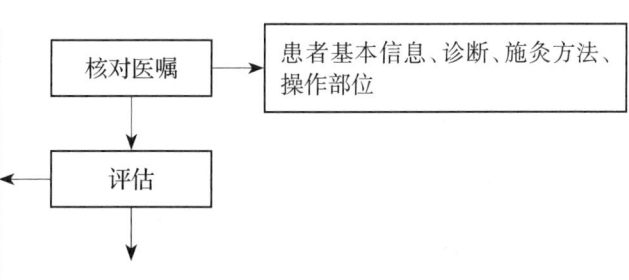

第一章 灸 类

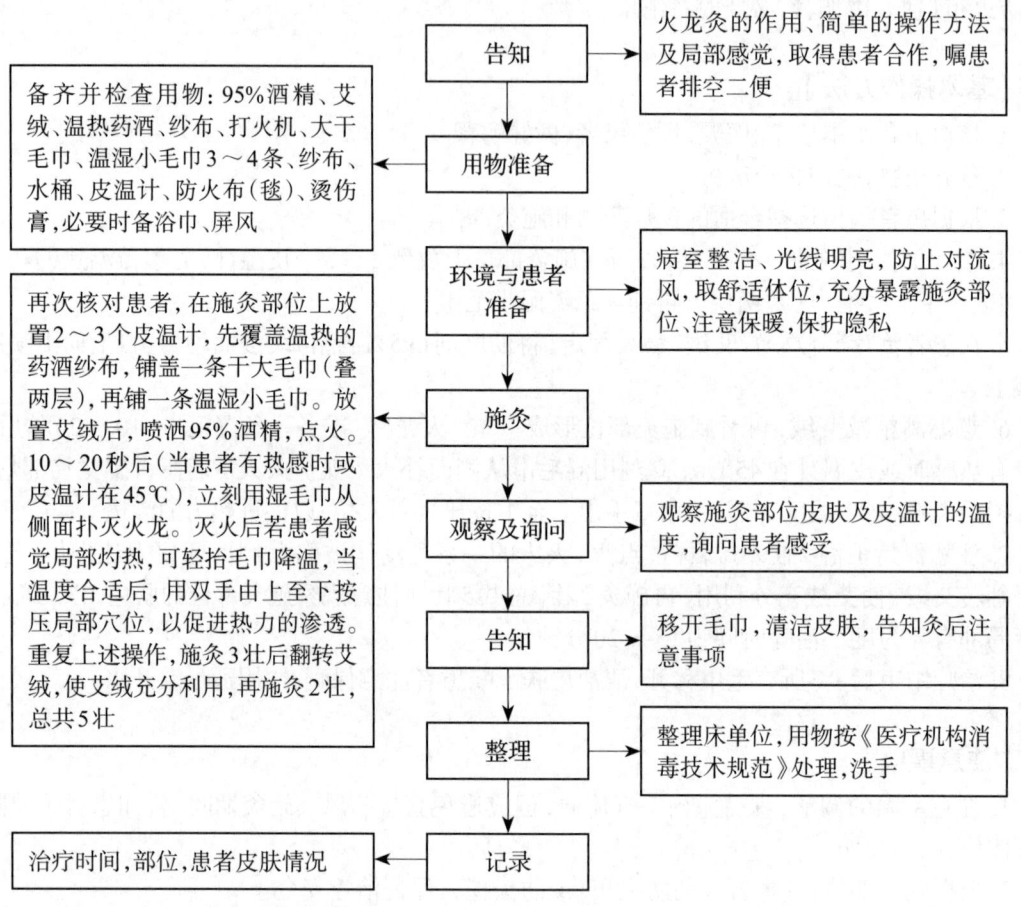

【火龙灸技术操作考核评分标准】

项目	分值	技术操作要求	评分等级 A	评分等级 B	评分等级 C	评分等级 D	评 分 说 明
仪表	2	仪表端庄	2	1	0	0	1项未完成扣1分
核对	2	核对医嘱	2	1	0	0	未核对扣2分；内容不全面扣1分
评估	7	临床症状、既往史、女性患者是否妊娠、出血性疾病	4	3	2	1	1项未完成扣1分
		施灸部位皮肤情况、对热和气味的耐受程度	3	2	1	0	1项未完成扣1分
告知	3	解释作用、操作方法、局部感受，取得患者配合	3	2	1	0	1项未完成扣1分
用物准备	5	洗手、戴口罩	2	1	0	0	未洗手扣1分；未戴口罩扣1分
		备齐并检查用物	3	2	1	0	少备1项扣1分；未检查1项扣1分，最高扣3分

续 表

项目	分值	技术操作要求	评分等级 A	评分等级 B	评分等级 C	评分等级 D	评 分 说 明
环境与患者准备	7	病室整洁、光线明亮,避免对流风	2	1	0	0	未进行环境准备扣2分;准备不全扣1分
		协助患者取舒适体位	2	1	0	0	未进行体位摆放扣2分;体位不舒适扣1分
		暴露施灸部位皮肤,注意保暖,保护隐私	3	2	1	0	未充分暴露部位扣1分;未保暖扣1分;未保护隐私扣1分
操作过程	52	核对医嘱	2	1	0	0	未核对扣2分;内容不全面扣1分
		确定施灸部位,周围铺防火布(毯),2~3个皮温计	4	2	0	0	未确定施灸部位扣4分;部位不准确扣2分
		先覆盖温热的药酒纱布,铺盖一条干大毛巾(叠两层),再铺一条温湿小毛巾	4	2	0	0	未放皮温计扣1分;毛巾过干或过湿扣1分;步骤错误扣1分
		循经放置艾绒后,稳妥固定,喷洒95%酒精,点火,可看到施灸部位形成一条火龙	4	2	1	0	酒精喷洒超过湿毛巾范围扣2分;喷洒不均匀扣2分
		10~20秒后(患者有热感或温度达45℃),用湿毛巾扑灭火龙,可轻抬毛巾降温,用手轻按局部以促进热力渗透。重复上述操作,施灸3壮后,翻转艾绒再灸2壮,共5壮	16	8	4	0	患者感觉过烫扣4分;未点燃扣2分;温度过高或过低扣6分;时间不符合要求扣4分
		观察施灸部位皮肤情况及皮温计的温度,询问患者感受	4	3	2	1	未观察扣2分;未询问患者感受扣2分
		治疗结束后,移开毛巾,清洁皮肤,毛巾与艾绒完全灭火	4	2	0	0	未清洁皮肤扣2分;未完全灭火扣2分
		协助患者取舒适体位,整理床单位	4	2	0	0	未安置体位扣2分;未整理床单位扣2分
		观察患者局部皮肤,询问患者感受	4	2	0	0	未观察皮肤扣2分;未询问患者感受扣2分
		告知相关注意事项	4	3	2	1	注意事项内容少1项扣2分,最高扣4分
		洗手,再次核对	2	1	0	0	未洗手扣1分;未核对扣1分
操作后处置	6	用物按《医疗机构消毒技术规范》处理	2	1	0	0	处置方法不正确扣1分/项,最高扣2分
		洗手	2	0			未洗手扣2分
		记录	2	1	0	0	未记录扣2分;记录不完扣1分
评价	6	流程合理、技术熟练、局部皮肤无损伤、询问患者感受	6	4	2	0	1项不合格扣2分,最高扣6分;出现烫伤扣6分
理论提问	10	火龙灸的适应证、禁忌证	6	3	0	0	回答不全面扣3分/题;未答出扣6分/题
		火龙灸的注意事项	4	2	0	0	回答不全面扣2分/题;未答出扣4分/题
		得 分					

九、脐灸技术

脐灸是在肚脐（神阙穴）上隔药灸，利用肚脐皮肤薄、敏感度高、吸收快的特点及通五脏六腑、联络全身经脉的功能，发挥穴位、艾灸、药物、面碗等多重作用来治疗疾病的一种操作方法。

【适应证】

1. 内科疾病：胃痛、痞满、泄泻、痢疾、纳呆、小便不通、腹水、水肿、黄疸、自汗、盗汗、惊悸、失眠等病症。
2. 男科疾病：遗精、滑精、阳痿、早泄。
3. 妇科疾病：妇女月经不调、痛经、崩漏、带下、滑胎、不孕等疾患。
4. 外科疾病：痹证以及诸痛症。

【禁忌证】

1. 凡属实热证或阴虚发热者，不宜施灸。
2. 空腹或餐后1小时左右不宜施灸。
3. 严重的糖尿病、高血压、肾功能不全、截瘫、偏瘫、脊髓空洞等感觉神经功能障碍的患者。
4. 对艾绒过敏者。
5. 皮肤溃疡、不明肿块或有出血倾向者、反应迟钝者禁用。

【评估】

1. 主要症状、有无感觉迟钝或障碍、既往史、女性患者是否妊娠。
2. 有无出血病史或出血倾向、哮喘病史或艾绒过敏史。
3. 对热、气味的耐受程度。
4. 施灸部位皮肤情况。
5. 病室环境是否光线充足、安静整洁，有无吸氧装置及易燃物品。

【告知】

1. 脐灸的作用、简单的操作方法及操作时间。
2. 施灸前嘱患者排空二便。
3. 施灸过程中出现头昏、眼花、恶心、颜面苍白、心慌出汗、烫感、灼痛等不适现象，及时告知护士。
4. 施灸后如出现轻微咽喉干燥、大便秘结、失眠等现象，无需特殊处理。
5. 个别患者灸后局部皮肤可能出现小水疱，无需处理，可自行吸收。如水疱较大，遵医嘱处理。
6. 灸后注意保暖，饮食宜清淡。

【物品准备】

治疗盘、棉签、75%酒精、一次性治疗洞巾、面碗、桑皮纸、艾炷、脐灸粉、穴位贴、丸子、打火机、纱布、毛巾、治疗碗内盛少量水、防火布(或防火毯),必要时备浴巾、屏风、测温仪。

【基本操作方法】

1. 核对患者基本信息、医嘱,评估患者,做好解释。
2. 备齐用物,携用物至床旁。
3. 协助患者取仰卧位,充分暴露施灸部位,必要时屏风遮挡,保护患者隐私。
4. 用75%酒精棉签对脐部进行常规消毒,并在脐部周围铺一次性治疗洞巾。
5. 取自制脐灸粉填满脐孔。
6. 放8 cm×8 cm桑皮纸,桑皮纸中间留与脐大小相等的空洞。
7. 放置面碗,面碗制作方法:将面粉100g+水40 mL和匀,制成直径约8 cm、高约5 cm的面碗,面碗底部开孔。
8. 面碗孔内放孔高约1/2的自制脐灸粉。
9. 放艾炷,艾炷直径约3.8 cm、高约4.5 cm,艾炷底部中央留一空洞,直径约1 cm。
10. 点燃艾炷,共燃3炷,每炷约15分钟,全程约1小时。
11. 治疗过程中随时询问患者感受,以免发生烫伤。
12. 灸后用穴位贴固封脐中药粉,4~6小时后自行揭下,清洁脐部及周围皮肤。

【注意事项】

1. 脐孔内常有污垢,应用脐疗时,一般应先用75%酒精棉签对脐部进行常规消毒,以免发生感染。
2. 注意室温的调节,保持室内空气流通,但应避免对流风,施灸过程中会出现淡淡的中药燃烧的气味。
3. 施灸期间,告知患者不要随意改变体位,以免烫伤。
4. 密切观察患者皮肤情况,询问患者有无不适,保证安全。
5. 施灸完毕,用穴位贴固封脐中药粉,4~6小时后自行揭下,温水清洁脐部,注意保暖。
6. 选择合适的防火布(或防火毯)、必要时备测温仪,保证治疗安全。
7. 如局部皮肤出现水疱,直径≤1 cm,局部表皮完整,无明显渗液时,应注意保持水疱完整性,使其自然吸收,可在3小时内进行冷疗,冷疗时间不低于20分钟;如水疱直径>1 cm,或表皮破损、渗液明显,宜用无菌针头刺破水疱,无菌剪刀修剪疱皮,保留水疱边缘皮肤,创面可涂抹抗生素软膏防止感染,定期换药,直至结痂自愈。

【脐灸技术操作流程图】

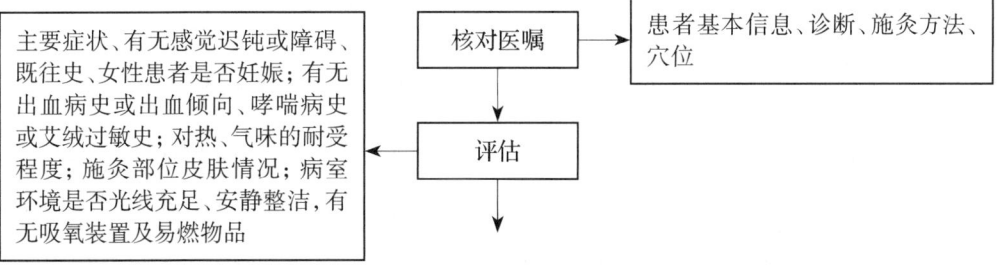

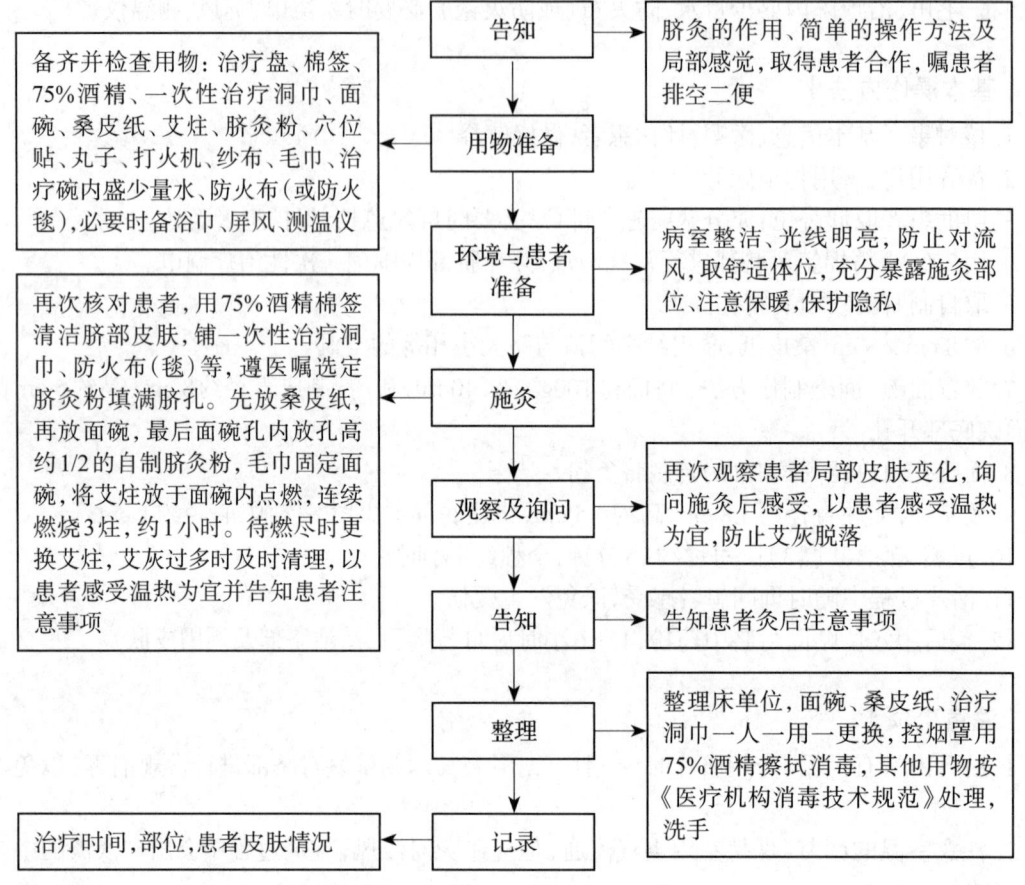

【脐灸技术操作考核评分标准】

项目	分值	技术操作要求	评分等级 A	B	C	D	评分说明
仪表	2	仪表端庄	2	1	0	0	1项未完成扣1分
核对	2	核对医嘱	2	1	0	0	未核对扣2分；内容不全面扣1分
评估	7	临床症状、有无感觉迟钝或障碍、既往史、女性患者是否妊娠、出血性疾病	4	3	2	1	1项未完成扣1分
		施灸部位皮肤情况、对热和气味的耐受程度	3	2	1	0	1项未完成扣1分
告知	3	解释作用、操作方法、局部感受，取得患者配合	3	2	1	0	1项未完成扣1分
用物准备	5	洗手，戴口罩	2	1	0	0	未洗手扣1分；未戴口罩扣1分
		备齐并检查用物	3	2	1	0	少备1项扣1分；未检查1项扣1分，最高扣3分

续 表

项目	分值	技术操作要求	评分等级 A	评分等级 B	评分等级 C	评分等级 D	评分说明
环境与患者准备	7	病室整洁、光线明亮,防止对流风	2	1	0	0	未进行环境准备扣2分;准备不全扣1分
		协助患者取舒适体位	2	1	0	0	未进行体位摆放扣2分;体位不舒适扣1分
		暴露施灸部位皮肤,注意保暖,保护隐私	3	2	1	0	未充分暴露部位扣1分;未保暖扣1分;未保护隐私扣1分
操作过程	52	核对医嘱	2	1	0	0	未核对扣2分;内容不全面扣1分
		用75%酒精棉签清洁脐部皮肤,将一次性治疗洞巾放于脐周,遵医嘱选定脐灸粉填满脐孔	4	2	0	0	未清洁皮肤扣2分;药粉填塞过多过少扣2分
		先放桑皮纸,再放面碗,最后面碗孔内放孔高约1/2的自制脐灸粉,将艾炷放于面碗内点燃	8	4	0	0	方法不正确扣3分;固定不牢扣2分
		待燃尽时更换艾炷,连续燃烧3炷,约1小时	8	6	4	0	少一炷扣2分;未燃尽扣2分
		艾灰过多时及时清理,以患者感觉温热为宜	8	4	0	0	未及时清理扣4分;未询问患者感受扣4分
		观察施灸部位皮肤,询问患者感受,以患者感受温热为宜	4	3	2	0	未观察皮肤扣2分;患者感受不适扣2分
		熄灭后的艾灰,需投入水中,彻底熄灭,撤面碗及桑皮纸,用药贴片固封脐中药粉	4	2	0	0	熄灭方法不正确扣2分;未固封脐中药粉扣2分
		协助患者取舒适体位,整理床单位	4	2	0	0	未安置体位扣2分;未整理床单位扣2分
		观察患者局部皮肤,询问患者感受	4	2	0	0	施灸后未观察皮肤扣2分;未询问患者感受扣2分
		告知相关注意事项,酌情开窗通风	4	3	2	1	注意事项内容少1项扣1分,最高扣2分;未酌情开窗扣2分
		洗手,再次核对	2	1	0	0	未洗手扣1分;未核对扣1分
操作后处置	6	面碗、桑皮纸、治疗洞巾一人一用一更换,控烟罩用75%酒精擦拭消毒,其他用物按《医疗机构消毒技术规范》处理	2	1	0	0	处置方法不正确扣1分/项,最高扣2分
		洗手	2	0	0	0	未洗手扣2分
		记录	2	1	0	0	未记录扣2分;记录不完全扣1分
评价	6	流程合理、技术熟练、局部皮肤无损伤、询问患者感受	6	4	2	0	1项不合格扣2分,最高扣6分;出现烫伤扣6分
理论提问	10	脐灸的适应证、禁忌证	6	3	0	0	回答不全面扣3分/题;未答出6分/题
		脐灸的注意事项	4	2	0	0	回答不全面扣2分/题;未答出4分/题
		得 分					

十、足灸技术

足灸是在人体足部施灸,利用足灸盒、艾炷、姜末、药物等材料,借间隔物的药力和艾炷的特性发挥协同作用,达到祛湿驱寒的一种操作方法。

【适应证】
1. 潮热盗汗、畏寒怕冷、手足冰冷。
2. 大便溏泻、阳虚早泄等阳虚患者。

【禁忌证】
1. 凡属实热证或阴虚发热者,不宜施灸。
2. 空腹或餐后1小时左右不宜施灸。
3. 严重的糖尿病、高血压、肾功能不全、截瘫、偏瘫、脊髓空洞等感觉神经功能障碍的患者。
4. 对艾绒过敏者。
5. 皮肤溃疡、有不明肿块或有出血倾向者、反应迟钝者禁用。

【评估】
1. 主要症状、有无感觉迟钝或障碍、既往史及女性患者是否妊娠。
2. 有无出血病史或出血倾向、哮喘病史或艾绒过敏史。
3. 对热、气味的耐受程度。
4. 施灸部位皮肤情况。
5. 病室环境是否光线充足、安静整洁,有无吸氧装置及易燃物品。

【告知】
1. 足灸的作用、简单的操作方法及操作时间。
2. 施灸前嘱患者排空二便。
3. 施灸过程中出现头昏、眼花、恶心、颜面苍白、心慌出汗、烫感、灼痛等不适现象,及时告知护士。
4. 施灸后如出现轻微咽喉干燥、大便秘结、失眠等现象,无需特殊处理。
5. 个别患者灸后局部皮肤可能出现小水疱,无需处理,可自行吸收。如水疱较大,遵医嘱处理。
6. 灸后注意保暖,饮食宜清淡。

【物品准备】
姜末、足灸盒、治疗盘、无纺布鞋套、打火机、弯盘、广口瓶、艾炷,必要时备屏风。

【基本操作方法】
1. 核对患者基本信息、医嘱,评估患者,做好解释。

2. 备齐用物,携用物至床旁。
3. 协助患者取坐位,脱袜后穿无纺布鞋套,注意保护隐私及保暖。
4. 手持置有姜末的模具倒出姜末于足灸盒内,均匀铺开。
5. 点燃艾炷,均匀置于足灸盒内进行灸疗。
6. 施灸时间40分钟,患者感觉温热微汗为宜,必要时加用红外线对膝部照射增加温热舒适感。
7. 施灸过程中询问患者有无不适。
8. 治疗结束脱去鞋套,观察皮肤情况。
9. 开窗通风,注意保暖,避免对流风。
10. 嘱患者至休息区喝200～300 mL温水,补充体液。

【注意事项】

1. 倾听患者主诉,及时调整施灸强度。
2. 注意皮肤情况,对糖尿病、肢体感觉障碍的患者,需谨慎控制施灸强度,防止烧伤。
3. 如局部皮肤出现水疱,直径≤1 cm,局部表皮完整,无明显渗液时,应注意保持水疱完整性,使其自然吸收,可在3小时内进行冷疗,冷疗时间不低于20分钟;如水疱直径>1 cm,或表皮破损、渗液明显,宜用无菌针头刺破水疱,无菌剪刀修剪疱皮,保留水疱边缘皮肤,创面可涂抹抗生素软膏防止感染,定期换药,直至结痂自愈。

【足灸技术操作流程图】

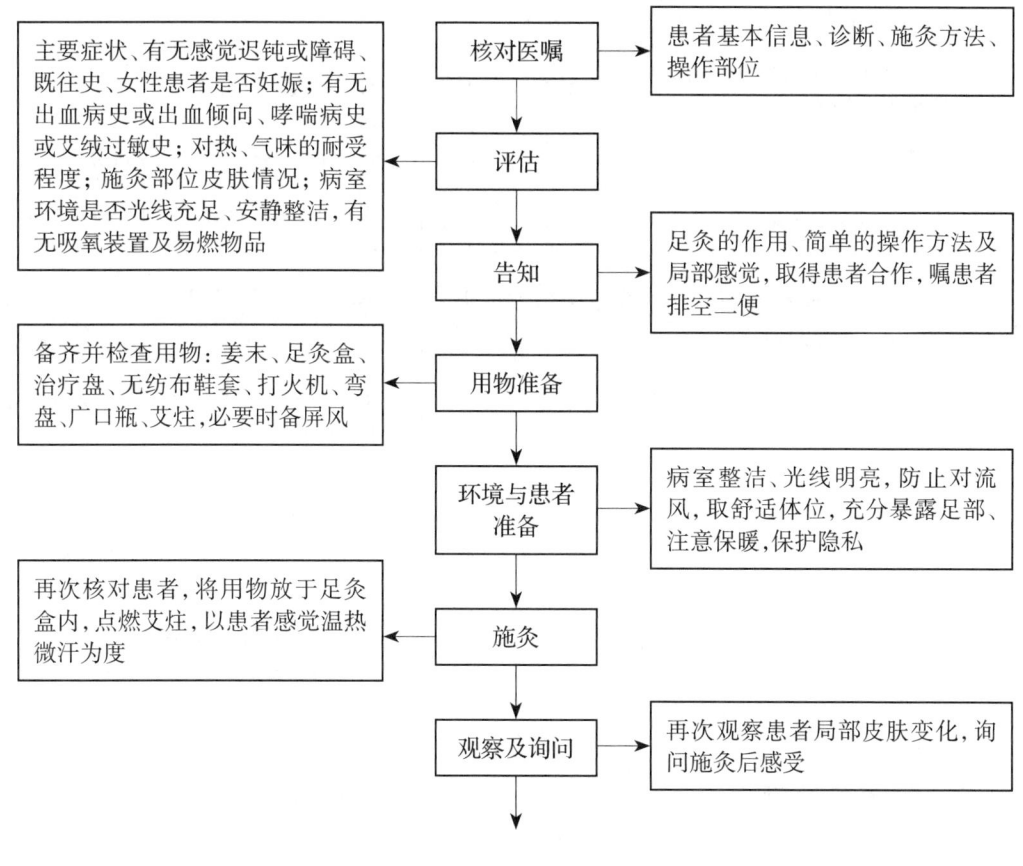

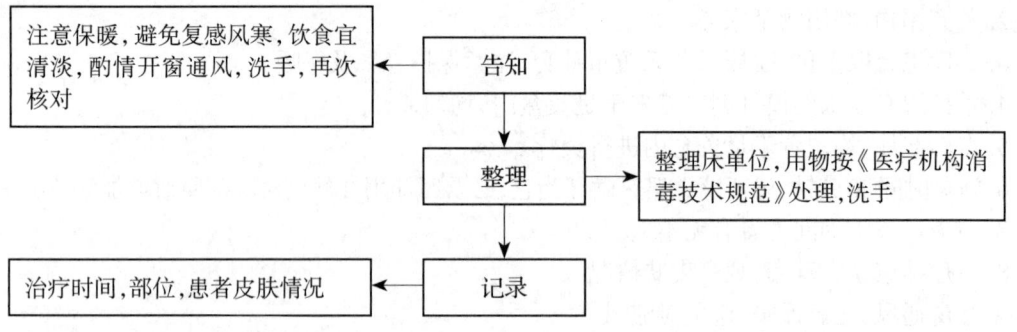

【足灸技术操作考核评分标准】

项目	分值	技术操作要求	评分等级 A	B	C	D	评 分 说 明
仪表	2	仪表端庄	2	1	0	0	1项未完成扣1分
核对	2	核对医嘱	2	1	0	0	未核对扣2分；内容不全面扣1分
评估	7	临床症状、有无感觉迟钝或障碍、既往史、女性患者是否妊娠、出血性疾病	4	3	2	1	1项未完成扣1分
		施灸部位皮肤情况、对热和气味的耐受程度	3	2	1	0	1项未完成扣1分
告知	3	解释作用、操作方法、局部感受，取得患者配合	3	2	1	0	1项未完成扣1分
用物准备	5	洗手，戴口罩	2	1	0	0	未洗手扣1分；未戴口罩扣1分
		备齐并检查用物	3	2	1	0	少各1项扣1分；未检查1项扣1分，最高扣3分
环境与患者准备	7	病室整洁、光线明亮，防止对流风	2	1	0	0	未进行环境准备扣2分；准备不全扣1分
		协助患者取舒适体位	2	1	0	0	未进行体位摆放扣2分；体位不舒适扣1分
		暴露施灸部位，注意保暖，保护隐私	3	2	1	0	未充分暴露部位扣1分；未保暖扣1分；未保护隐私扣1分
操作过程	52	核对医嘱	2	1	0	0	未核对扣2分；内容不全面扣1分
		确定施灸部位，将姜末倒出，均匀铺开	8	6	4	2	部位不准确扣2分/部位，最高扣8分
		点燃艾炷，均匀置于足灸盒内，待燃尽后热量渗透，观察艾炷燃烧情况	8	6	4	0	方法不正确扣4分；未观察扣4分；观察不到位扣2分
		询问患者感受	8	4	0	0	未询问患者感受扣4分
		观察施灸部位皮肤	5	0	0	0	未观察皮肤扣5分

续 表

项目	分值	技术操作要求	评分等级 A	B	C	D	评 分 说 明
操作过程	52	施灸结束,脱去鞋套	3	0	0	0	未脱鞋套扣3分
		协助患者取舒适体位,整理床单位	4	2	0	0	未安置体位扣2分;未整理床单位扣2分
		施灸后再次观察患者局部皮肤变化,询问施灸后感受	6	3	0	0	施灸后未观察皮肤扣3分;未询问患者感受扣3分
		告知相关注意事项,酌情开窗通风	6	4	2	0	未告知扣4分;告知内容不全扣2分;未酌情开窗扣2分
		洗手,再次核对	2	1	0	0	未洗手扣1分;未核对扣1分
操作后处置	6	用物按《医疗机构消毒技术规范》处理	2	1	0	0	处置方法不正确扣1分/项,最高扣2分
		洗手,记录	4	1	0	0	未洗手扣2分;未记录扣2分;记录不完扣1分
评价	6	流程合理、技术熟练、局部皮肤无损伤、询问患者感受	6	4	2	0	1项不合格扣2分,最高扣6分;出现烫伤扣6分
理论提问	10	足灸的适应证、禁忌证	6	3	0	0	回答不全面扣3分/题;未答出扣6分/题
		足灸的注意事项	4	2	0	0	回答不全面扣2分/题;未答出扣4分/题
得 分							

十一、固元灸技术

固元灸技术是运用悬灸、平推、揉拨、点拨、滚刮等多种手法进行刺激,使体内毒邪外透,局部皮肤发红充血出痧,从而达到培本固元、温通经脉、扶正祛邪、调和气血、协调阴阳作用的一种操作方法。

【适应证】

1. 慢性肾脏疾病:乏力、腰膝酸软、夜尿频、四肢发凉、气血亏虚等症状。
2. 根据节气的变化采用固元灸预防多种疾病。

【禁忌证】

出血倾向者、皮肤溃疡/破损、药物过敏者、重症心血管疾病、活动性结核、恶性肿瘤、孕妇、外感温病、阴虚内热、实热证。

【评估】

1. 主要症状、有无感觉迟钝或障碍、既往史及女性患者是否妊娠。
2. 有无出血病史或出血倾向、哮喘病史或艾绒过敏史。
3. 对热、气味的耐受程度。
4. 施灸部位皮肤情况。
5. 病室环境是否光线充足、安静整洁,有无吸氧装置及易燃物品。

【告知】

1. 固元灸的作用、简单的操作方法及操作时间。
2. 施灸前嘱患者排空二便。
3. 施灸过程中出现头昏、眼花、恶心、颜面苍白、心慌出汗、烫感、灼痛等不适现象,及时告知护士。
4. 个别患者灸后局部皮肤可能出现小水疱,无需处理,可自行吸收。如水疱较大,遵医嘱处理。
5. 灸后注意保暖,饮食宜清淡,4小时内禁冷饮、禁吹冷风、禁洗澡。

【物品准备】

固元灸罐、艾条、打火机、石蜡油、凡士林软膏、毛巾、纱块、烫伤膏,必要时备屏风。

【基本操作方法】

1. 核对患者基本信息、医嘱,评估患者,做好解释。
2. 备齐用物,携用物至床旁。
3. 协助患者取俯卧位,充分暴露背部皮肤,取背部督脉及两侧膀胱经。

4. 推拿：推精油均匀置于肩颈及背部,推拿肩颈—督脉—两侧膀胱经。

5. 刮痧：将艾条充分点燃后插入固元灸罐中,以精油润滑施灸部位皮肤,用固元灸罐刮大椎穴,然后自上而下刮督脉,刮至皮肤出痧,然后按顺序刮左膀胱经、右膀胱经,一直刮至膀胱俞为止。

6. 艾灸：将固元灸罐用负压吸附于双侧肾俞穴,热熨20分钟。用固元灸罐的余热对准涌泉穴,施灸30秒。

7. 观察局部皮肤的情况以及患者的全身情况。

8. 治疗结束后协助安置舒适体位,整理床单元。

【注意事项】

1. 排烟通畅：治疗室内应有排烟设施,及时排除艾烟,以免污染空气。

2. 防火设备：治疗室内应准备水盆和灭火器,以防火灾。

3. 治疗后保暖：适当休息,不能熬夜和久居空调室。

4. 操作者在操作时要密切注意患者情况,防止由于患者活动引起固元罐的脱落；患者治疗结束后,医者应嘱其侧卧10分钟,并指导病员缓慢坐起在治疗床上静坐5~10分钟,以免出现体位性眩晕而摔倒。

5. 治疗完毕后要注意保暖。

6. 如局部皮肤出现水疱,直径≤1 cm,局部表皮完整,无明显渗液时,应注意保持水疱完整性,使其自然吸收,可在3小时内进行冷疗,冷疗时间不低于20分钟；如水疱直径>1 cm,或表皮破损、渗液明显,宜用无菌针头刺破水疱,无菌剪刀修剪疱皮,保留水疱边缘皮肤,创面可涂抹抗生素软膏防止感染,定期换药,直至结痂自愈。

【固元灸技术操作流程图】

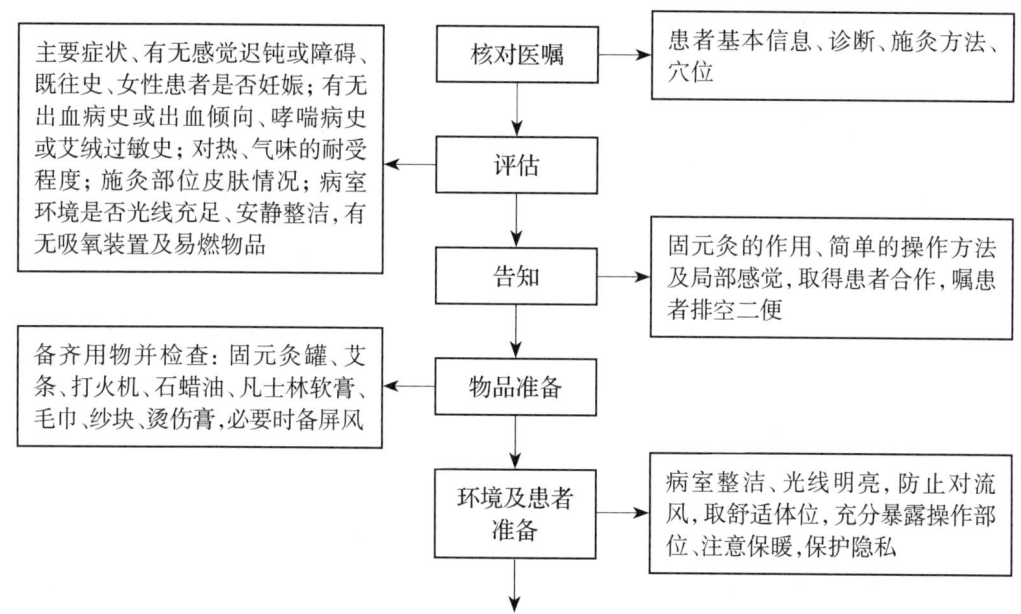

第一章 灸 类

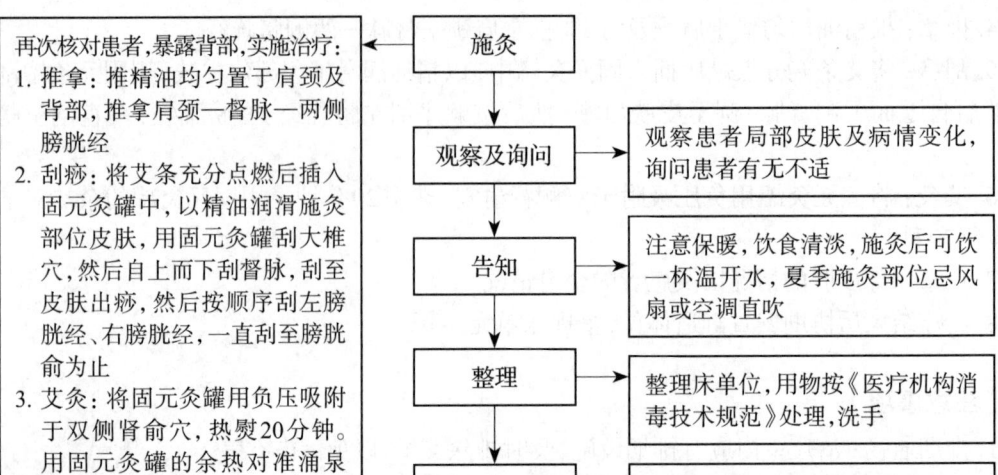

【固元灸技术操作考核评分标准】

项目	分值	技术操作要求	评分等级 A	B	C	D	评 分 说 明
仪表	2	仪表端庄	2	1	0	0	1项未完成扣1分
核对	2	核对医嘱	2	1	0	0	未核对扣2分；内容不全面扣1分
评估	7	临床症状、有无感觉迟钝或障碍、既往史、女性患者是否妊娠、出血性疾病	4	3	2	1	1项未完成扣1分
		施灸部位皮肤情况、对热和气味的耐受程度	3	2	1	0	1项未完成扣1分
告知	3	解释作用、操作方法、局部感受，取得患者配合	3	2	1	0	1项未完成扣1分
用物准备	5	洗手，戴口罩	2	1	0	0	未洗手扣1分；未戴口罩扣1分
		备齐并检查用物，点燃艾炷，并受热均匀	3	2	1	0	少备1项扣1分；未检查1项扣1分，最高扣3分
环境与患者准备	7	病室整洁、光线明亮、防止对流风	2	1	0	0	未进行环境准备扣2分；准备不全扣1分
		协助患者取俯卧位	2	1	0	0	未进行体位摆放扣2分；体位不舒适扣1分
		暴露施灸部位皮肤，注意保暖，保护隐私	3	2	1	0	未充分暴露部位扣1分；未保暖扣1分；未保护隐私扣1分
操作过程	52	核对医嘱	2	1	0	0	未核对扣2分；内容不全面扣1分
		充分暴露背部皮肤，取背部督脉及两侧膀胱经	4	2	1	0	未暴露背部皮肤扣2分；暴露不彻底扣1分；取穴不正确扣2分

续 表

项目	分值	技术操作要求	评分等级 A	B	C	D	评 分 说 明
操作过程	52	推拿：推精油均匀置于肩颈及背部，推拿肩颈—督脉—两侧膀胱经	8	6	4	0	手法不正确扣4分；顺序不正确扣4分；未涂精油扣2分
		刮痧：将艾条充分点燃后插入固元灸罐中，以精油润滑施灸部位皮肤，用固元灸罐刮大椎穴，然后自上而下刮督脉，刮至皮肤出痧，然后按顺序刮左膀胱经、右膀胱经，一直刮至膀胱俞为止	8	6	4	0	艾条点燃不彻底扣4分；手法不正确扣4分；顺序不正确扣4分；未涂精油扣2分
		艾灸：将固元灸罐用负压吸附于双侧肾俞穴，热熨20分钟。用固元灸罐的余热对准涌泉穴，施灸30秒	8	6	4	0	手法不正确扣4分；取穴不正确扣2分/穴位；时间不正确扣2分
		询问患者感受	3	0	0	0	未询问患者感受扣3分
		观察施灸部位皮肤	3	0	0	0	未观察皮肤扣3分
		施灸结束，清洁局部皮肤	2	1	0	0	未清洁皮肤扣2分；清洁不彻底扣1分
		协助患者取舒适体位，整理床单位	4	2	0	0	未安置体位扣2分；未整理床单位扣2分
		施灸后再次观察患者局部皮肤变化，询问施灸后感受	4	3	0	0	施灸后未观察皮肤扣3分；未询问患者感受扣3分
		告知相关注意事项，酌情开窗通风	4	4	2	0	未告知扣4分；告知内容不全扣2分；未酌情开窗扣2分
		洗手，再次核对	2	1	0	0	未洗手扣1分；未核对扣1分
操作后处置	6	用物按《医疗机构消毒技术规范》处理	2	1	0	0	处置方法不正确扣1分/项，最高扣2分
		洗手	2	0	0	0	未洗手扣2分
		记录	2	1	0	0	未记录扣2分；记录不完全扣1分
评价	6	流程合理、技术熟练、局部皮肤无损伤、询问患者感受	6	4	2	0	1项不合格扣2分，最高扣6分；出现烫伤扣6分
理论提问	10	固元灸的适应证、禁忌证	6	3	0	0	回答不全面扣3分/题；未答出扣6分/题
		固元灸的注意事项	4	2	0	0	回答不全面扣2分/题；未答出扣4分/题
		得　分					

十二、八髎灸技术

八髎穴是一组穴位,位于腰骶部,左右各4个,对称分布,分别为上髎、次髎、中髎、下髎。八髎灸技术是指在八髎穴上进行艾灸的一种治疗方法,其采用补肾活血的中药方泡制成药酒作为载体,再辅以姜和艾绒的双重作用,通过艾火的纯阳热力和药力给人体以温热刺激,通过经络传导,调节脏腑阴阳平衡,以达到通经活络、行气活血、祛湿逐寒、消肿散结、防病保健的目的的一种操作方法。

【适应证】

脾肾阳虚性疾病:腰酸、腰痛、痛经、不孕症、月经不调、盆腔炎等。

【禁忌证】

1. 有出血倾向者、心力衰竭、恶性肿瘤、妊娠期女性、高热抽搐、局部皮肤溃疡/破损、对艾烟过敏或实热证患者禁用。
2. 高血压或不宜长时间俯卧位的患者慎用。

【评估】

1. 主要症状、有无感觉迟钝或障碍、既往史及女性患者是否妊娠。
2. 有无出血病史或出血倾向、哮喘病史或艾绒过敏史。
3. 对热、气味的耐受程度。
4. 施灸部位皮肤情况。
5. 病室环境是否光线充足、安静整洁,有无吸氧装置及易燃物品。

【告知】

1. 八髎灸的作用、简单的操作方法及操作时间。
2. 施灸前嘱患者排空二便。
3. 施灸过程中出现头昏、眼花、恶心、颜面苍白、心慌出汗、烫感、灼痛等不适现象,及时告知护士。
4. 个别患者灸后局部皮肤可能出现小水疱,无需处理,可自行吸收。如水疱较大,遵医嘱处理。
5. 治疗部位避风寒,治疗后4小时方可沐浴,避免用凉水。
6. 治疗结束后宜饮用温开水1 000 mL。
7. 告知患者饮食需清淡,避免食用辛辣刺激、生冷寒凉之品。

【物品准备】

艾绒、姜粒、药酒棉、小毛巾1条(湿)、大毛巾4条、灸具、皮温计、95%酒精、打火机,必要时备屏风。

【基本操作方法】

1. 核对患者基本信息、医嘱,评估患者,做好解释。
2. 将姜粒及药酒棉放容器内加热(40~45℃)备用,艾绒做成3 cm×5 cm艾条备用,备齐用物,携用物至床旁。
3. 患者取俯卧位,充分暴露治疗部位的皮肤,注意保暖,备屏风。
4. 将药棉(铺3层)平铺于治疗部位,温度、大小面积适宜,紧密贴合皮肤。
5. 治疗部位周围用毛巾将灸具与皮肤隔开,将姜粒平铺于灸具上,厚度平灸具边缘约2 cm。
6. 将艾炷置于姜粒上方,用注射器在艾炷上方均匀注入95%酒精溶液助燃,注意艾炷塑形良好,避免过于松散。
7. 用打火机将艾炷点燃,同时询问患者局部的皮肤热度,约50℃(皮温计)或患者感觉到温热时用湿毛巾灭火,灭火后用双手掌轻压艾炷,使艾燃烧的热力向下传导至皮肤及穴位,灭火后去除毛巾,让艾缓慢燃烧。
8. 待一壮艾炷充分燃烧完后,再继续更换新的艾炷,根据患者情况一般治疗3~5壮,时长40~60分钟。
9. 治疗期间随时询问患者有无不适,密切观察患者局部皮肤反应及全身反应。
10. 治疗结束,整理用物,交代注意事项。

【注意事项】

1. 排烟通畅:治疗室内应有排烟设施,及时排除艾烟,以免污染空气。
2. 防火设备:治疗室内应准备水盆和灭火器,以防火灾。
3. 治疗后保暖:适当休息,不能熬夜和久居空调室。
4. 操作者在操作时要密切注意患者情况,防止由于患者活动引起艾绒的脱落;患者治疗结束后,医者应嘱其侧卧10分钟,并指导病员缓慢坐起在治疗床上静坐5~10分钟,以免出现体位性眩晕而摔倒。
5. 治疗完毕后要注意保暖。
6. 如局部皮肤出现水疱,直径≤1 cm,局部表皮完整,无明显渗液时,应注意保持水疱完整性,使其自然吸收,可在3小时内进行冷疗,冷疗时间不低于20分钟;如水疱直径>1 cm,或表皮破损、渗液明显,宜用无菌针头刺破水疱,无菌剪刀修剪疱皮,保留水疱边缘皮肤,创面可涂抹抗生素软膏防止感染,定期换药,直至结痂自愈。

【八髎灸技术操作流程图】

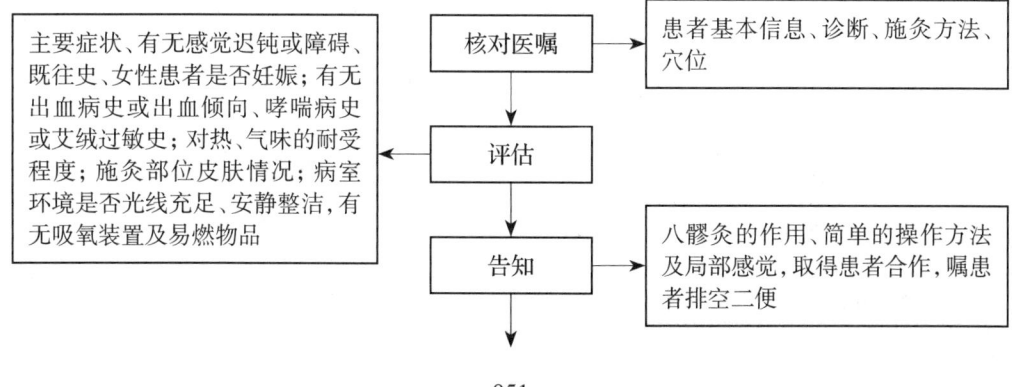

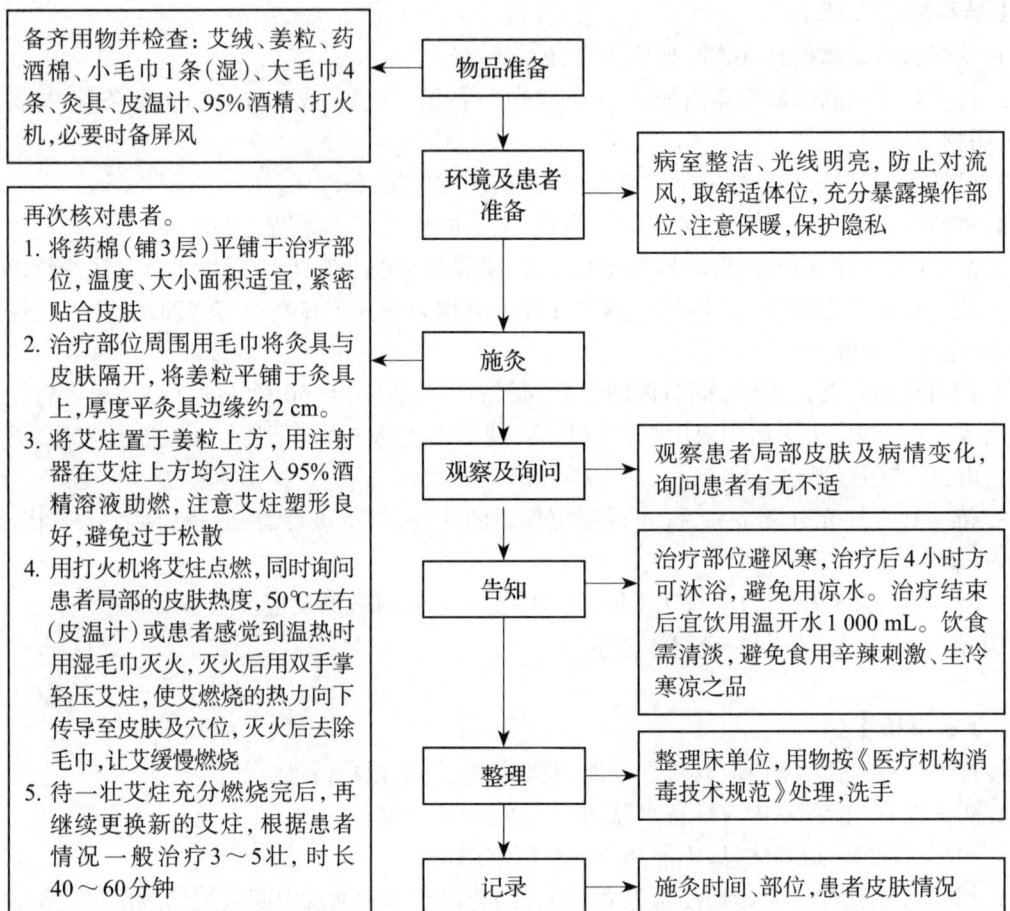

【八髎灸技术操作考核评分标准】

项目	分值	技术操作要求	评分等级				评分说明
			A	B	C	D	
仪表	2	仪表端庄	2	1	0	0	1项未完成扣1分
核对	2	核对医嘱	2	1	0	0	未核对扣2分；内容不全面扣1分
评估	7	临床症状、有无感觉迟钝或障碍、既往史、女性患者是否妊娠、出血性疾病	4	3	2	1	1项未完成扣1分
		施灸部位皮肤情况、对热和气味的耐受程度	3	2	1	0	1项未完成扣1分
告知	3	解释作用、操作方法、局部感受，取得患者配合	3	2	1	0	1项未完成扣1分
用物准备	5	洗手，戴口罩	2	1	0	0	未洗手扣1分；未戴口罩扣1分
		备齐并检查用物，点燃艾炷，并受热均匀	3	2	1	0	少备1项扣1分；未检查1项扣1分，最高扣3分

续 表

项目	分值	技术操作要求	评分等级 A	评分等级 B	评分等级 C	评分等级 D	评分说明
环境与患者准备	7	病室整洁、光线明亮,防止对流风	2	1	0	0	未进行环境准备扣2分;准备不全扣1分
		协助患者取俯卧位	2	1	0	0	未进行体位摆放扣2分;体位不舒适扣1分
		暴露施灸部位皮肤,注意保暖,保护隐私	3	2	1	0	未充分暴露部位扣1分;未保暖扣1分;未保护隐私扣1分
操作过程	52	核对医嘱	2	1	0	0	未核对扣2分;内容不全面扣1分
		患者取俯卧位,充分暴露背部皮肤	4	2	1	0	未暴露背部皮肤扣2分;暴露不彻底扣1分;卧位不正确扣2分
		将药棉(铺3层)平铺于治疗部位,温度、大小面积适宜,紧密贴合皮肤;治疗部位周围用毛巾将灸具与皮肤隔开,将姜粒平铺于灸具上,厚度平灸具边缘约2 cm	8	6	4	0	艾棉使用不正确扣4分;姜粒厚度不正确扣4分
		将艾炷置于姜粒上方,用注射器在艾炷上方均匀注入;95%酒精溶液助燃,注意艾炷塑形良好,避免过于松散	4	2	0	0	艾炷放置不正确扣2分;点燃不彻底扣2分
		用打火机将艾炷点燃,约50℃(皮温计)或患者感觉到温热时用湿毛巾灭火,灭火后用双手掌轻压艾炷,灭火后去除毛巾,让艾缓慢燃烧,待一壮艾炷充分燃烧完后,再继续更换新的艾炷,根据患者情况一般治疗3～5壮,时长40～60分钟	12	8	4	0	手法不正确扣8分;时间不正确扣4分
		询问患者感受	3	0	0	0	未询问患者感受扣3分
		观察施灸部位皮肤	3	0	0	0	未观察皮肤扣3分
		施灸结束,清洁局部皮肤	2	1	0	0	未清洁皮肤扣2分;清洁不彻底扣1分
		协助患者取舒适体位,整理床单位	4	2	0	0	未安置体位扣2分;未整理床单位扣2分
		施灸后再次观察患者局部皮肤变化,询问施灸后感受	4	3	0	0	施灸后未观察皮肤扣3分;未询问患者感受扣3分
		告知相关注意事项,酌情开窗通风	4	4	2	0	未告知扣4分;告知内容不全扣2分;未酌情开窗扣2分
		洗手,再次核对	2	1	0	0	未洗手扣1分;未核对扣1分

续 表

项目	分值	技术操作要求	评分等级 A	B	C	D	评 分 说 明
操作后处置	6	用物按《医疗机构消毒技术规范》处理	2	1	0	0	处置方法不正确扣1分/项,最高扣2分
		洗手	2	0	0	0	未洗手扣2分
		记录	2	1	0	0	未记录扣2分;记录不完全扣1分
评价	6	流程合理、技术熟练、局部皮肤无损伤、询问患者感受	6	4	2	0	1项不合格扣2分,最高扣6分;出现烫伤扣6分
理论提问	10	八髎灸的适应证、禁忌证	6	3	0	0	回答不全面扣3分/题;未答出扣6分/题
		八髎灸的注意事项	4	2	0	0	回答不全面扣2分/题;未答出扣4分/题
得 分							

十三、十字灸技术

十字灸是指在腹部用隔姜灸调理疾病的一种方法，在中脘穴至中极穴的任脉部分与双侧至带脉大横穴的中间部分进行施灸，通过经络腧穴、生姜、艾绒、中药配方的综合作用，利用隔姜灸产生的温热之性将药物渗透到体内的一种疗法。

【适应证】

1. 内科疾病：脾胃虚弱、失眠、肥胖、眩晕病等。
2. 妇科疾病：痛经等。
3. 皮肤科疾病：荨麻疹等。

【禁忌证】

1. 大饥、大渴、过劳、惊恐、大汗、大失血、恼怒、过度悲伤时忌灸，防止晕灸。
2. 癫、狂、痫发病期禁灸。
3. 心脏病不稳定期需慎重，不宜施灸。

【评估】

1. 主要症状、有无感觉迟钝或障碍、既往史及女性患者是否妊娠。
2. 有无出血性疾病或出血倾向，哮喘病史或艾绒过敏史。
3. 对热、气味的耐受程度。
4. 施灸部位皮肤情况。
5. 病室环境是否光线充足、安静整洁，有无吸氧装置及易燃物品。

【告知】

1. 十字灸的作用、简单的操作方法及操作时间。
2. 施灸前嘱患者排空二便。
3. 施灸过程中如出现头昏、眼花、恶心、颜面苍白、心慌出汗等不适现象，应及时告知护士。
4. 施灸后如出现轻微咽喉干燥、大便秘结、失眠等现象，无需特殊处理。
5. 个别患者艾灸后局部皮肤可能出现小水疱，无需处理，可自行吸收。如水疱较大，遵医嘱处理。
6. 灸后注意保暖，饮食宜清淡。

【物品准备】

艾绒、治疗盘、姜泥若干、药粉、打火机、镊子、弯盘（广口瓶）、纱布、桑皮纸，必要时准备浴巾、屏风。

【基本操作方法】

1. 核对患者基本信息和医嘱，评估患者，嘱其排空二便，做好解释。

2. 备齐用物,携至床旁。
3. 协助患者取合理、舒适体位。
4. 打碎姜泥,挤掉姜汁,干湿适度。
5. 确定施灸部位,并充分暴露,注意保护隐私及保暖。以神阙穴为中心,向上、下、左、右各旁开4寸,即上至中脘、下至中极、左右各至大横。
6. 清洁皮肤后,撒药粉,桑皮纸覆盖操作部位。
7. 塑姜:姜泥垒成高3 cm、上底宽4 cm、下底宽5 cm梯形,压一浅凹槽。
8. 铺艾绒:5 cm×3 cm梯形艾绒,首尾相接,叠瓦状摆放,从神阙穴开始,依次点燃上、下、左、右共5点。
9. 施灸过程中询问患者有无不适。
10. 观察皮肤情况,如有艾灰,用纱布清洁局部皮肤,协助患者着衣,取舒适卧位。
11. 开窗通风,注意保暖,避免对流风。

【注意事项】

1. 一般灸2～3壮,施灸1.5小时,施灸前中后保暖,提高疗效,防止外邪入侵。
2. 防止艾灰脱落烧伤皮肤或衣物。
3. 注意皮肤情况,对糖尿病、肢体感觉障碍的患者,需谨慎控制施灸强度,防止烧伤。
4. 如局部皮肤出现水疱,直径≤1 cm,局部表皮完整,无明显渗液时,应注意保持水疱完整性,使其自然吸收,可在3小时内进行冷疗,冷疗时间不低于20分钟;如水疱直径>1 cm,或表皮破损、渗液明显,宜用无菌针头刺破水疱,无菌剪刀修剪疱皮,保留水疱边缘皮肤,创面可涂抹抗生素软膏防止感染,定期换药,直至结痂自愈。

【十字灸技术操作流程图】

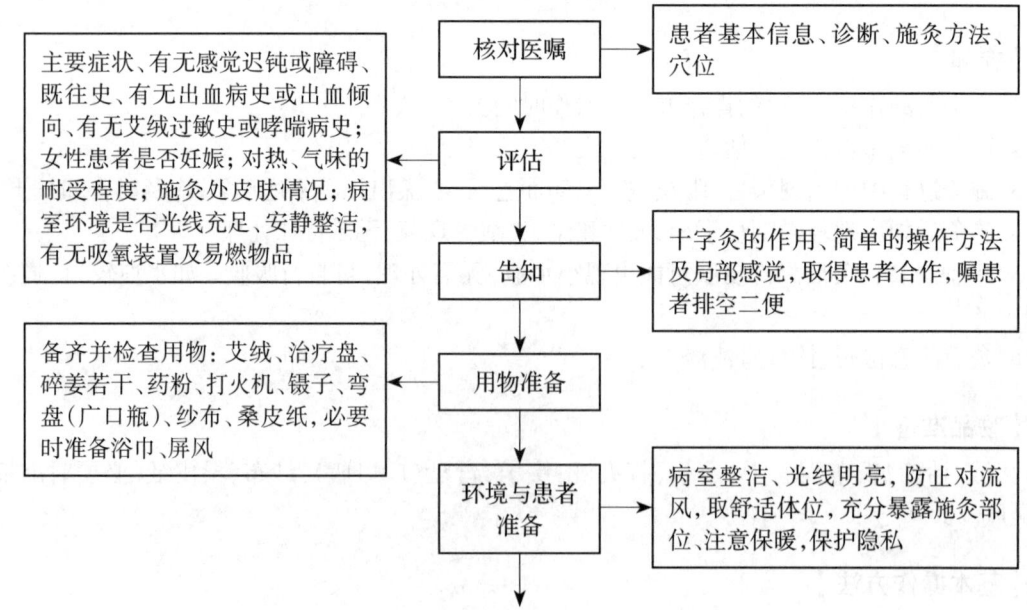

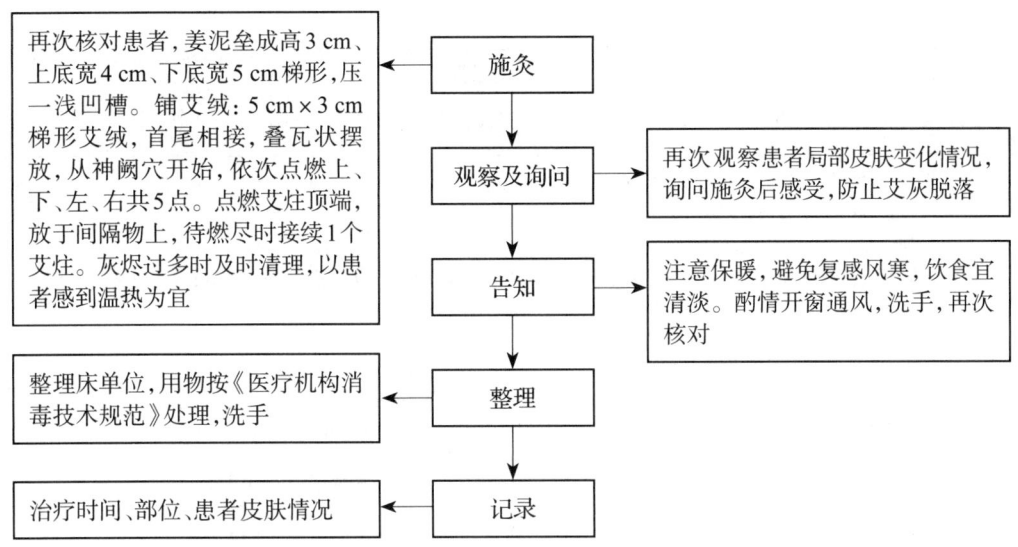

【十字灸技术操作考核评分标准】

项目	分值	技术操作要求	A	B	C	D	评分说明
仪表	2	仪表端庄、戴表	2	1	0	0	1项未完成扣1分
核对	2	核对医嘱	2	1	0	0	未核对扣2分;内容不全面扣1分
评估	7	临床症状、有无感觉迟钝或障碍、既往史、女性患者是否妊娠、出血性疾病	4	3	2	1	1项未完成扣1分
		施灸部位皮肤情况,对热、气味的耐受程度	3	2	1	0	1项未完成扣1分
告知	3	解释作用、操作方法、局部感受,取得患者配合	3	2	1	0	1项未完成扣1分
用物准备	5	洗手,戴口罩	2	1	0	0	未洗手扣1分;未戴口罩扣1分
		备齐并检查用物	3	2	1	0	少备1项扣1分;未检查1项扣1分,最高扣3分
环境与患者准备	7	病室整洁、光线明亮、防止对流风	2	1	0	0	未进行环境准备扣2分;准备不全扣1分
		协助患者取舒适体位	2	1	0	0	未进行体位摆放扣2分;体位不舒适扣1分
		暴露施灸部位皮肤,注意保暖,保护隐私	3	2	1	0	未充分暴露部位扣1分;未保暖扣1分;未保护隐私扣1分
操作过程	52	核对医嘱	2	1	0	0	未核对扣2分;内容不全面扣1分
		确定施灸部位:以神阙穴为中心,向上、下、左、右各旁开4寸,即上至中脘,下至中极,左右各至大横	8	6	4	2	穴位不准扣2分/穴位,最高扣8分

续 表

项目	分值	技术操作要求	评分等级 A	评分等级 B	评分等级 C	评分等级 D	评分说明
操作过程	52	姜泥垒成高3cm、上底宽4cm、下底宽5cm梯形,压一浅凹槽。铺艾绒:5cm×3cm梯形艾绒,首尾相接,叠瓦状摆放。从神阙穴开始,依次点燃上、下、左、右共5点,将艾炷放于间隔物上点燃,待燃尽时用镊子夹取续接1个艾炷	12	8	4	0	方法不正确扣4分;未续接扣4分
		询问患者感受	4	0	0	0	未询问患者感受扣4分
		观察施灸部位皮肤	5	0	0	0	未观察皮肤扣5分
		施灸结束,清洁局部皮肤	3	0	0	0	未清洁皮肤扣3分
		协助患者取舒适体位,整理床单位	4	2	0	0	未安置体位扣2分;未整理床单位扣2分
		施灸后再次观察患者局部皮肤变化,询问施灸后感受	6	3	0	0	施灸后未观察皮肤扣3分;未询问患者感受扣3分
		告知相关注意事项,酌情开窗通风	6	4	2	0	未告知扣4分;告知内容不全扣2分;未酌情开窗扣2分
		洗手,再次核对	2	1	0	0	未洗手扣1分;未核对扣1分
操作后处置	6	用物按《医疗机构消毒技术规范》处理	2	1	0	0	处置方法不正确扣1分/项,最高扣2分
		洗手	2	0	0	0	未洗手扣2分
		记录	2	1	0	0	未记录扣2分;记录不完全扣1分
评价	6	流程合理、技术熟练、局部皮肤无损伤、询问患者感受	6	4	2	0	1项不合格扣2分,最高扣6分;出现烫伤扣6分
理论提问	10	十字灸的适应证、禁忌证	6	3	0	0	回答不全面扣3分/题;未答出扣6分/题
		十字灸的注意事项	4	2	0	0	回答不全面扣2分/题;未答出扣4分/题
		得 分					

十四、麦粒灸技术

麦粒灸技术属于艾灸疗法中直接灸、小艾炷灸的范围,是将艾绒搓成如麦粒样大小的艾炷,直接置于穴位上施灸,通过其温经散寒、消瘀散结、扶助阳气达到防治疾病、改善症状的一种操作方法。

【适应证】

1. 内科疾病:肺痨所致的咳嗽、咳血;慢性腹泻所致的排便次数增多、便质稀薄;脾胃虚弱所致的纳差、呕吐。
2. 外科疾病:尪痹所致的晨僵、小关节疼痛等症状。
3. 妇科疾病:月经不调等。

【禁忌证】

1. 实热证、阴虚发热、邪热内炽等证,如高热、高血压危象、肺结核晚期、大量咯血、急性传染性疾病等不宜施灸。
2. 心前区、大血管处、皮肤瘢痕处、乳头、外生殖器、孕妇腹部和腰骶部、肿瘤患者肿块处均不宜施灸。
3. 出血性疾病患者不宜施灸。

【评估】

1. 主要症状、有无感觉迟钝或障碍、既往史及女性患者是否妊娠。
2. 有无出血病史或出血倾向、哮喘病史或艾绒过敏史。
3. 对热、气味的耐受程度。
4. 施灸部位皮肤情况。
5. 病室环境是否光线充足、安静整洁,有无吸氧装置及易燃物品。

【告知】

1. 麦粒灸的作用、简单的操作方法及操作时间。
2. 施灸前嘱患者排空二便。
3. 施灸过程中出现头昏、眼花、恶心、颜面苍白、心慌出汗等不适现象,及时告知护士。
4. 施灸过程中不宜随便改变体位以免烫伤。
5. 治疗过程中局部皮肤可能出现水疱。
6. 灸后注意保暖,饮食宜清淡。

【物品准备】

艾粒、油膏或凡士林、弯盘、消毒棉球、无菌敷料、镊子、胶布、线香、打火机或火柴、广口瓶,必要时备浴巾、一次性垫布、屏风。

【基本操作方法】

1. 核对患者基本信息、医嘱,评估患者,做好解释。
2. 备齐用物,携用物至床旁。
3. 关闭门窗,用隔帘或屏风遮挡。
4. 遵照医嘱确定施灸部位,充分暴露施灸部位。
5. 选择油膏或凡士林涂于施灸部位。
6. 施灸方法:将艾粒立置于施灸部位,用线香点燃艾粒顶端,使其燃烧。当艾粒燃到剩余 2/5~1/5 时,即用镊子将艾粒夹去,再进行下一壮操作(每穴可灸 5~7 壮)。初次施灸壮数应从少到多。灸后将穴位处残留的灰烬和油膏轻轻擦拭干净。
7. 观察患者局部皮肤情况,询问有无不适感。
8. 操作完毕,协助患者着衣,安排舒适体位,整理床单位。
9. 开窗通风,注意保暖,避免对流风。

【注意事项】

1. 心前区、大血管处、乳头、腋窝、肚脐、会阴、孕妇腹部和腰骶部不宜施灸。
2. 注意皮肤情况,对糖尿病、肢体感觉障碍的患者,需谨慎控制施灸强度,防止烧伤。
3. 如局部皮肤出现水疱,直径≤1 cm,局部表皮完整,无明显渗液时,应注意保持水疱完整性,使其自然吸收,可在 3 小时内进行冷疗,冷疗时间不低于 20 分钟;如水疱直径>1 cm,或表皮破损、渗液明显,宜用无菌针头刺破水疱,无菌剪刀修剪疱皮,保留水疱边缘皮肤,创面可涂抹抗生素软膏防止感染,定期换药,直至结痂自愈。

【麦粒灸技术操作流程图】

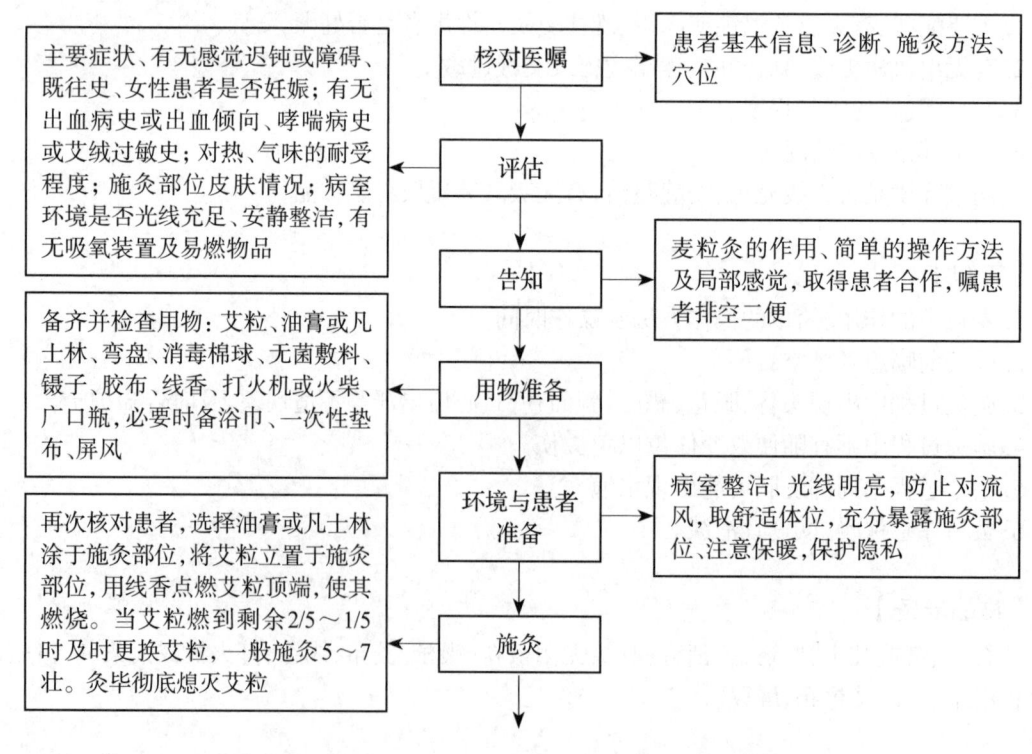

十四、麦粒灸技术

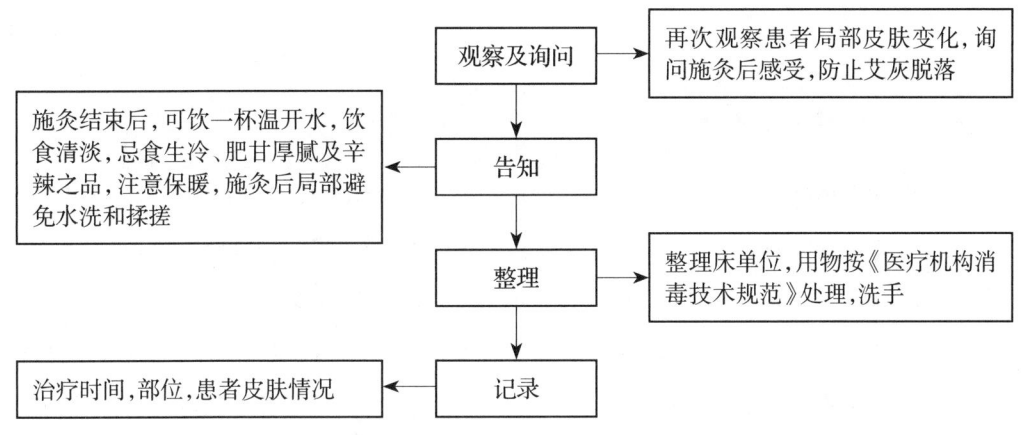

【麦粒灸技术操作考核评分标准】

项目	分值	技术操作要求	评分等级 A	B	C	D	评 分 说 明
仪表	2	仪表端庄	2	1	0	0	1项未完成扣1分
核对	2	核对医嘱	2	1	0	0	未核对扣2分；内容不全面扣1分
评估	7	临床症状、有无感觉迟钝或障碍、既往史、女性患者是否妊娠、出血性疾病	4	3	2	1	1项未完成扣1分
		施灸部位皮肤情况，对热、气味的耐受程度	3	2	1	0	1项未完成扣1分
告知	3	解释作用、操作方法、局部感受，取得患者配合	3	2	1	0	1项未完成扣1分
用物准备	5	洗手，戴口罩	2	1	0	0	未洗手扣1分；未戴口罩扣1分
		备齐并检查用物	3	2	1	0	少备1项扣1分；未检查1项扣1分，最高扣3分
环境与患者准备	7	病室整洁、光线明亮、防止对流风	2	1	0	0	未进行环境准备扣2分；准备不全扣1分
		协助患者取舒适体位	2	1	0	0	未进行体位摆放扣2分；体位不舒适扣1分
		暴露施灸部位皮肤，注意保暖，保护隐私	3	2	1	0	未充分暴露部位扣1分；未保暖扣1分；未保护隐私扣1分
操作过程	52	核对医嘱	2	1	0	0	未核对扣2分；内容不全面扣1分
		确定施灸部位并充分暴露施灸部位，选择油膏或凡士林涂于施灸部位	8	6	4	2	穴位不准确扣2分/穴位；未涂抹油膏或凡士林扣2分，最高扣8分
		将艾粒立置于施灸部位，点燃艾粒顶端，使其燃烧，当艾粒燃到剩余2/5～1/5时，即用镊子将艾粒夹去，进行下一壮操作	12	8	4	0	方法不正确扣4分；燃烧不到位扣4分；未续接扣4分

061

续表

项目	分值	技术操作要求	评分等级 A	B	C	D	评分说明
操作过程	52	询问患者感受	4	0	0	0	未询问患者感受扣4分
		观察施灸部位皮肤	5	0	0	0	未观察皮肤扣5分
		施灸结束,清洁局部皮肤	3	0	0	0	未清洁皮肤扣3分
		协助患者取舒适体位,整理床单位	4	2	0	0	未安置体位扣2分;未整理床单位扣2分
		施灸后再次观察患者局部皮肤变化,询问施灸后感受	6	3	0	0	施灸后未观察皮肤扣3分;未询问患者感受扣3分
		告知相关注意事项,酌情开窗通风	6	4	2	0	未告知扣4分;告知内容不全扣2分;未酌情开窗扣2分
		洗手,再次核对	2	1	0	0	未洗手扣1分;未核对扣1分
操作后处置	6	用物按《医疗机构消毒技术规范》处理	2	1	0	0	处置方法不正确扣1分/项,最高扣2分
		洗手	2	0	0	0	未洗手扣2分
		记录	2	1	0	0	未记录扣2分;记录不完全扣1分
评价	6	流程合理、技术熟练、局部皮肤无损伤、询问患者感受	6	4	2	0	1项不合格扣2分,最高扣6分;出现烫伤扣6分
理论提问	10	麦粒灸的适应证、禁忌证	6	3	0	0	回答不全面扣3分/题;未答出扣6分/题
		麦粒灸的注意事项	4	2	0	0	回答不全面扣2分/题;未答出扣4分/题
得 分							

十五、雷火灸技术

雷火灸是由多种中药、艾绒配制而成,结合灸具使用的一种灸法。它具有药力峻、火力猛、灸疗面广、渗透力强为特点的一种中医操作方法。

【适应证】

1. 各种痛症:痛经、三叉神经痛、头痛、坐骨神经痛、牙痛等。
2. 五官疾病:近视、散光、弱视、干眼病、变应性鼻炎、慢性喉炎等。
3. 呼吸系统:感冒、慢性支气管哮喘、肺气肿、慢性支气管炎等。
4. 消化系统:急慢性肠炎、胃炎、消化性溃疡、慢性胰腺炎、腹胀、便秘等。
5. 内分泌系统:甲状腺功能亢进症、糖尿病、痛风、更年期综合征、阳虚等。
6. 神经系统:面神经炎、多发性神经炎、肋神经痛、失眠、眩晕等。
7. 妇科疾病:盆腔炎、不孕症、月经不调、闭经、腺肌症等。
8. 皮肤科疾病:荨麻疹、湿疹、带状疱疹、冻伤、神经性皮炎、疣、白癜风、斑秃、银屑病、阴虱病等。
9. 肿瘤科疾病:止痛、失眠、放化疗后胃肠道反应。

【禁忌证】

1. 眼外伤、青光眼(眼底出血期)禁用。
2. 心脏病、呼吸衰竭禁用。
3. 哮喘、高血压发作期禁用。
4. 不明原因内出血者禁用。
5. 孕妇腰骶部和腹部慎用。
6. 糖尿病末梢神经损伤者慎用。
7. 高热患者慎用。

【评估】

1. 主要症状、有无感觉迟钝或障碍、既往史及女性患者是否妊娠。
2. 有无出血病史或出血倾向、哮喘病史或艾绒过敏史。
3. 对热、气味的耐受程度。
4. 施灸部位皮肤情况。
5. 病室环境是否光线充足、安静整洁,有无吸氧装置及易燃物品。

【告知】

1. 雷火灸的作用、简单的操作方法及操作时间。
2. 施灸前嘱患者排空二便。
3. 局部皮肤发红不起疱、感觉温热为正常现象,若施灸过程中患者出现灼热、疼痛,或有头昏、眼花、恶心、颜面苍白、心慌出汗等不适时,及时告知护士。

4. 施灸过程中如需改变体位,请告知护士。

【物品准备】

治疗盘、雷火灸条、雷火灸具、大头针、酒精灯、打火机、弯盘、灭火罐、纱布,必要时备屏风、浴巾、计时器。

【基本操作方法】

1. 核对患者基本信息、医嘱,评估患者,做好解释。
2. 备齐用物,携用物至床旁。
3. 协助患者取合理、舒适的体位。
4. 遵医嘱确定施灸部位,充分暴露施灸部位,注意保暖及保护隐私。
5. 施灸。拧开灸具顶部,揭开灸具底部,拿起雷火灸条从底部向前推至露出灸条的1/2～2/3,取大头针插在灸具两边针孔固定灸条,撕开灸条前端包装纸,点燃灸条,火头通红,将灸条对准施灸部位。选择合适的施灸手法施灸。
6. 灸至得气为度

（1）补法得气:雷火灸距皮肤3～5 cm,施灸时间5～10分钟,皮肤慢慢地呈现淡红色红晕或肌肉软组织逐渐柔软,皮肤温度增加,此为补法得气。

（2）泻法得气:雷火灸距皮肤1～2 cm,施灸时间0.5～1分钟,皮肤出现红晕或皮温急剧增加,患者有刺痛感呈现,此为泻法得气。得气后为1壮,必须用手触摸被灸处皮肤,降低皮温后再重新反复施灸。

7. 施灸过程中注意观察局部皮肤及病情变化,询问患者有无灼痛感,随时调整施灸距离,及时刮灰,防止艾灰脱落,造成烧伤皮肤或毁坏衣物。
8. 施灸结束,观察患者皮肤情况,必要时纱布轻拭皮肤,协助患者穿衣,安排舒适体位,评估疗效。
9. 取出大头针,盖好灸具盖,静置2小时以上,使灸火彻底熄灭。

【注意事项】

1. 雷火灸属于火热灸法,它具有强烈的热效应,应视病情而定宜或不宜施灸。对体质虚弱、神经衰弱的患者,治疗时火力宜小、时间不宜过长。精神紧张者应先消除其顾虑。空腹或饱餐后1小时不宜施灸。
2. 用灸时,应保持红火,及时刮灰、吹灰;火头应与皮肤保持适当距离,以患者能耐受为度,切忌火头接触皮肤,以免烫伤。注意用火安全,避免火灾发生。
3. 灸条燃烧接近底端时停止使用,此时大头针不能稳固固定灸条,避免灸条掉落烫伤患者皮肤。
4. 施灸时,若配合按摩手法,疗效更佳。
5. 如局部皮肤出现水疱,直径≤1 cm,局部表皮完整,无明显渗液时,应注意保持水疱完整性,使其自然吸收,可在3小时内进行冷疗,冷疗时间不低于20分钟;如水疱直径>1 cm,或表皮破损、渗液明显,宜用无菌针头刺破水疱,无菌剪刀修剪疱皮,保留水疱边缘皮肤,创面可涂抹抗生素软膏防止感染,定期换药,直至结痂自愈。

【附：具体施灸手法】

1. 雀啄灸法：雷火灸火头对准应灸部位或穴位、火头距离皮肤1～2 cm,形如鸡啄米、雀啄食,为泻法。

2. 小回旋灸法：雷火灸火头对准应灸的部位或穴位,根据病情需要,火头距离皮肤1～5 cm,做固定的圆弧形旋转,旋转直径1～3 cm。顺时针方向旋转用于泻法,逆时针方向旋转用于补法。

3. 螺旋灸法：雷火灸火头对准应灸部位中心点,逐渐由小而大,可旋至碗口大小,反复使用由小而大的操作方法,顺时针方向螺旋形旋转,多用于泻法,逆时针方向多为补法。

4. 横行灸法：雷火灸火头悬至病灶部位之上,根据病情需要,火头距离皮肤1～2 cm为泻法,3～5 cm为补法,灸时左右摆动,摆幅为5～6 cm。

5. 纵行灸法：雷火灸火头悬至病灶部位之上,根据病情需要,火头距离皮肤1～2 cm为泻法,3～5 cm为补法,灸时火头沿人体纵轴上下移动。

6. 斜行灸法：雷火灸火头悬至病灶部位之上,根据病情需要,火头距离皮肤1～2 cm为泻法,3～5 cm为补法,火头斜行移动,此方法常用于治疗鼻炎等病症。

7. 拉辣式灸法：操作者用左手三指平压躯干软组织,向中心线外侧移动,在躯干(肢体)部操作者平压肢体软组织,向远端移动。雷火灸距离皮肤2 cm,保持红火,随着操作者的手在患者皮肤上熏烤。每个方位每次拉动距离不少于10 cm,拉动次数为3～5遍为佳。

8. 摆阵法：用单、双孔或多孔斗式温灸盒,根据患者不同病情在患者身体部位用两个或两个以上的温灸盒平形、斜形或丁字形摆出横阵、竖阵、斜阵、丁字阵等。

【雷火灸技术操作流程图】

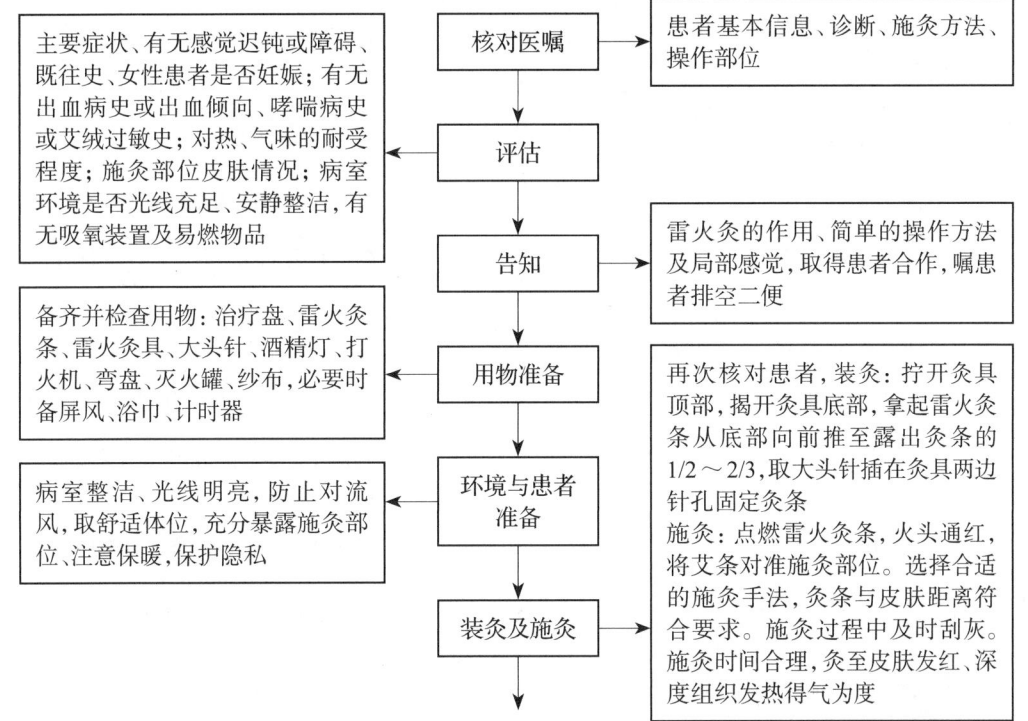

第一章 灸 类

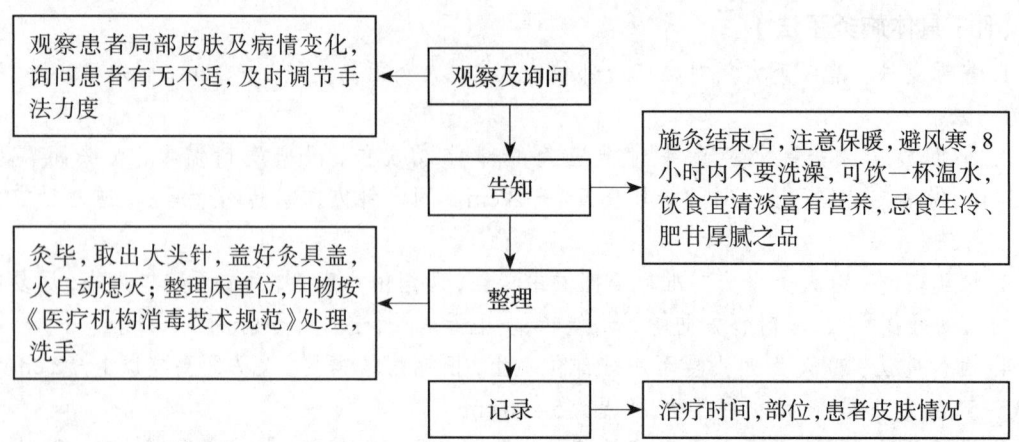

【雷火灸技术操作考核评分标准】

项目	分值	技术操作要求	评分等级 A	B	C	D	评分说明
仪表	2	仪表端庄	2	1	0	0	1项未完成扣1分
核对	2	核对医嘱	2	1	0	0	未核对扣2分；内容不全面扣1分
评估	7	临床症状、有无感觉迟钝或障碍、既往史、女性患者是否妊娠、出血性疾病	4	3	2	1	1项未完成扣1分
		施灸部位皮肤情况，对热、气味的耐受程度	3	2	1	0	1项未完成扣1分
告知	3	解释作用、操作方法、局部感受，取得患者配合	3	2	1	0	1项未完成扣1分
用物准备	5	洗手，戴口罩	2	1	0	0	未洗手扣1分；未戴口罩扣1分
		备齐并检查用物	3	2	1	0	少备1项扣1分；未检查1项扣1分，最高扣3分
环境与患者准备	7	病室整洁、光线明亮，防止对流风	2	1	0	0	未进行环境准备扣2分；准备不全扣1分
		协助患者取舒适体位	2	1	0	0	未进行体位摆放扣2分；体位不舒适扣1分
		暴露施灸部位皮肤，注意保暖，保护隐私	3	2	1	0	未充分暴露部位扣1分；未保暖扣1分；未保护隐私扣1分
操作过程	52	核对医嘱	2	1	0	0	未核对扣2分；内容不全面扣1分
		取穴：遵医嘱选择穴位，并正确取穴	6	3	1	0	取穴不准确每穴位扣2分
		清洁：清洁施灸部位皮肤	2	1	0	0	没有清洁扣2分

续　表

项目	分值	技术操作要求	评分等级 A	B	C	D	评分说明
操作过程	52	装灸具：拧开灸具顶部，揭开灸具底部，拿起雷火灸条从底部向前推至露出灸条的1/2～2/3，取大头针插在灸具两边针孔固定灸条，点燃药条	6	4	2	0	弄破灸条扣4分；装灸具不稳扣2分
		施灸：将药条对准穴位或经络进行施灸手法；展示雷火灸基本手法，根据手法要求和腧穴部位的不同，正确运用	12	8	4	0	1种手法不正确扣4分；顺序不正确扣4分
		随时刮灰，防止艾灰脱落灼伤皮肤；待药条燃至灸具口时，用止血钳取出大头针，拉开底盖用拇指推出药条，再用大头针固定继续使用	8	5	3	0	未刮艾灰扣3分；推药条方法不正确扣3分
		观察患者施灸部位皮肤情况，询问患者的感觉	3	2	1	0	1项未做到扣1分；烫伤、水疱不得分
		灸毕，取出大头针，盖好盒盖，火自动熄灭；纱布清洁局部皮肤	3	2	1	0	灭火方法不正确扣2分；未清洁皮肤扣1分
		协助患者取舒适卧位，整理床单位	2	1	0	0	1项未做扣1分
		告知相关注意事项，酌情开窗通风	6	4	2	0	未告知扣4分；告知内容不全扣2分；未酌情开窗扣2分
		洗手，再次核对	2	1	0	0	未洗手扣1分；未核对扣1分
操作后处置	6	用物按《医疗机构消毒技术规范》处理	2	1	0	0	处置方法不正确扣1分/项，最高扣2分
		洗手	2	0	0	0	未洗手扣2分
		记录	2	1	0	0	未记录扣2分；记录不完全扣1分
评价	6	流程合理、技术熟练、局部皮肤无损伤、询问患者感受	6	4	2	0	1项不合格扣2分，最高扣6分；出现烫伤扣6分
理论提问	10	雷火灸的适应证、禁忌证	6	3	0	0	回答不全面扣3分/题；未答出扣6分/题
		雷火灸的注意事项以及操作手法	4	2	0	0	回答不全面扣2分/题；未答出扣4分/题
		得　分					

十六、核桃灸技术

核桃灸亦称为隔核桃壳灸,是将核桃壳利用眼镜架放于眼部,通过艾条燃烧产生的温热作用将上面浸着的中药药液熏蒸到眼部,达到疏通眼部经气、补养肝肾、明目退翳的一种操作方法。

【适应证】

眼科疾病:结膜炎、迎风流泪、眼睛干涩、老年视网膜黄斑病变、干眼症、糖尿病眼底病变、近视、急慢性结膜炎、麦粒肿、老年性白内障、视神经萎缩、视网膜色素变性、中心性视网膜病变。

【禁忌证】

1. 空腹、过饱、醉酒、昏迷、极度疲劳和对灸法恐惧者应慎施灸。
2. 实热证、阴虚发热者慎用,如高热、高血压危象等。
3. 某些传染性皮肤病、抽搐,或身体极度衰竭等禁灸。
4. 对艾叶过敏者、经常性的皮肤过敏者,有严重的气管炎、哮喘等慎灸。
5. 无自制能力的患者,如精神病患者禁灸。
6. 孕妇、严重心脏病、肿瘤、传染病等禁灸。
7. 眼底静脉出血类疾病急性发作期禁灸。

【评估】

1. 主要症状、有无感觉迟钝或障碍、既往史及女性患者是否妊娠。
2. 有无出血病史或出血倾向、哮喘病史或艾绒过敏史。
3. 对热、气味的耐受程度。
4. 施灸部位皮肤情况。
5. 病室环境是否光线充足、安静整洁,有无吸氧装置及易燃物品。

【告知】

1. 核桃灸的作用、简单的操作方法及操作时间。
2. 施灸前嘱患者排空二便。
3. 施灸过程中出现头昏、眼花、恶心、颜面苍白、心慌出汗、烫感等不适现象,及时告知护士。
4. 施灸后如出现轻微咽喉干燥、大便秘结、失眠等现象,无需特殊处理。
5. 灸后注意保暖,饮食宜清淡。

【物品准备】

艾炷、核桃壳、眼镜架、药粉、药液、治疗盘、打火机、镊子、弯盘。

【基本操作方法】

1. 核对患者基本信息、医嘱,评估患者,做好解释。

2. 备齐用物,携用物至床旁。

(1) 选择个大饱满的新核桃若干,将核桃从中缝切成基本对称的两半,去仁,留完整的1/2大的核桃壳。

(2) 金银花、菊花、薄荷、蝉蜕各10 g,加水100 mL,浸泡60分钟,然后用火煎至水沸后5分钟,核桃壳浸泡30分钟后取用。

(3) 将填充后的核桃壳装进眼镜框,艾炷点燃后插入艾条柱内。

3. 协助患者取舒适体位,关窗防风。

4. 确定施灸部位准确,把经中药浸泡过的核桃夹入眼镜架,戴在患者眼部,核桃壳与皮肤距离0.5 cm最佳,镜框四周用胶布包好以便隔热,以免灼伤眼部皮肤,眼镜框根据核桃壳大小调节。

5. 观察眼部皮肤,施灸过程中询问患者有无不适,以患者温热感受调整施灸距离,防止艾灰脱落。

6. 灸后艾条彻底熄灭,纱布清洁眼部皮肤,整理床单位。

7. 开窗通风,注意保暖,避免对流风。

【注意事项】

1. 协助患者取舒适卧位:建议患者半坐卧位,避免患者烫伤,方便术者操作,注意保暖,施灸期间,告知患者不要随意改变体位,以免烫伤。

2. 注意室温的调节,保持室内空气流通,避免对流风。

3. 治疗过程中应有专人负责,密切观察患者眼部皮肤情况,询问患者有无不适,保证安全。

4. 治疗期间少食辛辣之物,少看电脑、电视、手机等以免影响疗效;治疗结束后,嘱饮适量温开水,休息片刻再外出,注意避风保暖。

5. 浸泡核桃壳的药液需辨证用药。

6. 核桃壳有孔,需要注意控制温度,避免烫伤;核桃壳要提前浸泡30分钟以上,使药液充分浸泡。

【核桃灸技术操作流程图】

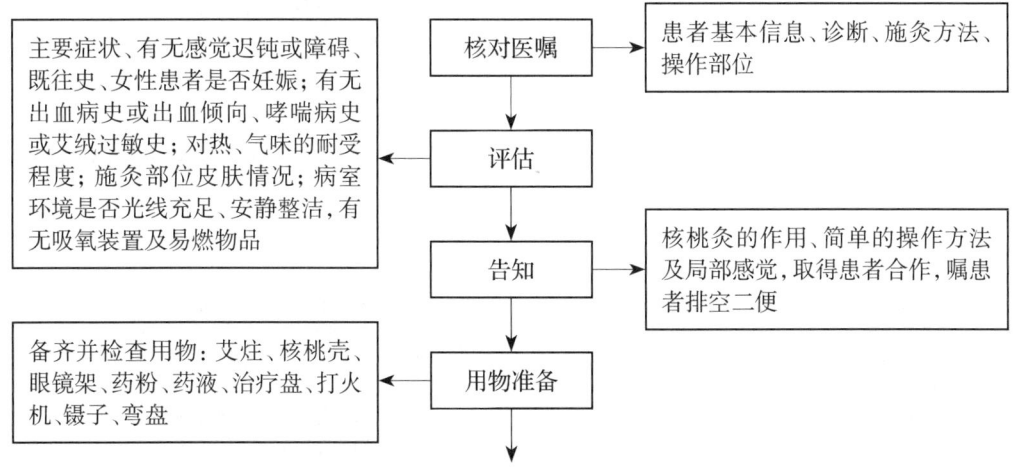

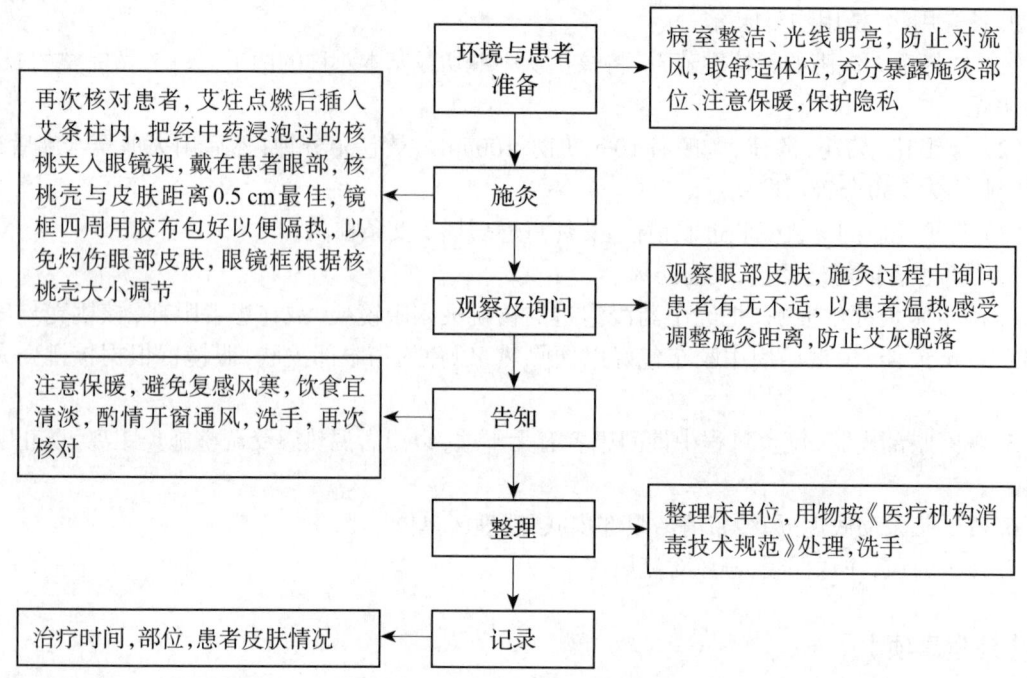

【核桃灸技术操作考核评分标准】

项目	分值	技术操作要求	评分等级 A	B	C	D	评 分 说 明
仪表	2	仪表端庄	2	1	0	0	1项未完成扣1分
核对	2	核对医嘱	2	1	0	0	未核对扣2分;内容不全面扣1分
评估	7	临床症状、既往史、女性患者是否妊娠、出血性疾病	4	3	2	1	1项未完成扣1分
		施灸部位皮肤情况,对热、气味的耐受程度	3	2	1	0	1项未完成扣1分
告知	3	解释作用、操作方法、局部感受,取得患者配合	3	2	1	0	1项未完成扣1分
用物准备	5	洗手,戴口罩	2	1	0	0	未洗手扣1分;未戴口罩扣1分
		备齐并检查用物	3	2	1	0	少备1项扣1分,未检查1项扣1分,最高扣3分
环境与患者准备	7	病室整洁、光线明亮,防止对流风	2	1	0	0	未进行环境准备扣2分;准备不全扣1分
		协助患者取舒适体位	2	1	0	0	未进行体位摆放扣2分;体位不舒适扣1分
		嘱咐患者闭眼,注意保暖,保护隐私	3	2	1	0	未闭眼扣1分;未保暖扣1分;未保护隐私扣1分

续　表

项目	分值	技术操作要求	评分等级 A	B	C	D	评分说明
操作过程	52	核对医嘱	2	1	0	0	未核对扣2分；内容不全面扣1分
		确定施灸部位	4	2	0	0	未确定施灸部位扣4分；穴位不准确扣2分
		眼镜框上放入浸泡的核桃壳	4	2	0	0	核桃壳未浸泡扣4分；浸泡时间不够扣2分
		艾条插入眼镜框前的铁丝上，点燃艾条，把经中药浸泡过的核桃夹入眼镜架，戴在患者眼部，核桃壳与皮肤距离0.5 cm最佳	12	8	4	0	操作步骤不对扣4分；距离不符合要求扣4分；眼镜架大小不合适扣4分
		巡视患者，观察眼部皮肤情况，灸至眼部皮肤出现红晕	8	4	0	0	未巡视扣4分；施灸时间不合理扣4分
		观察眼部皮肤，询问患者感受，以患者温热感受调整施灸距离	4	3	2	1	未观察皮肤扣2分；未询问患者感受扣1分；未及时调整施灸距离扣1分
		灸后艾条放入治疗碗中彻底熄灭，清洁眼部皮肤，整理用物	4	2	0	0	艾条熄灭方法不正确扣2分；未清洁皮肤扣2分
		协助患者取舒适体位，整理床单位	4	2	0	0	未安置体位扣2分；未整理床单位扣2分
		观察患者眼部皮肤，询问患者感受	4	2	0	0	施灸后未观察皮肤扣2分；未询问患者感受扣2分
		告知相关注意事项，酌情开窗通风	4	3	2	1	注意事项内容少1项扣1分，最高扣2分；未酌情开窗扣2分
		洗手，再次核对	2	1	0	0	未洗手扣1分；未核对扣1分
操作后处置	6	用物按《医疗机构消毒技术规范》处理	2	1	0	0	处置方法不正确扣1分/项，最高扣2分
		洗手，记录	4	1	0	0	未洗手扣2分；未记录扣2分；记录不完全扣1分
评价	6	流程合理、技术熟练、眼部皮肤无损伤、询问患者感受	6	4	2	0	1项不合格扣2分，最高扣6分；出现烫伤扣6分
理论提问	10	核桃灸的适应证、禁忌证	6	3	0	0	回答不全面扣3分/题；未答出扣6分/题
		核桃灸的注意事项	4	2	0	0	回答不全面扣2分/题；未答出扣4分/题
		得　分					

十七、热敏灸技术

热敏灸是用点燃艾条产生的艾热悬灸热敏态穴位,激发透热、扩热、传热、局部不(微)热远部热、表面不(微)热深部热、非热感觉等热敏灸感和经气传导,并施以个体化的饱和消敏灸量,通过高效激发经气、气至病所,从而提高艾灸疗效的一种操作方法。

【适应证】

出现热敏化腧穴的各种病症。下列病症疗效尤为显著:膝关节骨性关节炎、颈椎病、腰椎间盘突出症、肌筋膜疼痛综合征、面瘫、功能性消化不良、肠易激综合征、慢性盆腔炎、痛经、过敏性鼻炎等。

【禁忌证】

1. 婴幼儿、昏迷等灸感表达障碍者。
2. 实热证、阴虚发热、邪热内炽等证,如高热、高血压危象、肺结核晚期、大量咯血、急性传染性疾病等不宜施灸。
3. 孕妇腹部和腰骶部、肿瘤患者肿块处均不宜施灸。

【评估】

1. 主要症状、有无感觉迟钝或障碍、既往史、女性患者是否妊娠。
2. 有无出血病史或出血倾向、哮喘病史或艾绒过敏史。
3. 对热、气味的耐受程度。
4. 施灸部位皮肤情况。
5. 病室环境是否光线充足、安静整洁,有无吸氧装置及易燃物品。

【告知】

1. 热敏灸的作用、简单的操作方法及操作时间。
2. 施灸前嘱患者排空二便。
3. 施灸过程中出现透热、扩热、传热、局部不(微)热远部热、表面不(微)热深部热、非热感觉等为热敏灸感,及时告知施灸者。
4. 施灸过程中患者出现头昏、眼花、恶心、心慌出汗等不适现象,及时告知护士。
5. 施灸过程中如需改变体位,请告知护士。

【物品准备】

治疗盘、艾条、打火机、弯盘、广口瓶、纱布,必要时备屏风和浴巾、计时器。

【基本操作方法】

1. 核对患者基本信息、医嘱,评估患者,做好解释。

2. 备齐用物,携用物至床旁。
3. 保持环境安静,必要时用屏风遮挡。
4. 协助患者取合理、舒适体位,嘱患者调匀呼吸,放松肌肉,意守施灸点。
5. 遵医嘱确定施灸部位,充分暴露施灸部位,注意保暖及保护隐私。
6. 施灸方法

(1) 探感定位:用点燃的艾条,距离皮肤3 cm,以病位周围的经穴、压痛点为中心,在其上、下、左、右范围内施以循经往返灸、回旋灸、雀啄灸、温和灸组合手法进行悬灸探查,热感强度适中而无灼痛,被灸者出现6类热敏灸感中的1类或1类以上的部位,即为热敏腧穴。

(2) 辨敏施灸:通过辨别热敏腧穴的灸感特点,选择最优热敏腧穴施灸,温和灸灸至饱和消敏灸量。选优原则按下列顺序:以出现非热觉的热敏腧穴为首选热敏腧穴;以出现热敏灸感指向或到达病所的热敏腧穴为首选热敏腧穴;以出现较强的热敏灸感的热敏腧穴为首选热敏腧穴。

(3) 施足灸量:灸量因人而异,每次施灸时间以个体化的热敏感消失为度(即饱和消灸量),平均施灸时间约为40分钟。

7. 施灸过程中及时将艾灰弹入弯盘,防止灼伤皮肤。
8. 施灸结束,将艾条插入广口瓶,熄灭艾火。
9. 施灸过程中询问患者有无不适,观察患者皮肤情况。
10. 施灸结束后,再次评估患者症状,协助患者穿衣,取舒适卧位,整理床单位。
11. 酌情开窗通风,注意保暖,避免吹对流风。
12. 整理用物,洗手,记录。

【注意事项】

1. 大血管处,皮肤感染、溃疡、瘢痕处,有出血倾向者不宜施灸,极度疲劳、醉酒状态不宜施灸,空腹或餐后1小时内不宜施灸。
2. 施灸顺序:自上而下,先灸强敏化腧穴,后灸弱敏化腧穴,先躯干后四肢。
3. 施灸时防止艾灰掉落灼伤皮肤或烧坏衣物。
4. 注意观察皮肤情况,对糖尿病、肢体麻木及感觉迟钝的患者,尤应注意防止烫伤。
5. 如局部皮肤出现水疱,直径≤1 cm,局部表皮完整,无明显渗液时,应注意保持水疱完整性,使其自然吸收,可在3小时内进行冷疗,冷疗时间不低于20分钟;如水疱直径>1 cm,或表皮破损、渗液明显,宜用无菌针头刺破水疱,无菌剪刀修剪疱皮,保留水疱边缘皮肤,创面可涂抹抗生素软膏防止感染,定期换药,直至结痂自愈。

【热敏灸技术操作流程图】

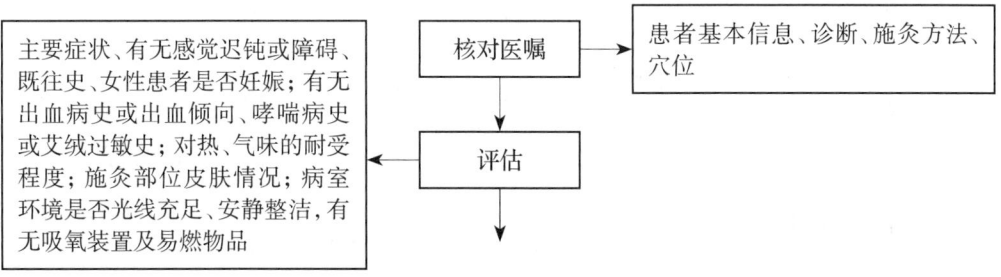

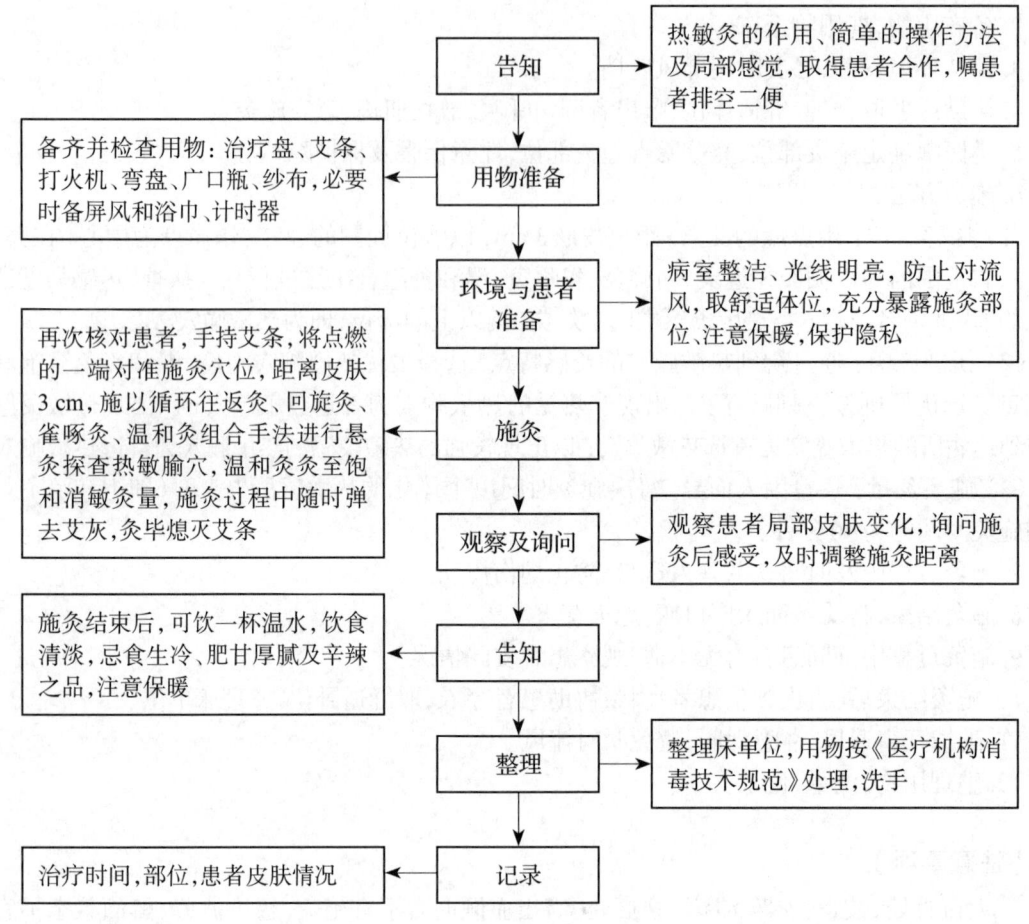

【热敏灸技术操作考核评分标准】

项目	分值	技术操作要求	评分等级 A	B	C	D	评分说明
仪表	2	仪表端庄	2	1	0	0	1项未完成扣1分
核对	2	核对医嘱	2	1	0	0	未核对扣2分；内容不全面扣1分
评估	7	临床症状、有无感觉迟钝或障碍、既往史、女性患者是否妊娠、出血性疾病	4	3	2	1	1项未完成扣1分
		施灸部位皮肤情况，对热、气味的耐受程度	3	2	1	0	1项未完成扣1分
告知	3	解释作用、操作方法、局部感受，取得患者配合	3	2	1	0	1项未完成扣1分
用物准备	5	洗手，戴口罩	2	1	0	0	未洗手扣1分；未戴口罩扣1分
		备齐并检查用物	3	2	1	0	少备1项扣1分；未检查1项扣1分，最高扣3分

续 表

项目	分值	技术操作要求	评分等级 A	B	C	D	评分说明
环境与患者准备	7	病室整洁、光线明亮,避免对流风	2	1	0	0	未进行环境准备扣2分;准备不全扣1分
		协助患者取舒适体位	2	1	0	0	未进行体位摆放扣2分;体位不舒适扣1分
		暴露施灸部位皮肤,注意保暖,保护隐私	3	2	1	0	未充分暴露施灸部位扣1分;未保暖扣1分;未保护隐私扣1分
操作过程	52	核对医嘱	2	1	0	0	未核对扣2分;内容不全面扣1分
		确定施灸部位	2	1	0	0	未确定施灸部位扣4分;穴位不准确扣2分
		探感定位:用点燃的艾条,距离皮肤3 cm,以病位周围的经穴、压痛点为中心,在其上下左右范围内施以循经往返灸、回旋灸、雀啄灸、温和灸组合手法进行悬灸探查,热感强度适中而无灼痛,被灸者出现6类热敏灸感中的1类或1类以上的部位	10	6	2	0	艾条与皮肤距离不符合要求扣4分;探感定位方法不正确扣4分
		辨敏施灸:通过辨别热敏腧穴的灸感特点,选择最优热敏腧穴施灸,温和灸灸至饱和消敏灸量。选优原则按下列顺序:以出现非热觉的热敏腧穴为首选热敏腧穴;以出现热敏灸感指向或到达病所的热敏腧穴为首选热敏腧穴;以出现较强的热敏灸感的热敏腧穴为首选热敏腧穴	12	8	4	0	辨敏施灸方法不正确扣4分;热敏灸感未出现扣4分
		施足灸量:灸量因人而异,每次施灸时间以个体化的热敏感消失为度(即饱和消敏灸量),平均施灸时间约为40分钟	10	6	2	0	施灸时间、强度、面积不合理扣4分;未因病、因人、因穴而异扣4分;灸量不足扣4分;未灸至热敏灸感消失扣4分
		随时弹去艾灰,观察施灸部位皮肤,询问患者感受	4	3	2	0	未弹艾灰扣2分;未观察皮肤扣2分;未询问患者感受扣1分
		灸后艾条放入广口瓶中彻底熄灭,清洁局部皮肤	2	1	0	0	艾条熄灭方法不正确扣1分;未清洁皮肤扣1分
		协助患者取舒适体位,整理床单位	2	1	0	0	未安置体位扣1分;未整理床单位扣1分
		观察患者局部皮肤,询问患者感受	3	2	1	0	施灸后未观察皮肤扣1分;未询问患者感受扣1分
		告知相关注意事项,酌情开窗通风	3	2	1	0	注意事项内容少1项扣1分,最高扣2分;未酌情开窗扣1分
		洗手,再次核对	2	1	0	0	未洗手扣1分;未核对扣1分

续表

项目	分值	技术操作要求	评分等级 A	评分等级 B	评分等级 C	评分等级 D	评分说明
操作后处置	6	用物按《医疗机构消毒技术规范》处理	2	1	0	0	处置方法不正确扣1分/项,最高扣2分
		洗手	2	0	0	0	未洗手扣2分
		记录	2	1	0	0	未记录扣2分;记录不完全扣1分
评价	6	流程合理、技术熟练、局部皮肤无损伤、询问患者感受	6	4	2	0	1项不合格扣2分,最高扣6分;出现烫伤扣6分
理论提问	10	热敏灸的适应证、禁忌证	6	3	0	0	回答不全面扣3分/题;未答出扣6分/题
		热敏灸的注意事项以及操作手法	4	2	0	0	回答不全面扣2分/题;未答出扣4分/题
得分							

十八、药泥灸技术

药泥灸是利用天然岩矿火山能量泥的热辐射作用和中草药的特殊渗透力,在体表相应部位或穴位上进行药灸和温敷,通过热灼、熨烫、药力热传导和穴位刺激,以达到温经散寒、活血通络、消瘀散结、消肿止痛、祛风除湿、扶本固元及预防保健的作用的一种操作方法。

【适应证】

1. 湿邪和寒邪所致的胃脘痛、腹痛、泄泻、痢疾、关节炎、痛经;胃寒胃热引起的大便干结和便秘等病症。

2. 经络痹阻不通所致的风湿性关节炎、类风湿关节炎、肩周炎、颈椎病、腰肌劳损、关节痛、腰腿痛、骨质增生、椎间盘突出、陈旧性损伤等引起的疼痛、麻木、肿胀、屈伸不利等病症。

3. 气血凝滞所致的乳痈初起、瘰疬、瘿瘤等病症。

4. 风湿痹病所致的肢体冷痛、麻木、沉重、酸胀等病症。

5. 借热助阳,温壮脏腑阳气;可用于虚寒证、寒厥证、虚脱证,以及中气不足、阳气下陷而引起的遗尿、久泻、脱肛、崩漏、带下等病症。

6. 跌打损伤所致的局部瘀血、肿痛,或者扭伤引起的腰背不适、行动不便等病症。

7. 可以激发人体正气,增强抗病能力,防病保健。

8. 减肥美容等。

【禁忌证】

1. 颜面部、大血管行走的体表区域、黏膜附近处慎用,以免烫伤,形成瘢痕。

2. 皮肤感觉障碍、感染及开放伤口、局部皮肤破损禁用。

3. 空腹、过饱、醉酒、极度疲劳者慎用。

4. 孕妇的腹部和腰骶部、乳头、外生殖器及经期禁用。

5. 实热证、阴虚发热者慎用,如高热、高血压危象等。

6. 严重心血管疾病、肝肾功能不全、昏迷、抽搐,或身体极度衰竭、形瘦骨立、年老体弱、幼儿、有出血倾向等禁用。

7. 某些传染性皮肤病、皮肤疖肿包块、跌打损伤24小时急性期内禁用。

8. 对火山泥、中药过敏者,经常性的皮肤过敏者,有严重的气管炎、哮喘等禁用。

9. 无自制能力的人,如精神病患者等禁用。

【评估】

1. 主要症状、有无感觉迟钝或障碍、既往史、女性患者是否妊娠。

2. 有无出血病史或出血倾向、哮喘病史或艾绒过敏史。

3. 对热、气味的耐受程度。

4. 施灸部位皮肤情况。

5.病室环境是否光线充足、安静整洁,有无吸氧装置及易燃物品。

【告知】
1.药泥灸的作用、简单的操作方法及操作时间。
2.施灸前嘱患者排空二便。
3.施灸过程中出现头昏、眼花、恶心、颜面苍白、心慌出汗等不适现象,及时告知护士。
4.施灸过程中不宜随便改变体位以免烫伤。
5.施灸后若皮肤出现微红灼热属正常现象。灸后注意保暖,施灸前后勿过饥过饱,饮食宜清淡。

【物品准备】
治疗盘、遵医嘱配置中药粉、泥膏、PE保鲜膜、生理盐水棉球、弯盘、无菌纱布、一次性治疗巾、大毛巾、测温仪、浴巾,必要时备屏风、毛毯等。

【基本操作方法】
1.核对患者基本信息、医嘱,评估患者,做好解释。
2.泥灸需放入微波炉内加热3～5分钟,直到达到稀化状态,取出后均匀搅拌。平铺于治疗盘内一次性保鲜膜或中单上,用测温仪测温,待温度下降至40～45℃后备用。备齐用物,携用物至床旁。
3.清洁局部皮肤。
4.局部治疗时间一般20～30分钟,使患者局部皮肤出现潮红,有温热感而无灼痛为宜,或以患者能耐受为度。
5.施灸过程中询问患者有无不适。
6.操作完毕擦净局部皮肤,观察局部皮肤情况。
7.嘱患者避风保暖,多饮温开水。

【注意事项】
1.治疗期间,告知患者不要随意改变体位,避免药泥滑落。
2.治疗过程中应有专人负责,询问患者感受,密切观察患者皮肤情况,以免烫伤。
3.治疗中出现不适或过敏现象应立即停止使用。
4.治疗后如有局部发红、发紫或发黑,此乃泥灸所拔之"瘀毒"溢于肌肤而致,不久即可消退,嘱患者勿惊慌。
5.治疗结束后,嘱患者缓慢坐起,饮适量温开水,休息片刻再外出,注意避风保暖。
6.如局部皮肤出现水疱,直径≤1 cm,局部表皮完整,无明显渗液时,应注意保持水疱完整性,使其自然吸收,可在3小时内进行冷疗,冷疗时间不低于20分钟;如水疱直径>1 cm,或表皮破损、渗液明显,宜用无菌针头刺破水疱,无菌剪刀修剪疱皮,保留水疱边缘皮肤,创面可涂抹抗生素软膏防止感染,定期换药,直至结痂自愈。

【药泥灸技术操作流程图】

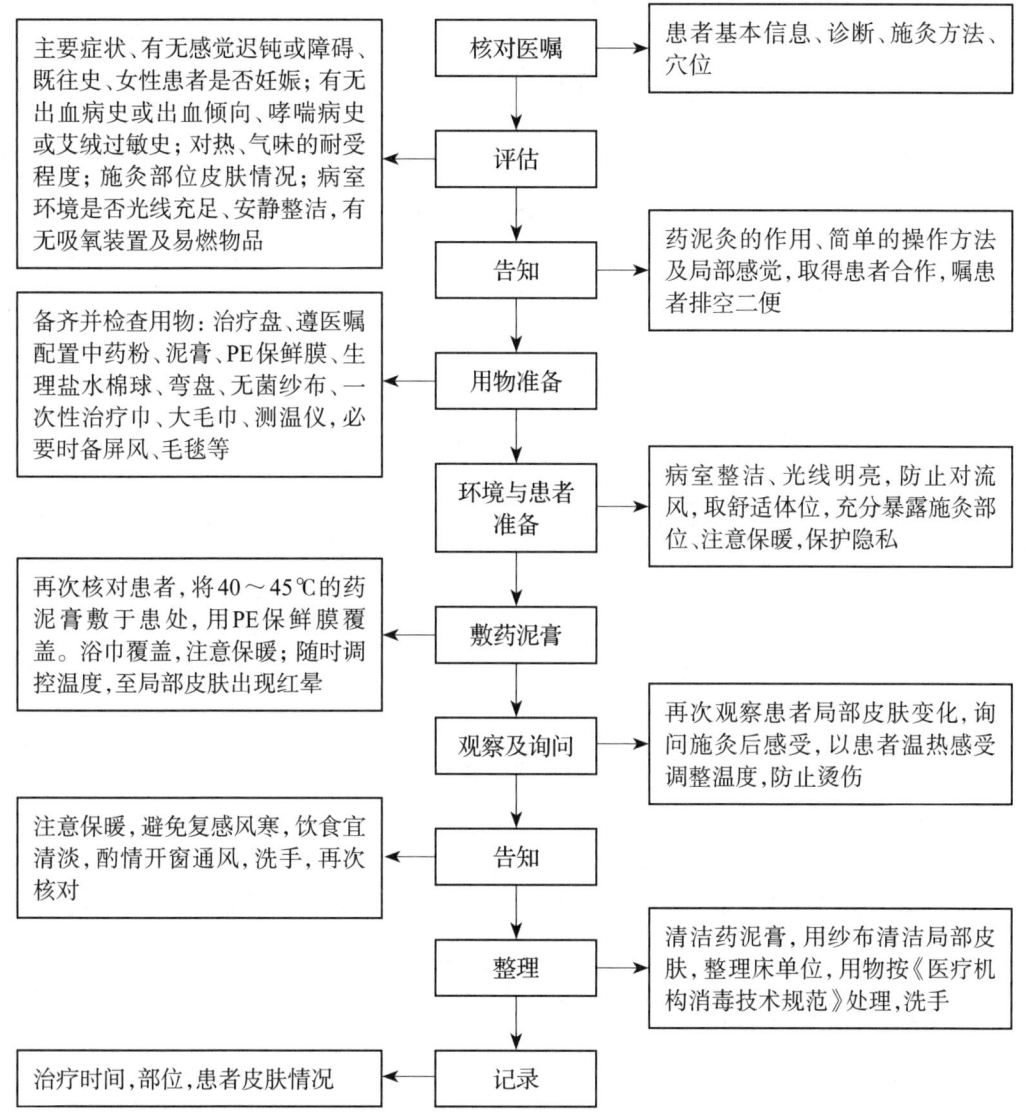

【药泥灸技术操作考核评分标准】

项目	分值	技术操作要求	评分等级				评分说明
			A	B	C	D	
仪表	2	仪表端庄	2	1	0	0	1项未完成扣1分
核对	2	核对医嘱	2	1	0	0	未核对扣2分；内容不全面扣1分
评估	7	临床症状、有无感觉迟钝或障碍、既往史、女性患者是否妊娠、出血性疾病	4	3	2	1	1项未完成扣1分

续 表

项目	分值	技术操作要求	评分等级 A	B	C	D	评分说明
评估	7	施灸部位皮肤情况,对热、气味的耐受程度	3	2	1	0	1项未完成扣1分
告知	3	解释作用、操作方法、局部感受,取得患者配合	3	2	1	0	1项未完成扣1分
用物准备	5	洗手,戴口罩	2	1	0	0	未洗手扣1分;未戴口罩扣1分
		备齐并检查用物	3	2	1	0	少备1项扣1分;未检查1项扣1分,最高扣3分
环境与患者准备	7	病室整洁、光线明亮,防止对流风	2	1	0	0	未进行环境准备扣2分;准备不全扣1分
		协助患者取舒适体位	2	1	0	0	未进行体位摆放扣2分;体位不舒适扣1分
		暴露施灸部位皮肤,注意保暖,保护隐私	3	2	1	0	未充分暴露部位扣1分;未保暖扣1分;未保护隐私扣1分
操作过程	52	核对医嘱	2	1	0	0	未核对扣2分;内容不全面扣1分
		确定治疗部位或相关穴位	4	2	0	0	未确定治疗部位扣4分;穴位不准确扣2分
		中药泥灸放入微波炉内加热3分钟(完全稀化)后,平铺于治疗盘内,用测温仪测温,待温度下降至40~45℃待用	4	2	0	0	温度过高或过低扣4分;未用测温仪扣2分;最高扣4分
		将40~45℃的中药泥灸敷于患处,用PE保鲜膜覆盖。浴巾覆盖,注意保暖	14	8	4	0	贴敷位置不准确扣4分;未用保鲜膜扣4分
		观察治疗部位皮肤,询问患者感受,以患者温热感受调整温度	10	8	4	0	未观察皮肤扣4分;未及时调整温度扣4分;未询问患者感受扣2分
		清除中药泥灸,纱布清洁局部皮肤	4	2	0	0	去药泥膏方法不正确扣2分;未清洁皮肤扣2分
		协助患者取舒适体位,整理床单位	4	2	0	0	未安置体位扣2分;未整理床单位扣2分
		观察患者局部皮肤,询问患者感受	4	2	0	0	未观察皮肤扣2分;未询问患者感受扣2分
		告知相关注意事项,酌情开窗通风	4	3	2	1	注意事项内容少1项扣1分,最高扣2分;未酌情开窗扣2分
		洗手,再次核对	2	1	0	0	未洗手扣1分;未核对扣1分
操作后处置	6	用物按《医疗机构消毒技术规范》处理	2	1	0	0	处置方法不正确扣1分/项,最高扣2分
		洗手	2	0	0	0	未洗手扣2分
		记录	2	1	0	0	未记录扣2分;记录不完扣1分

续 表

项目	分值	技术操作要求	评分等级 A	评分等级 B	评分等级 C	评分等级 D	评分说明
评价	6	流程合理、技术熟练、局部皮肤无损伤、询问患者感受	6	4	2	0	1项不合格扣2分,最高扣6分;出现烫伤扣6分
理论提问	10	药泥灸的适应证、禁忌证	6	3	0	0	回答不全面扣3分/题;未答出扣6分/题
		药泥灸的注意事项	4	2	0	0	回答不全面扣2分/题;未答出扣4分/题
得 分							

十九、百笑灸技术

百笑灸是以经络学说为原理,采用中药配方,通过燃烧后产生的温热和药理作用,刺激相关穴位,激发经络之气,使局部皮肤腠理开放,药物成分渗透达相应穴位内,起到温通经络、祛风散寒、活血化瘀、消肿止痛、调整脏腑功能、调节机体阴阳平衡、防治疾病作用的一种操作方法。

【适应证】

1. 痛证:颈椎病、肩周炎、风湿关节炎、半月板损伤、腰肌劳损、椎间盘突出、强直性脊柱炎、三叉神经痛、胃痛、腹痛、头痛等。
2. 内科病证:感冒、气管炎、哮喘、消化不良、便秘、腹泻、中风后遗症、失眠、胃下垂、心悸、抑郁等。
3. 妇科病证:月经不调、痛经、盆腔炎、不孕症等。
4. 男科病证:不育症、阳痿、早泄、前列腺炎等。
5. 儿科病证:消化不良、发育迟缓、脑瘫、遗尿等。
6. 美容养颜:祛斑养颜、乌发美发、健康美容等。
7. 养生保健:调节血脂、血压、血糖,预防感冒,亚健康调理,补肾强体,预防老年痴呆等。
8. 其他:过敏性鼻炎、荨麻疹、慢性疲劳综合征等。

【禁忌证】

1. 极度疲劳、情绪不安、大汗淋漓、酗酒者不宜施灸。
2. 孕妇慎用。
3. 急性扭伤在24小时以内局部肿胀明显者、外伤有皮肤破裂红肿者不宜使用。

【评估】

1. 主要症状、有无感觉迟钝或障碍、既往史、女性患者是否妊娠。
2. 有无出血病史或出血倾向、哮喘病史或艾绒过敏史。
3. 对热、气味的耐受程度。
4. 施灸部位皮肤情况。
5. 病室环境是否光线充足、安静整洁,有无吸氧装置及易燃物品。

【告知】

1. 百笑灸的作用、简单的操作方法及操作时间。
2. 施灸前嘱患者排空二便。
3. 施灸过程中出现头昏、眼花、恶心、颜面苍白、心慌出汗等不适现象,及时告知护士。
4. 施灸过程中不宜随便改变体位以免烫伤。
5. 施灸后若皮肤出现微红灼热属正常现象。灸后注意保暖,施灸前后勿过饥过饱,饮食宜清淡。

【物品准备】

治疗盘、灸桶盖、灸芯、医用胶布、灸桶、打火机、酒精灯、广口瓶,必要时备浴巾、屏风、测温仪等。

【基本操作方法】

1. 核对患者基本信息、医嘱,评估患者,做好解释。
2. 备齐用物,携用物至床旁。
3. 将百笑灸用医用胶布粘贴在欲灸的穴位上,然后拔开灸筒盖,安装好灸芯,点燃灸后扣合在灸筒上。左右旋转筒身,通过调节进气孔大小、升降灸筒盖,使灸温度适中(一般温度为42℃),以皮肤感到明显的温热感为度。
4. 施灸过程中注意询问患者感受,依患者温热感受调整施灸温度。
5. 每个灸芯可施灸30分钟左右,待皮肤热感消失,灸筒壁凉,灸芯中灸炷燃烧完毕,拔开灸筒盖,取下灸芯,将灸芯按压熄火或放入盛水容器中,以确保灰烬完全熄灭。
6. 如需继续施灸,安装新的灸炷,重复上述操作。
7. 协助患者取舒适体位,整理床单位。

【注意事项】

1. 急症、重症应在医生指导下使用。
2. 对于局部知觉迟钝或知觉消失的患者,注意勿灸过量,避免过分灼伤,引起不良后果。
3. 面部施灸时以温热为度,温度不宜太高,以免烫伤起疱。
4. 发热性疾病或其他疾病伴发热症状,如疼痛伴发热、咽喉疼痛者,月经病经量过多伴有烦热者,不宜施灸,或在医生指导下施灸。
5. 保健灸时,足三里穴最后施灸。
6. 施灸后应避风寒,建议饮用约300 mL温水,长时间施灸应避免烈酒、浓茶及咖啡等兴奋性较强的饮品。
7. 施灸后,若艾灸处皮肤无异常可于施灸8小时后正常洗澡;若有灼伤,请先处理创面,洗澡时不要让水浸湿创面。

【百笑灸技术操作流程图】

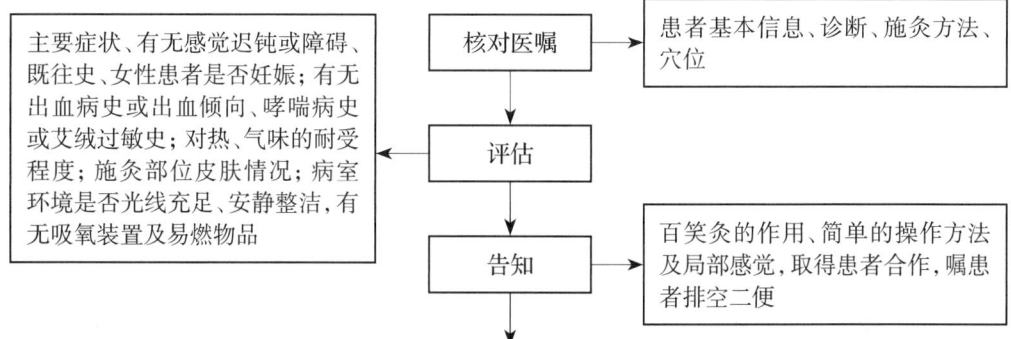

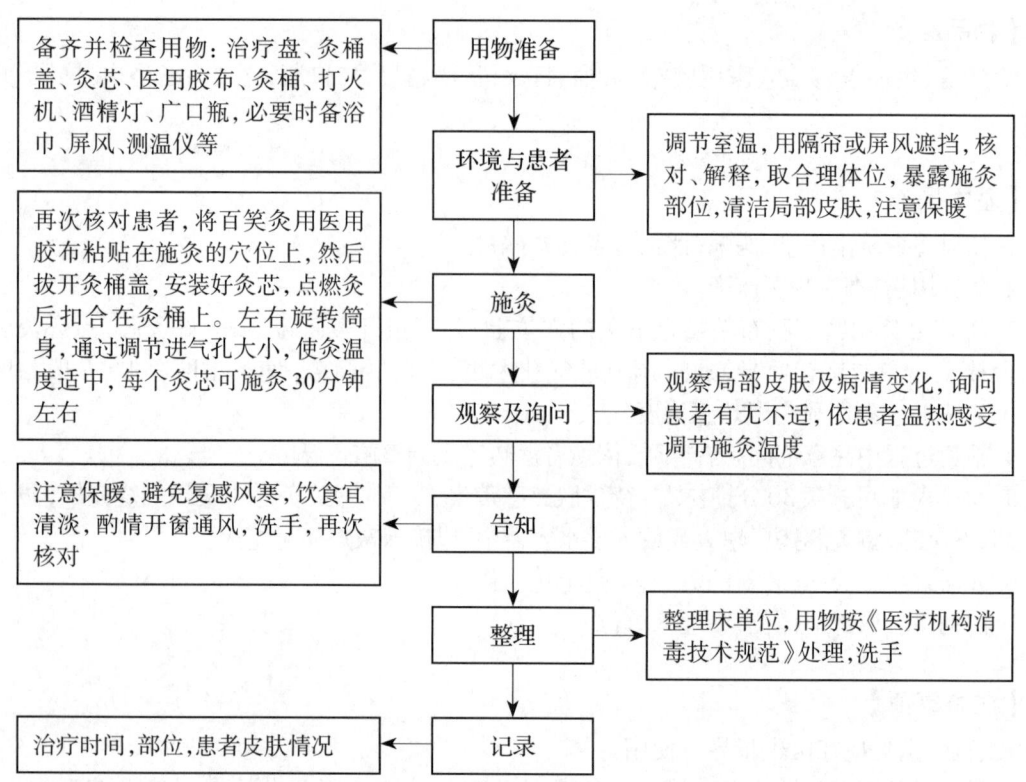

【百笑灸技术操作考核评分标准】

项目	分值	技术操作要求	评分等级 A	B	C	D	评分说明
仪表	2	仪表端庄	2	1	0	0	1项未完成扣1分
核对	2	核对医嘱	2	1	0	0	未核对扣2分；内容不全面扣1分
评估	7	临床症状、有无感觉迟钝或障碍、既往史、女性患者是否妊娠、出血性疾病	4	3	2	1	1项未完成扣1分
		施灸部位皮肤情况，对热、气味的耐受程度	3	2	1	0	1项未完成扣1分
告知	3	解释作用、操作方法、局部感受，取得患者配合	3	2	1	0	1项未完成扣1分
用物准备	5	洗手，戴口罩	2	1	0	0	未洗手扣1分；未戴口罩扣1分
		备齐并检查用物	3	2	1	0	少备1项扣1分；未检查1项扣1分，最高扣3分
环境与患者准备	7	病室整洁，光线明亮，防止对流风	2	1	0	0	未进行环境准备扣2分；准备不全扣1分
		协助患者取舒适体位	2	1	0	0	未进行体位摆放扣2分；体位不舒适扣1分
		暴露施灸部位皮肤，注意保暖，保护隐私	3	2	1	0	未充分暴露部位扣1分；未保暖扣1分；未保护隐私扣1分

续 表

项目	分值	技术操作要求	评分等级 A	评分等级 B	评分等级 C	评分等级 D	评分说明
操作过程	52	核对医嘱	2	1	0	0	未核对扣2分；内容不全面扣1分
		确定施灸部位或穴位	4	2	0	0	未确定施灸部位扣4分；穴位不准确扣2分
		将百笑灸用医用胶布粘贴在欲灸的穴位上，然后拔开灸筒盖，安装好灸芯，点燃灸后扣合在灸筒上。左右旋转筒身，通过调节进气孔大小，使灸温度适中（一般温度为42℃）。升降灸筒盖也可调节施灸温度，以皮肤感到明显的灼热感为度	8	4	0	0	流程不符合要求扣4分；未调节温度扣4分
		施灸过程中注意询问患者感受，依患者温热感受调整施灸温度	4	2	0	0	未询问患者感受扣2分；未及时调整施灸温度扣2分
		每个灸芯可施灸30分钟左右，待皮肤热感消失，灸筒壁凉，灸芯中灸炷燃烧完毕，拔开灸筒盖，取下灸芯，将灸芯放入广口瓶或盛水容器中，以确保灸芯完全熄灭	8	4	2	0	施灸时间不合理扣4分；灸芯灭火方法不符合要求扣2分
		如果续灸，在灸筒盖中重新安装新的灸芯，重复上述操作	8	4	0	0	需要续灸未续灸的扣4分，最高扣8分
		协助患者取舒适体位，整理床单位	4	2	0	0	未安置体位扣2分；未整理床单位扣2分
		施灸后再次观察患者局部皮肤变化，询问施灸后感受	6	3	0	0	施灸后未观察皮肤扣3分；未询问患者感受扣3分
		告知相关注意事项，酌情开窗通风	6	4	2	0	未告知扣4分；告知内容不全扣2分；未酌情开窗扣2分
		洗手，再次核对	2	1	0	0	未洗手扣1分；未核对扣1分
操作后处置	6	用物按《医疗机构消毒技术规范》处理	2	1	0	0	处置方法不正确扣1分/项，最高扣2分
		洗手	2	0	0	0	未洗手扣2分
		记录	2	1	0	0	未记录扣2分；记录不完全扣1分
评价	6	流程合理、技术熟练、局部皮肤无损伤、询问患者感受	6	4	2	0	1项不合格扣2分，最高扣6分；出现烫伤扣6分
理论提问	10	百笑灸适应证、禁忌证	6	3	0	0	回答不全面扣3分/题；未答出扣6分/题
		百笑灸的注意事项	4	2	0	0	回答不全面扣2分/题；未答出扣4分/题
得 分							

二十、温灸器灸技术

温灸器灸技术是专门用于施灸的器具,目前临床常用的温灸器有灸架、灸筒和灸盒等。以艾为主要原料,将点燃的艾条放入艾灸盒内,固定在人体特定穴位或患处进行熏灸,通过艾的温热和药力作用刺激穴位或病痛部位,达到温经散寒、扶阳固脱、消瘀散结的一种操作方法。

【适应证】
1. 内科疾病:中焦虚寒性呕吐、腹痛、腹泻。
2. 外科疾病:脾胃阳虚、元气暴脱所致的久泄、遗尿、遗精、阳痿、虚脱、休克;气虚下陷所致的脏器下垂;风寒湿痹所致的腰痛。

【禁忌证】
1. 凡属实热证、阴虚发热者不宜施灸。
2. 颜面部、大血管处、孕妇的腹部及腰骶部不宜施灸。
3. 空腹或餐后1小时左右、极度疲劳、对灸法恐惧者,慎用施灸。
4. 皮肤溃疡、不明肿块或有出血倾向者、反应迟钝者禁用。

【评估】
1. 主要症状、有无感觉迟钝或障碍、既往史、女性患者是否妊娠。
2. 有无出血病史或出血倾向、哮喘病史或艾绒过敏史。
3. 对热、气味的耐受程度。
4. 施灸部位皮肤情况。
5. 病室环境是否光线充足、安静整洁,有无吸氧装置及易燃物品。

【告知】
1. 温灸器灸的作用、简单的操作方法及操作时间。
2. 施灸前嘱患者排空二便。
3. 施灸过程中出现头昏、眼花、恶心、颜面苍白、心慌出汗等不适现象,及时告知护士。
4. 施灸过程中不宜随便改变体位以免烫伤。
5. 施灸后若皮肤出现微红灼热属正常现象。灸后注意保暖,施灸前后勿过饥过饱,饮食宜清淡。

【物品准备】
治疗盘、艾炷或艾绒、温灸器灸、打火机、镊子、弯盘、广口瓶、纱布,必要时备浴巾、屏风、计时器。

【基本操作流程】

1. 核对患者基本信息、医嘱，评估患者，做好解释。
2. 备齐用物，携用物至床旁。
3. 协助患者取合理、舒适体位。
4. 遵照医嘱确定施灸部位，充分暴露施灸部位，注意保护隐私及保暖。
5. 点燃艾条，根据温灸器采用合适的施灸方法进行施灸。
6. 施灸过程中询问患者有无不适，观察患者皮肤情况，如有艾灰，用纱布清洁，协助患者穿衣，取舒适卧位。
7. 及时将艾灰弹入弯盘，防止灼伤皮肤。
8. 施灸结束，立即将艾条插入广口瓶，熄灭艾火。
9. 酌情开窗通风，注意保暖，避免吹对流风、开空调。

【注意事项】

1. 大血管处、孕妇腹部和腰骶部、皮肤感染、溃疡、瘢痕处，有出血倾向者不宜施灸。空腹或餐后一小时左右不宜施灸。
2. 一般情况下，施灸顺序自上而下，先头身，后四肢。
3. 施灸时防止艾灰脱落烧伤皮肤或衣物。
4. 注意观察皮肤情况，对糖尿病、肢体麻木及感觉迟钝的患者，尤应注意防止烧伤。
5. 如局部皮肤出现水疱，直径≤1 cm，局部表皮完整，无明显渗液时，应注意保持水疱完整性，使其自然吸收，可在3小时内进行冷疗，冷疗时间不低于20分钟；如水疱直径>1 cm，或表皮破损、渗液明显，宜用无菌针头刺破水疱，无菌剪刀修剪疱皮，保留水疱边缘皮肤，创面可涂抹抗生素软膏防止感染，定期换药，直至结痂自愈。

【附：常用施灸方法】

1. 灸架灸法：将艾条点燃后插入灸架顶孔，对准穴位固定好灸架；医者或患者可通过上下调节插入艾条的高度以调节艾灸温度，以患者感到温热略烫可耐受为宜；灸毕移去灸架，取出艾条并熄灭。
2. 灸筒灸法：首先取出灸筒的内筒，装入艾绒后安上外筒，点燃内筒中央部的艾绒，放置室外，待灸筒外面热烫而艾烟较少时，盖上顶盖取回。操作者在施灸部位上隔8～10层棉布或纱布，将灸筒放置其上，以患者感到舒适，热力足而不烫伤皮肤为宜；灸毕移去灸筒，取出灸艾并熄灭灰烬。
3. 灸盒灸法：将灸盒安放于施灸部位的中央，点燃艾条段或艾绒后，置放于灸盒内中下部的铁纱上，盖上盒盖。灸至患者有温热舒适无灼痛的感觉、皮肤稍有红晕为度。如患者感到灼烫，可略掀开盒盖或抬起灸盒，使之离开皮肤片刻，旋即放下，再行灸治，反复进行，直至灸足应灸量；灸毕移去灸盒，取出灸艾并熄灭灰烬。

【温灸器灸技术操作流程图】

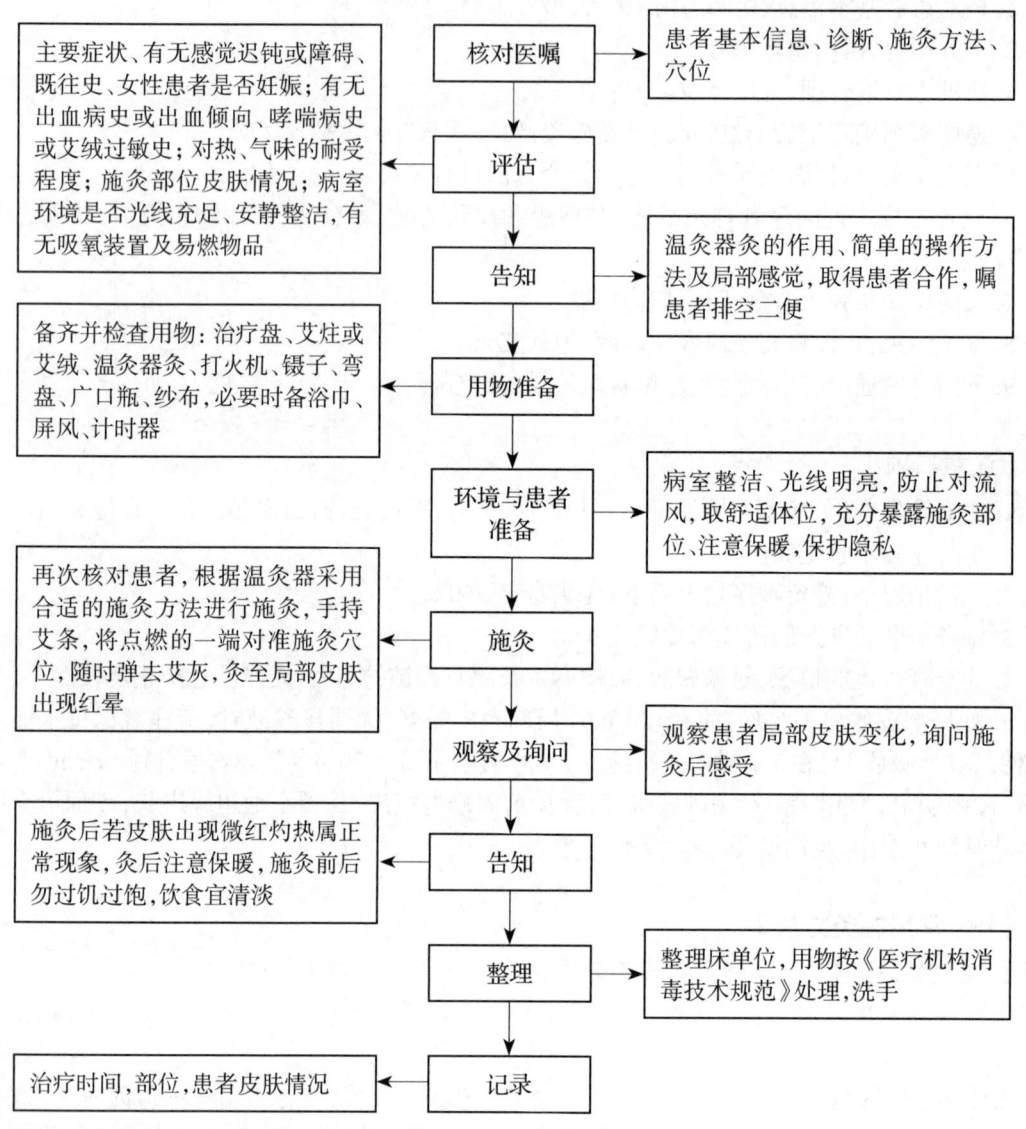

【温灸器灸技术操作考核评分标准】

项目	分值	技术操作要求	评分等级				评分说明
			A	B	C	D	
仪表	2	仪表端庄	2	1	0	0	1项未完成扣1分
核对	2	核对医嘱	2	1	0	0	未核对扣2分；内容不全面扣1分
评估	7	主要症状、有无感觉迟钝或障碍、既往史、女性患者是否妊娠、出血性疾病	4	3	2	1	1项未完成扣1分

续 表

项目	分值	技术操作要求	评分等级 A	评分等级 B	评分等级 C	评分等级 D	评分说明
评估	7	施灸部位皮肤情况,对热、气味的耐受程度	3	2	1	0	1项未完成扣1分
告知	3	解释作用、操作方法、局部感受,取得患者配合	3	2	1	0	1项未完成扣1分
用物准备	5	洗手,戴口罩	2	1	0	0	未洗手扣1分;未戴口罩扣1分
		备齐并检查用物	3	2	1	0	少备1项扣1分;未检查1项扣1分,最高扣3分
环境与患者准备	7	病室整洁、光线明亮,防止对流风	2	1	0	0	未进行环境准备扣2分;准备不全扣1分
		协助患者取舒适体位	2	1	0	0	未进行体位摆放扣2分;体位不舒适扣1分
		暴露施灸部位皮肤,注意保暖,保护隐私	3	2	1	0	未充分暴露部位扣1分;未保暖扣1分;未保护隐私扣1分
操作过程	52	核对医嘱	2	1	0	0	未核对扣2分;内容不全面扣1分
		确定施灸部位,选择温灸器	8	6	4	2	穴位不准确扣2分/穴位;温灸器选择不正确扣2分,最高扣8分
		根据温灸器采用合适的施灸方法进行施灸,手持艾条,将点燃的一端对准施灸穴位,随时弹去艾灰,灸至局部皮肤出现红晕	12	8	4	0	方法不正确扣4分;距离不对扣4分;固定松紧不适宜扣4分
		询问患者感受	4	0	0	0	未询问患者感受扣4分
		观察施灸部位皮肤	5	0	0	0	未观察皮肤扣5分
		施灸结束,清洁局部皮肤	3	0	0	0	未清洁皮肤扣3分
		协助患者取舒适体位,整理床单位	4	2	0	0	未安置体位扣2分;未整理床单位扣2分
		施灸后再次观察患者局部皮肤变化,询问施灸后感受	6	3	0	0	施灸后未观察皮肤扣3分;未询问患者感受扣3分
		告知相关注意事项,酌情开窗通风	6	4	2	0	未告知扣4分;告知内容不全扣2分;未酌情开窗扣2分
		洗手,再次核对	2	1	0	0	未洗手扣1分;未核对扣1分
操作后处置	6	用物按《医疗机构消毒技术规范》处理	2	1	0	0	处置方法不正确扣1分/项,最高扣2分
		洗手	2	0	0	0	未洗手扣2分
		记录	2	1	0	0	未记录扣2分;记录不完全扣1分

续 表

项目	分值	技术操作要求	评分等级				评分说明
			A	B	C	D	
评价	6	流程合理、技术熟练、局部皮肤无损伤、询问患者感受	6	4	2	0	1项不合格扣2分,最高扣6分;出现烫伤扣6分
理论提问	10	温灸器灸的适应证、禁忌证	6	3	0	0	回答不全面扣3分/题;未答出扣6分/题
		温灸器灸的注意事项以及操作手法	4	2	0	0	回答不全面扣2分/题;未答出扣4分/题
		得 分					

二十一、瘢痕灸技术

瘢痕灸,又称化脓灸,是用黄豆大或枣核大的艾炷直接放在穴位上施灸,局部组织经烫伤后产生化脓现象,并结为瘢痕,以此来治疗疾病的一种操作方法。

【适应证】

瘢痕灸适用于虚、寒、痰、瘀等证。

1. 外科疾病:风湿性关节炎、类风湿关节炎、颈肩腰腿痛、落枕、肩周炎、面瘫、痿证、阳痿、胃下垂、遗尿、胃脘痛、脱骨疽、癥瘕痞块(肝脾肿大)、瘰疬等症。
2. 内科疾病:失眠、头痛、喘息、眩晕、癫痫。
3. 妇科疾病:痛经、月经不调、子宫脱垂。

【禁忌证】

1. 老年人、小孩应慎用。
2. 急性热病、长期消耗性疾病的重症患者,如吐血过多的肺痨症和内脏实质病症禁用。
3. 颜面部、大血管处、孕妇腹部及腰骶部不宜施灸。
4. 凡属实证、热证或阴虚发热者,不宜施灸。
5. 瘢痕体质不宜施灸。

【评估】

1. 主要症状、有无感觉迟钝或障碍、既往史、女性患者是否妊娠。
2. 有无出血病史或出血倾向、哮喘病史或艾绒过敏史。
3. 对热、气味的耐受程度。
4. 施灸部位皮肤情况。
5. 病室环境是否光线充足、安静整洁,有无吸氧装置及易燃物品。

【告知】

1. 瘢痕灸的作用、简单的操作方法及操作时间。
2. 施灸前嘱患者排空二便。
3. 施灸过程中出现头昏、眼花、恶心、颜面苍白、心慌出汗等不适现象,及时告知护士。
4. 施灸过程中不宜随便改变体位以免烫伤。
5. 施灸后若皮肤出现微红灼热属正常现象。灸后注意保暖,施灸前后勿过饥过饱,饮食宜清淡。

【物品准备】

治疗盘、艾炷、打火机、线香、凡士林、广口瓶、棉签、镊子、弯盘、消炎药膏、无菌纱布,必要时备浴巾、屏风、计时器。

第一章 灸 类

【基本操作方法】

1. 核对患者基本信息、医嘱,评估患者,做好解释。
2. 备齐用物,携用物至床旁。
3. 协助患者取合理、舒适体位,以仰卧位或俯卧位为宜。
4. 遵照医嘱确定施灸部位,充分暴露施灸部位,注意保护隐私及保暖。
5. 穴区皮肤消毒,涂擦黏附剂:对腧穴皮肤进行常规消毒,再将所灸穴位处涂以少量医用凡士林或少量清水。
6. 点燃艾炷:将艾炷平稳放置于腧穴上,用线香点燃艾炷顶部,待其自燃。要求每个艾炷都要燃尽,更换新艾炷继续施灸,一般可灸7～9壮。
7. 轻轻拍打穴旁,减轻施灸疼痛:施灸中,当艾炷燃至底部,患者感觉局部灼痛难忍时,操作者可用双手拇指在腧穴两旁用力按压,或在腧穴附近用力拍打,以减轻疼痛。
8. 施灸过程中询问患者有无不适,观察患者皮肤情况,如有艾灰,用纱布清洁,协助患者穿衣,取舒适卧位。
9. 施灸结束,立即将艾条插入广口瓶,熄灭艾火。
10. 酌情开窗通风,注意保暖,避免吹对流风、开空调。

【注意事项】

1. 艾炷不能松散,松散的艾炷不易粘于皮肤上,容易掉落,发生烧伤。
2. 在灸疮化脓时,局部应注意清洁,避免污染,以防止并发其他炎症。
3. 灸后预防感染:在艾灸部位涂消炎药膏,并用无菌纱布覆盖,外用胶布固定,以防感染。
4. 灸后局部皮肤黑硬,周边红晕,继而起水疱。一般在7日左右局部出现无菌性炎症,其脓汁清稀色白,形成灸疮。灸疮5～6周自行愈合,留有瘢痕。

【瘢痕灸技术操作流程图】

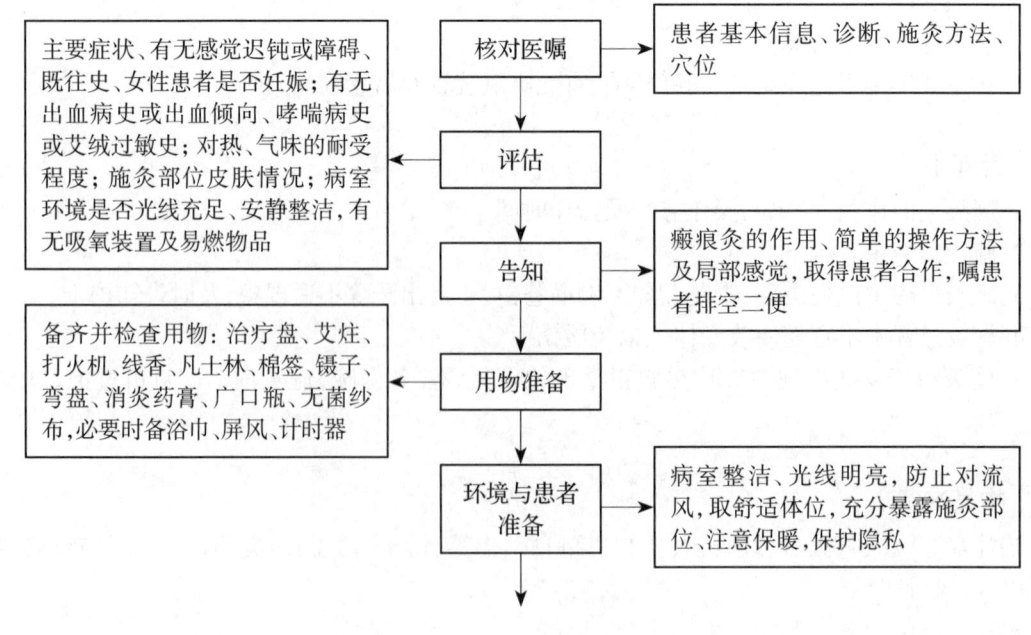

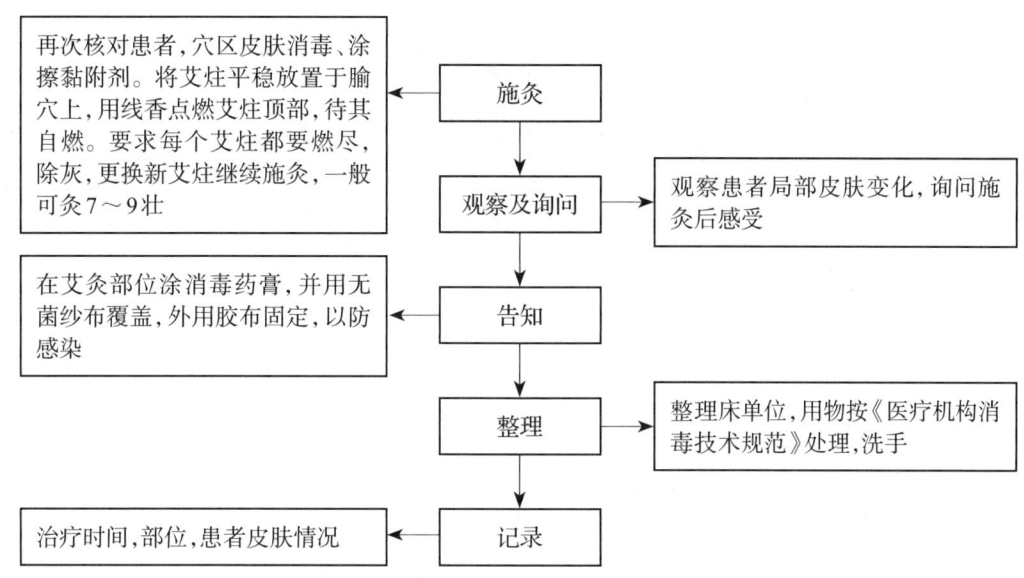

【瘢痕灸技术操作考核评分标准】

项目	分值	技术操作要求	评分等级				评分说明
			A	B	C	D	
仪表	2	仪表端庄、戴表	2	1	0	0	1项未完成扣1分
核对	2	核对医嘱	2	1	0	0	未核对扣2分；内容不全面扣1分
评估	7	主要症状、既往史、女性患者是否妊娠、出血性疾病	4	3	2	1	1项未完成扣1分
		施灸部位皮肤情况，对热、气味的耐受程度	3	2	1	0	1项未完成扣1分
告知	3	解释作用、操作方法、局部感受，取得患者配合	3	2	1	0	1项未完成扣1分
用物准备	5	洗手，戴口罩	2	1	0	0	未洗手扣1分；未戴口罩扣1分
		备齐并检查用物	3	2	1	0	少备1项扣1分；未检查1项扣1分，最高扣3分
环境与患者准备	7	病室整洁、光线明亮，防止对流风	2	1	0	0	未进行环境准备扣2分；准备不全扣1分
		协助患者取舒适体位	2	1	0	0	未进行体位摆放扣2分；体位不舒适扣1分
		暴露施灸部位皮肤，注意保暖，保护隐私	3	2	1	0	未充分暴露部位扣1分；未保暖扣1分；未保护隐私扣1分
操作过程	52	核对医嘱	2	1	0	0	未核对扣2分；内容不全面扣1分
		确定施灸部位	8	6	4	2	穴位不准确扣2分/穴位，最高扣8分

093

续 表

项目	分值	技术操作要求	评分等级 A	评分等级 B	评分等级 C	评分等级 D	评 分 说 明
操作过程	52	穴区皮肤消毒	12	8	4	0	未消毒扣4分；消毒不到位扣4分；消毒范围不对扣4分
		涂擦黏附剂	4	0	0	0	未涂擦黏附剂扣4分
		施灸手法正确	5	0	0	0	施灸手法不正确扣5分
		施灸结束，清洁局部皮肤	3	0	0	0	未清洁皮肤扣3分
		协助患者整理衣物，整理床单位	4	2	0	0	未整理衣物扣2分；未整理床单位扣2分
		施灸后再次观察患者局部皮肤变化，询问施灸后感受	6	3	0	0	施灸后未观察皮肤扣3分；未询问患者感受扣3分
		告知相关注意事项，酌情开窗通风	6	4	2	0	未告知扣4分；告知内容不全扣2分；未酌情开窗扣2分
		洗手，再次核对	2	1	0	0	未洗手扣1分；未核对扣1分
操作后处置	6	用物按《医疗机构消毒技术规范》处理	2	1	0	0	处置方法不正确扣1分/项，最高扣2分
		洗手	2	0	0	0	未洗手扣2分
		记录	2	1	0	0	未记录扣2分；记录不完全扣1分
评价	6	流程合理、技术熟练、局部皮肤无损伤、询问患者感受	6	4	2	0	1项不合格扣2分，最高扣6分；出现烫伤扣6分
理论提问	10	瘢痕灸的禁忌证、适应证	6	3	0	0	回答不全面扣3分/题；未答出扣6分/题
		瘢痕灸的注意事项	4	2	0	0	回答不全面扣2分/题；未答出扣4分/题
得 分							

二十二、灯火灸技术

灯火灸是用灯心草蘸油点燃,在患者身体上焠烫的方法,又叫灯草焠、灯草灸、爆灯火,是民间沿用已久的简便疗法。它是以古典医学理论为指导,将灯心草一端蘸取植物油,点燃后使之形成圆珠状炭火,将炭火直接迅速地灼灸在人体体表相应穴位或部位,通过火力和药物的温通力相结合,从而达到预防和治疗疾病的一种操作方法。

【适应证】
灯火灸适用于寒凝血滞、经络痹阻引起的各种病症。
1. 内科疾病:风寒湿痹、寒疝腹痛等证。
2. 妇科疾病:痛经、闭经等。

【禁忌证】
1. 面部及五官区域、大血管及重要器官、黏膜附近,不宜施灸。
2. 妇女妊娠期,腰骶部、腹部不宜施灸。
3. 因本法属火热刺激,凡实性、热性病证不宜施灸。
4. 空腹或餐后1小时左右、极度疲劳、对灸法恐惧者,应慎施灸。
5. 皮肤溃疡、不明肿块或有出血倾向者、反应迟钝者禁用。

【评估】
1. 主要症状、有无感觉迟钝或障碍、既往史、女性患者是否妊娠。
2. 有无出血病史或出血倾向、哮喘病史或艾绒过敏史。
3. 对热、气味的耐受程度。
4. 施灸部位皮肤情况。
5. 病室环境是否光线充足、安静整洁,有无吸氧装置及易燃物品。

【告知】
1. 灯火灸的作用、简单的操作方法及操作时间。
2. 施灸前嘱患者排空二便。
3. 施灸过程中出现头昏、眼花、恶心、颜面苍白、心慌出汗等不适现象,及时告知护士。
4. 施灸过程中不宜随便改变体位以免烫伤。
5. 施灸后若皮肤出现微红灼热属正常现象。灸后注意保暖,施灸前后勿过饥过饱,饮食宜清淡。

【物品准备】
治疗盘、治疗巾、灯心草、植物油、一次性橡胶手套、酒精灯、打火机、广口瓶、脱脂棉、水笔,必要时准备浴巾、屏风。

第一章 灸 类

【基本操作方法】

1. 核对患者基本信息、医嘱,评估患者,做好解释。
2. 备齐用物,携用物至床旁。
3. 协助患者取合理、舒适体位。
4. 遵照医嘱确定施灸部位并做标记,充分暴露施灸部位,注意保护隐私及保暖。
5. 燃火:取3～4寸长的灯心草1～2根,将一端蘸油(麻油或苏子油等其他植物油),浸3～4 cm,点火前用软棉纸吸去灯心草上的浮油(以防止油过多,点燃后滴下烫伤皮肤或烧坏衣物),施术者用右手拇、示两指捏住灯心草上1/3处,即可点火(火焰不要燃之过大)。
6. 爆焠:点燃起火后,将燃火一端慢慢向穴位移动,并稍停瞬间,待火焰略一变大,迅速有力垂直接触标记穴位点点灸焠烫,此时从穴位点引出一种气流,将灯心草头部爆出,随即发出清脆"啪啪"的爆焠声,火亦随之熄灭,旋即将灯心草离开皮肤。如无此声,当即重复1次。灸后皮肤有一点发黄,偶然也会起小疱。灼灸次数可根据病情需要灵活掌握,一般2～4次。
7. 施灸过程中询问患者有无不适,观察患者皮肤情况,协助患者穿衣,取舒适卧位。
8. 施灸结束,立即将灯心草插入广口瓶,熄灭艾火。
9. 酌情开窗通风,注意保暖,避免吹对流风、开空调。

【注意事项】

1. 本法焠灸处多有小块灼伤,注意保持清洁,以防感染,灸后3日内不宜饮生水。
2. 如局部皮肤出现水疱,直径≤1 cm,局部表皮完整,无明显渗液时,应注意保持水疱完整性,使其自然吸收,可在3小时内进行冷疗,冷疗时间不低于20分钟;如水疱直径>1 cm,或表皮破损、渗液明显,宜用无菌针头刺破水疱,无菌剪刀修剪疱皮,保留水疱边缘皮肤,创面可涂抹抗生素软膏防止感染,定期换药,直至结痂自愈。
3. 如果焠灸后皮肤灼热、发痒,可涂些消炎药膏,如莫匹罗星软膏、鱼石脂软膏等,以防感染。
4. 灯心草蘸油要适量,以不滴油为度,防止滴落烫伤皮肤。
5. 对儿童体质敏感者及颜面、眼眶周围等部位,灼炷要小,灼爆要轻,壮数要适当。
6. 大血管浅表部、孕妇腹部均不宜点焠。

【灯火灸技术操作流程图】

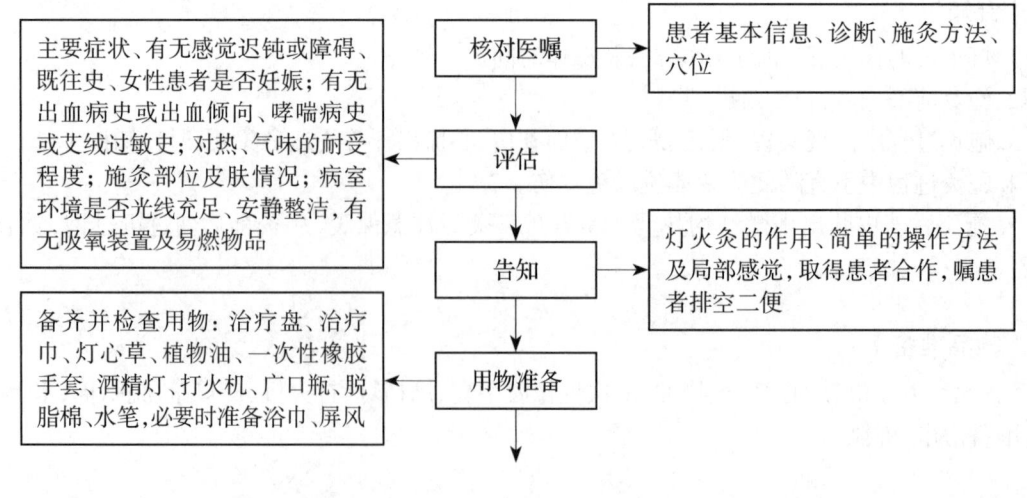

二十二、灯火灸技术

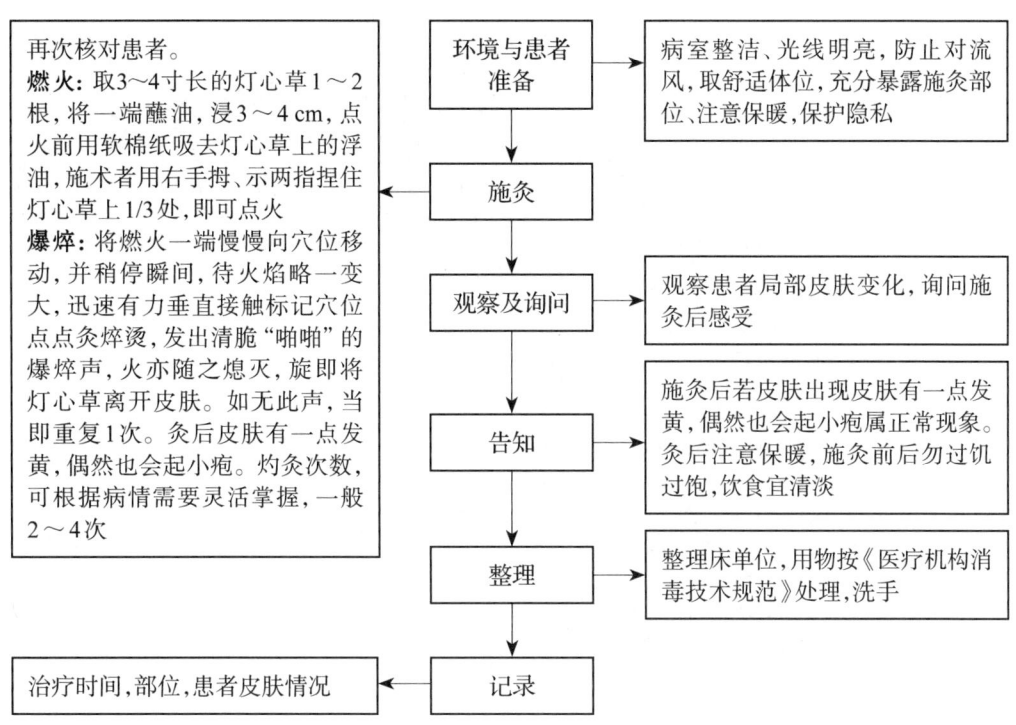

【灯火灸技术操作考核评分标准】

项目	分值	技术操作要求	评分等级 A	B	C	D	评分说明
仪表	2	仪表端庄、戴表	2	1	0	0	1项未完成扣1分
核对	2	核对医嘱	2	1	0	0	未核对扣2分;内容不全面扣1分
评估	7	主要症状、有无感觉迟钝或障碍、既往史、女性患者是否妊娠、出血性疾病	4	3	2	1	1项未完成扣1分
		施灸部位皮肤情况,对热、气味的耐受程度	3	2	1	0	1项未完成扣1分
告知	3	解释作用、操作方法、局部感受,取得患者配合	3	2	1	0	1项未完成扣1分
用物准备	5	洗手,戴口罩	2	1	0	0	未洗手扣1分;未戴口罩扣1分
		备齐并检查用物	3	2	1	0	少备1项扣1分,未检查1项扣1分,最高扣3分
环境与患者准备	7	病室整洁、光线明亮,防止对流风	2	1	0	0	未进行环境准备扣2分;准备不全扣1分
		协助患者取舒适体位	2	1	0	0	未进行体位摆放扣2分;体位不舒适扣1分
		暴露施灸部位皮肤,注意保暖,保护隐私	3	2	1	0	未充分暴露部位扣1分;未保暖扣1分;未保护隐私扣1分

续 表

项目	分值	技术操作要求	评分等级 A	B	C	D	评分说明
操作过程	52	核对医嘱	2	1	0	0	未核对扣2分；内容不全面扣1分
		点穴：根据疾病选定穴位并做标记	8	6	4	2	穴位不准确扣2分/穴位，最高扣8分
		燃火： 取10~13cm长的灯心草1~2根，将一端蘸油，浸3~4 cm，点火前用软棉纸吸去灯心草上的浮油，施术者用右手拇、示两指捏住灯心草上1/3处，即可点火。**爆焠：** 将燃火一端慢慢向穴位移动，并稍停瞬间，待火焰略一变大，则用迅速有力的动作立即垂直接触穴位标志点点灸焠烫，发出清脆"啪啪"的爆焠声，火亦随之熄灭，旋即将灯心草离开皮肤。如无此声，当即重复1次。灸后皮肤有一点发黄，偶然也会起小疱，为恰到好处。灼灸次数，根据病情需要灵活掌握	12	8	4	0	燃火不正确扣4分；爆焠不正确扣4分；灼灸次数不灵活扣4分
		询问患者感受	4	0	0	0	未询问患者感受扣4分
		观察施灸部位皮肤	5	0	0	0	未观察皮肤扣5分
		施灸结束，清洁局部皮肤	3	0	0	0	未清洁皮肤扣3分
		协助患者取舒适体位，整理床单位	4	2	0	0	未安置体位扣2分；未整理床单位扣2分
		施灸后再次观察患者局部皮肤变化，询问施灸后感受	6	3	0	0	施灸后未观察皮肤扣3分；未询问患者感受扣3分
		告知相关注意事项，酌情开窗通风	6	4	2	0	未告知扣4分；告知内容不全扣2分；未酌情开窗扣2分
		洗手，再次核对	2	1	0	0	未洗手扣1分；未核对扣1分
操作后处置	6	用物按《医疗机构消毒技术规范》处理	2	1	0	0	处置方法不正确扣1分/项，最高扣2分
		洗手	2	0	0	0	未洗手扣2分
		记录	2	1	0	0	未记录扣2分；记录不完全扣1分
评价	6	流程合理、技术熟练、局部皮肤无损伤、询问患者感受	6	4	2	0	1项不合格扣2分，最高扣6分；出现烫伤扣6分
理论提问	10	灯火灸的禁忌证	6	3	0	0	回答不全面扣3分/题；未答出扣6分/题
		灯火灸的注意事项	4	2	0	0	回答不全面扣2分/题；未答出扣4分/题
		得　分					

二十三、苇管灸技术

苇管灸又称温管灸,也称苇管疗法,是用苇管(或竹管)作为灸器向耳内施灸的一种方法。苇管灸可深入耳窍,通过艾叶温热之药性,传导入耳中、耳周,引导气血运行,激发耳部诸经经气,以达温通气血、补肾填精、舒筋活络的一种操作方法。

【适应证】
1. 内科疾病:如风寒湿痹痛、肺结核、哮喘、支气管哮喘、慢性支气管炎等。
2. 外科疾病:胃脘疼痛、耳部疾病、面瘫、头面部疾患(如三叉神经痛、紧张性头痛、枕神经痛等其他病症)、落枕、颈椎病等头面颈部病症。
3. 儿科疾病:小儿呼吸道感染等。

【禁忌证】
1. 高热、急性炎症、感染、肿瘤等患者慎用。
2. 孕妇、年老体弱、皮肤感觉障碍、严重内脏病患者慎用。
3. 空腹、过饱、极度疲劳和对灸法恐惧者,慎用苇管灸。
4. 对于头面部有炎症、感染、破损等情况的患者,慎用苇管灸,以免加重病情。

【评估】
1. 主要症状、有无感觉迟钝或障碍、既往史、女性患者是否妊娠。
2. 有无出血病史或出血倾向、哮喘病史或艾绒过敏史。
3. 对热、气味的耐受程度。
4. 施灸部位皮肤情况。
5. 病室环境是否光线充足、安静整洁,有无吸氧装置及易燃物品。

【告知】
1. 苇管灸的作用、简单的操作方法及操作时间。
2. 施灸前嘱患者排空二便。
3. 施灸过程中出现头昏、眼花、恶心、颜面苍白、心慌出汗等不适现象,及时告知护士。
4. 施灸过程中不宜随便改变体位以免烫伤。
5. 施灸后若皮肤出现微红灼热属正常现象。灸后注意保暖,施灸前后勿过饥过饱,饮食宜清淡。

【物品准备】
治疗盘、苇管、胶布、线香、棉球、打火机、镊子、弯盘、广口瓶、纱布,必要时准备浴巾、屏风、计时器。

第一章 灸类

【基本操作方法】

1. 核对患者基本信息、医嘱,评估患者,做好解释。
2. 备齐用物,携用物至床旁。
3. 协助患者取合理、舒适体位。
4. 取苇管灸器口径为0.4～0.6 cm、长5～6 cm,苇管的一端制作成半个鸭嘴形,另一端苇管周围用胶布缠绕1圈,插入患侧耳道内(面瘫患者插入健侧),周围填塞棉花以固定苇管及隔绝空气。将半个花生米大的一撮细艾绒放在灸器的半个鸭嘴处,用线香点燃后,施灸时耳部有温热感。灸完1壮,再换1壮,每次灸3～9壮。
5. 施灸过程中询问患者有无不适,观察患者皮肤情况,协助患者穿衣,取舒适卧位。
6. 及时将艾灰弹入弯盘,防止灼伤皮肤。等待艾绒燃烧完毕,让患者保持安静,不要移动苇管,以防烫伤。
7. 施灸结束,立即将艾绒放置广口瓶中,熄灭艾火。
8. 酌情开窗通风,注意保暖,避免吹对流风、开空调。

【注意事项】

1. 对于初次接受苇管灸治疗的患者,应先了解其身体状况和过敏史,避免因苇管灸引起的过敏反应。
2. 施灸时避免过度活动,以免烫伤皮肤,尤其是面部的皮肤。如感觉温度过高,应及时调整苇管灸器的位置或停止施灸。
3. 施灸后应注意保暖,避免受到风寒侵袭,出门戴护耳帽,夏天戴宽檐帽,以免影响疗效。
4. 灸后4～6小时不宜碰冷水,忌用凉水洗耳部,温水擦洗后用干毛巾擦干。

【苇管灸技术操作流程图】

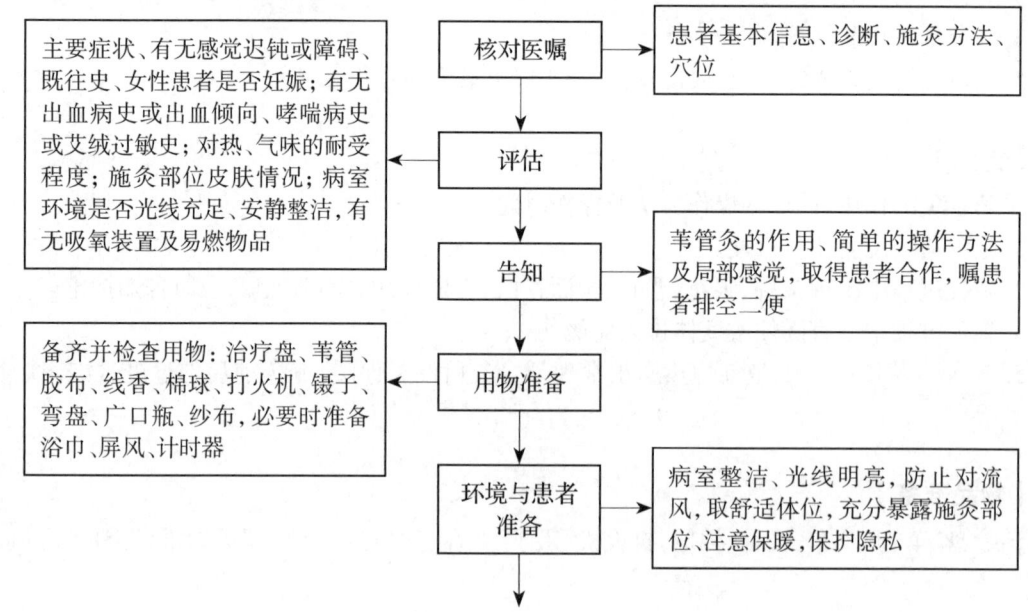

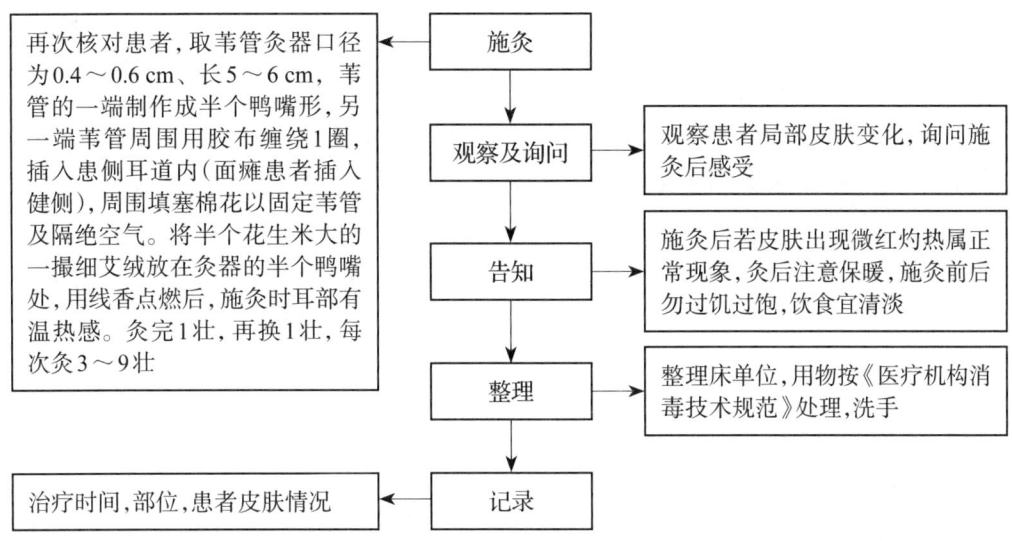

【苇管灸技术操作考核评分标准】

项目	分值	技术操作要求	评分等级 A	B	C	D	评分说明
仪表	2	仪表端庄、戴表	2	1	0	0	1项未完成扣1分
核对	2	核对医嘱	2	1	0	0	未核对扣2分；内容不全面扣1分
评估	7	主要症状、有无感觉迟钝或障碍、既往史、女性患者是否妊娠、出血性疾病	4	3	2	1	1项未完成扣1分
		施灸部位皮肤情况,对热、气味的耐受程度	3	2	1	0	1项未完成扣1分
告知	3	解释作用、操作方法、局部感受,取得患者配合	3	2	1	0	1项未完成扣1分
用物准备	5	洗手,戴口罩	2	1	0	0	未洗手扣1分；未戴口罩扣1分
		备齐并检查用物	3	2	1	0	少备1项扣1分；未检查1项扣1分,最高扣3分
环境与患者准备	7	病室整洁、光线明亮,防止对流风	2	1	0	0	未进行环境准备扣2分；准备不全扣1分
		协助患者取舒适体位	2	1	0	0	未进行体位摆放扣2分；体位不舒适扣1分
		暴露施灸部位皮肤,注意保暖,保护隐私	3	2	1	0	未充分暴露部位扣1分；未保暖扣1分；未保护隐私扣1分
操作过程	52	核对医嘱	2	1	0	0	未核对扣2分；内容不全面扣1分
		将苇管齐端对准外耳道,四周用干棉花围住以固定苇管	8	6	4	2	部位不准确扣4分；未固定扣4分

续表

项目	分值	技术操作要求	评分等级 A	B	C	D	评分说明
操作过程	52	点燃艾绒：将艾绒放置在苇管内，用火点燃； 放置苇管：将燃烧的苇管放置在所选穴位上，让患者感受到温热感； 固定苇管：用胶布/棉花将苇管固定在穴位上； 等待艾绒燃烧完毕：等待艾绒燃烧完毕，让患者保持安静，不要移动苇管，以防烫伤	12	8	4	0	燃火不正确扣4分；放置不正确扣4分；固定不正确扣4分
		询问患者感受	4	0	0	0	未询问患者感受扣4分
		观察施灸部位皮肤	5	0	0	0	未观察皮肤扣5分
		施灸结束，清洁局部皮肤	3	0	0	0	未清洁皮肤扣3分
		协助患者取舒适体位，整理床单位	4	2	0	0	未安置体位扣2分；未整理床单位扣2分
		施灸后再次观察患者局部皮肤变化，询问施灸后感受	6	3	0	0	施灸后未观察皮肤扣3分；未询问患者感受扣3分
		告知相关注意事项，酌情开窗通风	6	4	2	0	未告知扣4分；告知内容不全扣2分；未酌情开窗扣2分
		洗手，再次核对	2	1	0	0	未洗手扣1分；未核对扣1分
操作后处置	6	用物按《医疗机构消毒技术规范》处理	2	1	0	0	处置方法不正确扣1分/项，最高扣2分
		洗手	2	0	0	0	未洗手扣2分
		记录	2	1	0	0	未记录扣2分；记录不完全扣1分
评价	6	流程合理、技术熟练、局部皮肤无损伤、询问患者感受	6	4	2	0	1项不合格扣2分，最高扣6分；出现烫伤扣6分
理论提问	10	苇管灸的禁忌证	6	3	0	0	回答不全面扣3分/题；未答出扣6分/题
		苇管灸的注意事项	4	2	0	0	回答不全面扣3分/题；未答出扣4分/题
得分							

二十四、温针灸技术

温针灸,是在针刺得气后,将艾绒搓团捻裹于针柄上点燃,通过针体将热力传入穴位,达到温经通脉、行气活血、散寒止痛的一种操作方法。

【适应证】
1. 内科疾病:神经系统疾病如面瘫、中风后遗症所致肢体偏瘫、言语不利。
2. 外科疾病:适应证疼痛类疾病如颈肩腰腿痛、头痛;消化系统疾病如脾胃虚寒型的胃痛、胃胀、腹泻等病症。
3. 妇科疾病:宫寒所致的痛经、月经不调、不孕等。

【禁忌证】
1. 实热证如高热、面红目赤、大便干结者,以及阴虚内热有盗汗、五心烦热症状者,不宜温针灸。
2. 孕妇的腹部和腰骶部禁用温针灸,以免引起子宫收缩,导致流产或早产。
3. 皮肤有破损、溃疡、瘢痕或感染处不宜,易致感染扩散和新的损伤。对艾叶过敏者禁用,以防过敏反应。
4. 严重心脏病、高血压病情不稳定时,如高血压危象、急性心肌梗死等,禁用温针灸。

【评估】
1. 主要症状、有无感觉迟钝或障碍、既往史、女性患者是否妊娠。
2. 有无出血病史或出血倾向、哮喘病史或艾绒过敏史。
3. 对热、气味的耐受程度。
4. 施灸部位皮肤情况。
5. 病室环境是否光线充足、安静整洁,有无吸氧装置及易燃物品。

【告知】
1. 温针灸的作用、简单的操作方法及操作时间。
2. 施灸前嘱患者排空二便。
3. 施灸过程中出现头昏、眼花、恶心、颜面苍白、心慌出汗等不适现象,及时告知护士。
4. 施灸过程中不宜随便改变体位以免烫伤。
5. 施灸后若皮肤出现微红灼热属正常现象。灸后注意保暖,施灸前后勿过饥过饱,饮食宜清淡。

【物品准备】
5 cm 或以上毫针、艾条或艾团、治疗盘、打火机、镊子、弯盘、广口瓶、纱布,必要时准备浴巾、屏风、计时器。

【基本操作方法】

1. 核对患者基本信息、医嘱，评估患者，做好解释。
2. 备齐用物，携用物至床旁。
3. 协助患者取合理、舒适体位。
4. 遵照医嘱确定施灸部位，充分暴露施灸部位，注意保护隐私及保暖。
5. 消毒针刺部位，将针刺入穴位，得气后固定针体。
6. 取适量艾绒，搓成艾团或选择合适的艾条段，将其固定于针柄上。若是艾条，点燃一端后，让其燃烧产生温热。若患者感觉过热可适当垫高艾绒或艾条与皮肤的距离，注意防止烫伤。
7. 待艾绒燃尽或艾条燃烧一定时间后，去除灰烬，轻轻捻转针柄拔出毫针，用消毒棉球按压针孔片刻。
8. 施灸结束，立即将艾条插入广口瓶，熄灭艾火。
9. 酌情开窗通风，注意保暖，避免吹对流风、开空调。

【注意事项】

1. 施灸时防止艾灰脱落烧伤皮肤或衣物。
2. 注意观察皮肤情况，对糖尿病、肢体麻木及感觉迟钝的患者，尤应注意防止烧伤。
3. 治疗中，密切关注患者反应，若有头晕、心慌、恶心等晕针症状，或皮肤过热、疼痛等不适，应及时处理。注意调整艾绒与皮肤距离，防止烫伤。
4. 治疗后，用消毒棉球按压针孔，告知患者针孔处短时间内勿沾水，以防感染。嘱咐患者注意保暖和休息，避免剧烈运动和受寒，当天不可过度劳累。
5. 如局部皮肤出现水疱，直径≤1 cm，局部表皮完整，无明显渗液时，应注意保持水疱完整性，使其自然吸收，可在3小时内进行冷疗，冷疗时间不低于20分钟；如水疱直径>1 cm，或表皮破损、渗液明显，宜用无菌针头刺破水疱，无菌剪刀修剪疱皮，保留水疱边缘皮肤，创面可涂抹抗生素软膏防止感染，定期换药，直至结痂自愈。

【温针灸技术操作流程图】

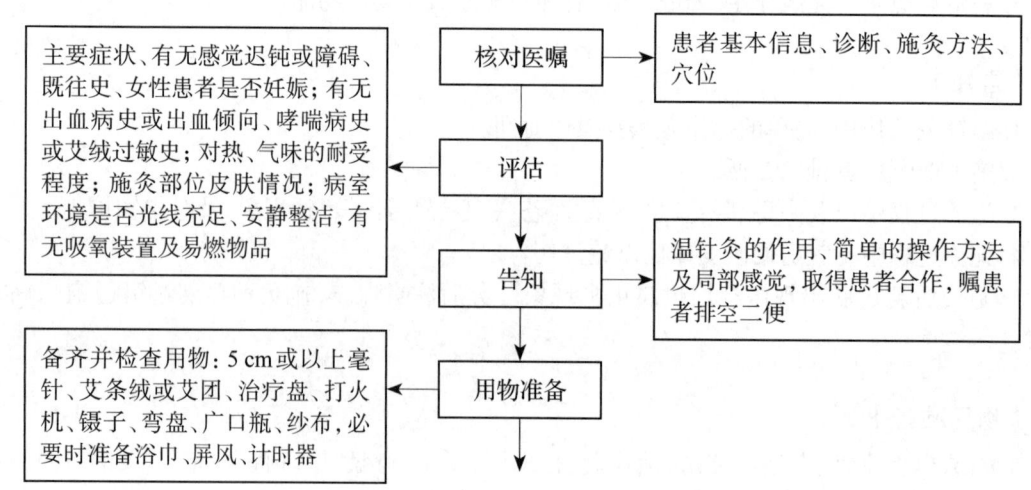

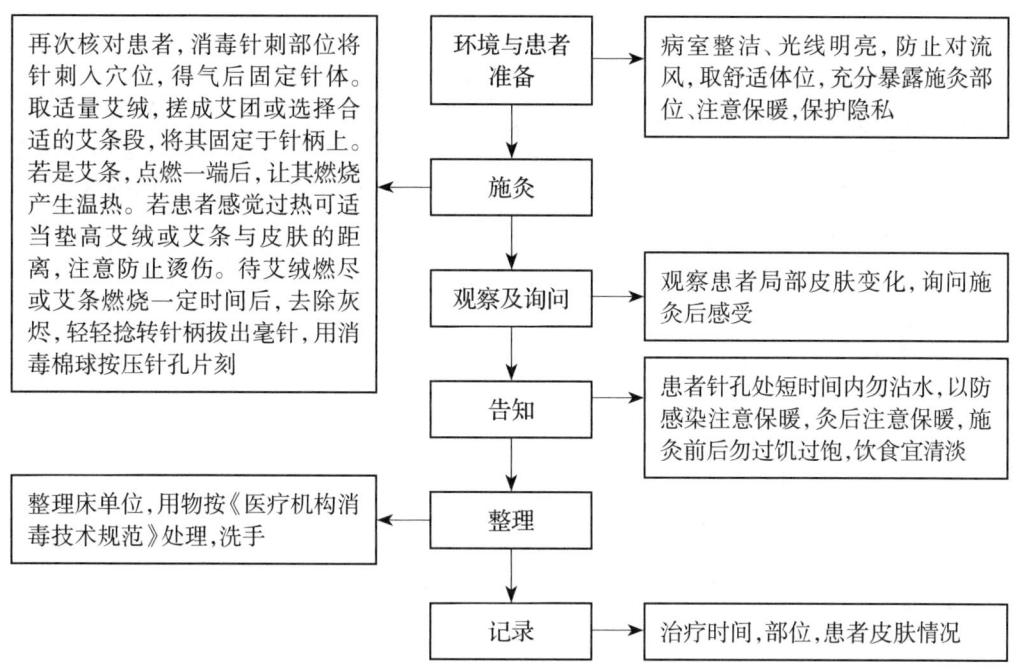

【温针灸技术操作考核评分标准】

项目	分值	技术操作要求	评分等级				评分说明
			A	B	C	D	
仪表	2	仪表端庄、戴表	2	1	0	0	1项未完成扣1分
核对	2	核对医嘱	2	1	0	0	未核对扣2分;内容不全面扣1分
评估	7	主要症状、有无感觉迟钝或障碍、既往史、女性患者是否妊娠、出血性疾病	4	3	2	1	1项未完成扣1分
		施灸部位皮肤情况,对热、气味的耐受程度	3	2	1	0	1项未完成扣1分
告知	3	解释作用、操作方法、局部感受,取得患者配合	3	2	1	0	1项未完成扣1分
用物准备	5	洗手,戴口罩	2	1	0	0	未洗手扣1分;未戴口罩扣1分
		备齐并检查用物	3	2	1	0	少备1项扣1分;未检查1项扣1分,最高扣3分
环境与患者准备	7	病室整洁、光线明亮,防止对流风	2	1	0	0	未进行环境准备扣2分;准备不全扣1分
		协助患者取舒适体位	2	1	0	0	未进行体位摆放扣2分;体位不舒适扣1分
		暴露施灸部位皮肤,注意保暖,保护隐私	3	2	1	0	未充分暴露部位扣1分;未保暖扣1分;未保护隐私扣1分

续表

项目	分值	技术操作要求	A	B	C	D	评分说明
操作过程	52	核对医嘱	2	1	0	0	未核对扣2分；内容不全面扣1分
		消毒针刺部位，将针刺入穴位，得气后固定针体	8	6	4	2	穴位不准确扣4分；未固定扣4分
		取适量艾绒搓成艾团，或选择合适的艾条段，将其固定于针柄上。若是艾条，点燃一端后，让其燃烧产生温热。若患者感觉过热可适当垫高艾绒或艾条与皮肤的距离，注意防止烫伤；待艾绒燃尽或艾条燃烧一定时间后，去除灰烬，轻轻捻转针柄拔出毫针，用消毒棉球按压针孔片刻	12	8	4	0	距离不正确扣4分；放置不正确扣4分；固定不正确扣4分
		询问患者感受	4	0	0	0	未询问患者感受扣4分
		观察施灸部位皮肤	5	0	0	0	未观察皮肤扣5分
		施灸结束，清洁局部皮肤	3	0	0	0	未清洁皮肤扣3分
		协助患者取舒适体位，整理床单位	4	2	0	0	未安置体位扣2分；未整理床单位扣2分
		施灸后再次观察患者局部皮肤变化，询问施灸后感受	6	3	0	0	施灸后未观察皮肤扣3分；未询问患者感受扣3分
		告知相关注意事项，酌情开窗通风	6	4	2	0	未告知扣4分；告知内容不全扣2分；未酌情开窗扣2分
		洗手，再次核对	2	1	0	0	未洗手扣1分；未核对扣1分
操作后处置	6	用物按《医疗机构消毒技术规范》处理	2	1	0	0	处置方法不正确扣1分/项，最高扣2分
		洗手	2	0	0	0	未洗手扣2分
		记录	2	1	0	0	未记录扣2分；记录不完全扣1分
评价	6	流程合理、技术熟练、局部皮肤无损伤、询问患者感受	6	4	2	0	1项不合格扣2分，最高扣6分；出现烫伤扣6分
理论提问	10	温针灸的禁忌证	6	3	0	0	回答不全面扣3分/题；未答出扣6分/题
		温针灸的注意事项	4	2	0	0	回答不全面扣2分/题；未答出扣4分/题
得分							

二十五、气交灸技术

气交灸是以艾绒为燃料,在任、督脉阴阳相交之处神阙穴为施灸部位,通过气交灸碗底产生轻微负压吸附在皮肤上,既有利于卫气循行,也有利于改善血液微循环,达到调动脏腑,经络之气、治疗疾病的一种操作方法。

【适应证】
1. 内科疾病:脾胃虚弱、便秘、腹胀、腹泻、失眠、心肺不适。
2. 外科疾病:肝胆病、肩颈腰背疼痛。
3. 妇科疾病:女性宫寒、痛经、乳腺疾病等。

【禁忌证】
1. 凡属实热证或阴虚发热者,不宜施灸。
2. 颜面部、大血管处、孕妇腹部及腰骶部不宜施灸。
3. 空腹或餐后一小时左右、极度疲劳、对灸法恐惧者,应慎施灸。
4. 皮肤溃疡、不明肿块或有出血倾向者、反应迟钝者禁用。

【评估】
1. 主要症状、有无感觉迟钝或障碍、既往史、女性患者是否妊娠。
2. 有无出血病史或出血倾向、哮喘病史或艾绒过敏史。
3. 对热、气味的耐受程度。
4. 施灸部位皮肤情况。
5. 病室环境是否光线充足、安静整洁,有无吸氧装置及易燃物品。

【告知】
1. 气交灸的作用、简单的操作方法及操作时间。
2. 施灸前嘱患者排空二便。
3. 施灸过程中出现头昏、眼花、恶心、颜面苍白、心慌出汗等不适现象,及时告知护士。
4. 施灸过程中不宜随便改变体位以免烫伤。
5. 施灸后若皮肤出现微红灼热属正常现象。灸后注意保暖,施灸前后勿过饥过饱,饮食宜清淡。

【物品准备】
艾炷、治疗盘、灸碗、生桐油、打火机、镊子、弯盘、广口瓶、纱布,必要时准备浴巾、屏风、计时器。

【基本操作方法】
1. 核对患者基本信息、医嘱、评估患者,做好解释。
2. 备齐用物,携用物至床旁。

3. 协助患者取合理、舒适体位。
4. 遵照医嘱确定施灸部位,充分暴露施灸部位,注意保护隐私及保暖。
5. 清洁脐周皮肤,涂抹生桐油。
6. 点燃艾条,将灸碗倒扣于脐上,放置妥当,将艾炷放置在灸碗上,从顶端点燃艾炷,待燃尽时接续一个艾炷,一般灸3～5壮。
7. 施灸过程中询问患者有无不适,观察患者皮肤情况,如有艾灰,用纱布清洁,协助患者穿衣,取舒适卧位。
8. 及时将艾灰弹入弯盘,防止灼伤皮肤。
9. 施灸结束,立即将艾条插入广口瓶,熄灭艾火。
10. 酌情开窗通风,注意保暖,避免吹对流风、开空调。

【注意事项】
1. 气交灸施灸过程中,若脐周体感过热或烫,应立即停止施灸。
2. 施灸时防止艾灰脱落烧伤皮肤或衣物。
3. 注意观察皮肤情况,对糖尿病、肢体麻木及感觉迟钝的患者,尤应注意防止烧伤。
4. 如局部皮肤出现水疱,直径≤1 cm,局部表皮完整,无明显渗液时,应注意保持水疱完整性,使其自然吸收,可在3小时内进行冷疗,冷疗时间不低于20分钟;如水疱直径>1 cm,或表皮破损、渗液明显,宜用无菌针头刺破水疱,无菌剪刀修剪疱皮,保留水疱边缘皮肤,创面可涂抹抗生素软膏防止感染,定期换药,直至结痂自愈。

【气交灸技术操作流程图】

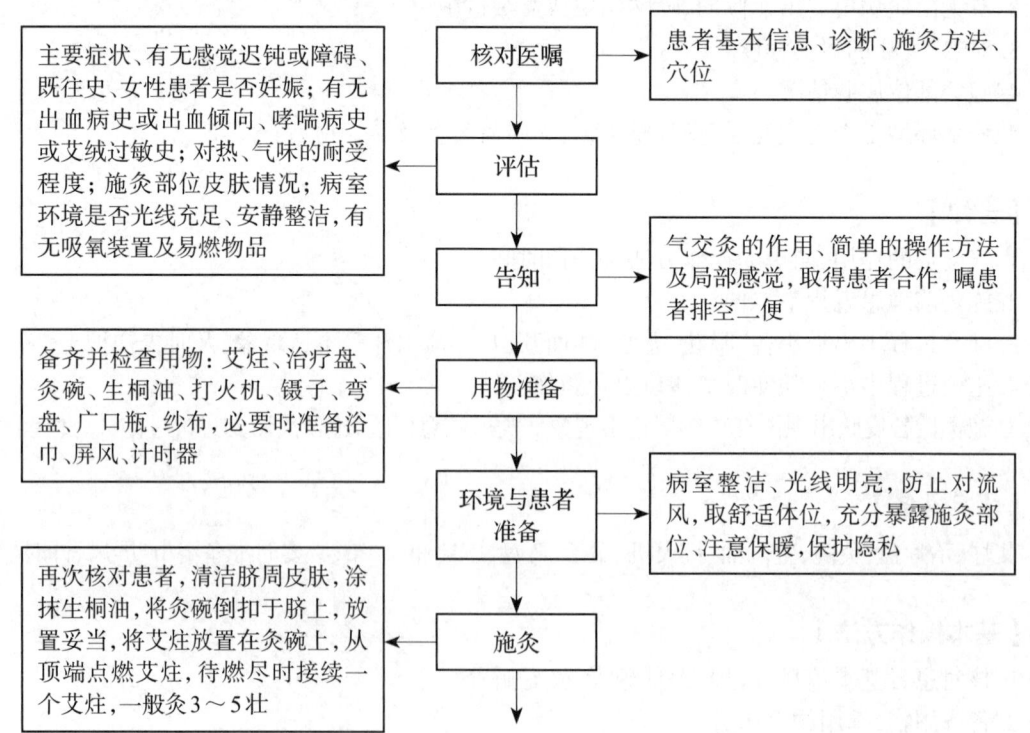

二十五、气交灸技术

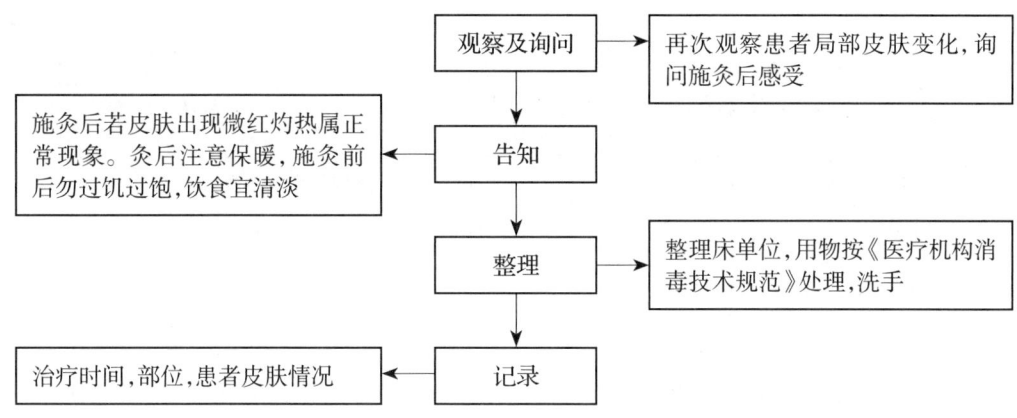

【气交灸技术操作考核评分标准】

项目	分值	技术操作要求	评分等级 A	B	C	D	评 分 说 明
仪表	2	仪表端庄、戴表	2	1	0	0	1项未完成扣1分
核对	2	核对医嘱	2	1	0	0	未核对扣2分；内容不全面扣1分
评估	7	主要症状、有无感觉迟钝或障碍、既往史、女性患者是否妊娠、出血性疾病	4	3	2	1	1项未完成扣1分
		施灸部位皮肤情况，对热、气味的耐受程度	3	2	1	0	1项未完成扣1分
告知	3	解释作用、操作方法、局部感受，取得患者配合	3	2	1	0	1项未完成扣1分
用物准备	5	洗手，戴口罩	2	1	0	0	未洗手扣1分；未戴口罩扣1分
		备齐并检查用物	3	2	1	0	少备1项扣1分；未检查1项扣1分,最高扣3分
环境与患者准备	7	病室整洁、光线明亮,防止对流风	2	1	0	0	未进行环境准备扣2分；准备不全扣1分
		协助患者取舒适体位	2	1	0	0	未进行体位摆放扣2分；体位不舒适扣1分
		暴露施灸部位皮肤,注意保暖,保护隐私	3	2	1	0	未充分暴露部位扣1分；未保暖扣1分；未保护隐私扣1分
操作过程	52	核对医嘱	2	1	0	0	未核对扣2分；内容不全面扣1分
		确定施灸部位,充分暴露施灸部位,注意保护隐私及保暖	8	6	4	2	穴位不准确扣2分/穴位；未充分暴露施灸部位扣2分；未注意隐私保护扣2分,最高扣8分
		清洁脐周皮肤,涂抹生桐油；将灸碗倒扣于脐上,放置妥当,将艾炷放置在灸碗上,从顶端点燃艾炷,待燃尽时接续一个艾炷,一般灸3～5壮	12	8	4	0	未清洁脐周皮肤扣4分；灸碗扣置不正确扣4分；点燃艾炷扣4分

续 表

项目	分值	技术操作要求	评分等级 A	B	C	D	评 分 说 明
操作过程	52	询问患者感受	4	0	0	0	未询问患者感受扣4分
		观察施灸部位皮肤	5	0	0	0	未观察皮肤扣5分
		施灸结束,清洁局部皮肤	3	0	0	0	未清洁皮肤扣3分
		协助患者整理衣物,整理床单位	4	2	0	0	未整理衣物扣2分;未整理床单位扣2分
		施灸后再次观察患者局部皮肤变化,询问施灸后感受	6	3	0	0	施灸后未观察皮肤扣3分;未询问患者感受扣3分
		告知相关注意事项,酌情开窗通风	6	4	2	0	未告知扣4分;告知内容不全扣2分;未酌情开窗扣2分
		洗手,再次核对	2	1	0	0	未洗手扣1分;未核对扣1分
操作后处置	6	用物按《医疗机构消毒技术规范》处理	2	1	0	0	处置方法不正确扣1分/项,最高扣2分
		洗手	2	0	0	0	未洗手扣2分
		记录	2	1	0	0	未记录扣2分;记录不完全扣1分
评价	6	流程合理、技术熟练、局部皮肤无损伤、询问患者感受	6	4	2	0	1项不合格扣2分,最高扣6分;出现烫伤扣6分
理论提问	10	气交灸的禁忌证	6	3	0	0	回答不全面扣3分/题;未答出扣6分/题
		气交灸的注意事项	4	2	0	0	回答不全面扣2分/题;未答出扣4分/题
得 分							

二十六、药线点灸技术

药线点灸是在中医理论的指导下,将苎麻线浸泡于药物制备液后点燃,形成圆珠状炭火,直接灼灸在人体体表相应穴位或部位,通过火灸的热效应,同时结合药物的治疗作用,旨在促进局部的气血流通、增强排毒、改善机体功能,从而达到预防和治疗疾病的一种操作方法。

【适应证】
1. 内科疾病:适用于皮肤病、内科常见病。
2. 外科疾病:如带状疱疹、湿疹、银屑病、偏头痛、痹病、颈椎病、肩周炎、腰腿痛等。

【禁忌证】
1. 无绝对禁忌证,极度虚弱者慎用。
2. 开放性伤口、感染性病灶处禁用。

【评估】
1. 主要症状、有无感觉迟钝或障碍、既往史、女性患者是否妊娠。
2. 有无出血病史或出血倾向、哮喘病史或艾绒过敏史。
3. 对热、气味的耐受程度。
4. 施灸部位皮肤情况。
5. 病室环境是否光线充足、安静整洁,有无吸氧装置及易燃物品。

【告知】
1. 药线点灸的作用、简单的操作方法及操作时间。
2. 点灸前嘱患者排空二便。
3. 点灸过程中出现头昏、眼花、恶心、颜面苍白、心慌出汗等不适现象,及时告知护士。
4. 点灸过程中不宜随便改变体位以免烫伤。
5. 点灸后若皮肤出现微红灼热属正常现象。灸后注意保暖,施灸前后勿过饥过饱,饮食宜清淡。
6. 点灸后会有痒感,特别是同一穴位连续点灸后会出现浅表的痕迹,停灸后1周左右自行消失,不要用手抓,以防感染。

【物品准备】
已浸泡的苎麻线若干根、酒精、广口瓶、弯盘、打火机、手套、洗手液,必要时准备浴巾、屏风、计时器。

【基本操作方法】
1. 核对患者基本信息、医嘱,评估患者,做好解释。

2. 备齐用物,携用物至床旁。

3. 协助患者取合理、舒适体位。

4. 遵照医嘱确定施灸部位,充分暴露施灸部位,注意保护隐私及保暖。

5. 循经按摩:在施灸部位手法揉按3~5分钟。

6. 循经点灸:在施灸部位进行点灸。

7. 施灸过程中询问患者有无不适,观察患者皮肤情况,如有艾灰,用纱布清洁,协助患者穿衣,取舒适卧位。

8. 及时将艾灰弹入弯盘,防止灼伤皮肤。

9. 施灸结束,立即将艾条插入广口瓶,熄灭艾火。

10. 酌情开窗通风,注意保暖,避免吹对流风、开空调。

【注意事项】

1. 一般情况下,施灸顺序自上而下,先头身,后四肢。

2. 施灸时防止艾灰脱落烧伤皮肤或衣物。

3. 注意观察皮肤情况,对糖尿病、肢体麻木及感觉迟钝的患者,尤应注意防止烧伤。

4. 如局部皮肤出现水疱,直径≤1 cm,局部表皮完整,无明显渗液时,应注意保持水疱完整性,使其自然吸收,可在3小时内进行冷疗,冷疗时间不低于20分钟;如水疱直径>1 cm,或表皮破损、渗液明显,宜用无菌针头刺破水疱,无菌剪刀修剪疱皮,保留水疱边缘皮肤,创面可涂抹抗生素软膏防止感染,定期换药,直至结痂自愈。

【药线点灸技术操作流程图】

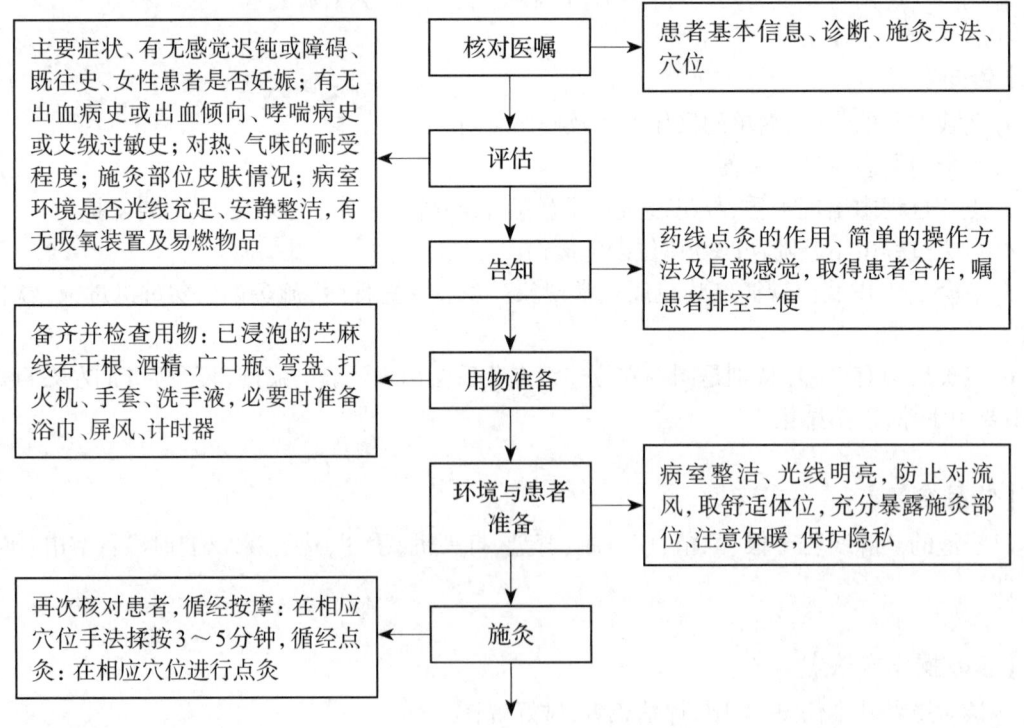

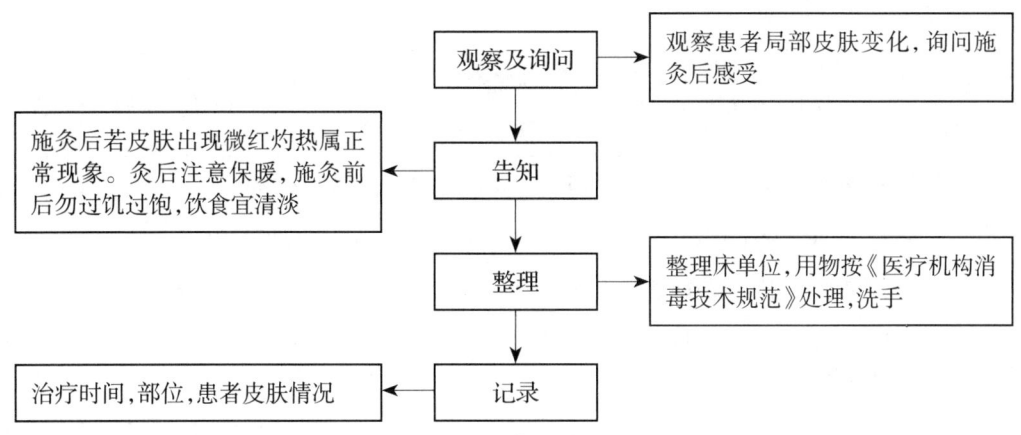

【药线点灸技术操作考核评分标准】

项目	分值	技术操作要求	评分等级 A	B	C	D	评分说明
仪表	2	仪表端庄、戴表	2	1	0	0	1项未完成扣1分
核对	2	核对医嘱	2	1	0	0	未核对扣2分；内容不全面扣1分
评估	7	主要症状、有无感觉迟钝或障碍、既往史、女性患者是否妊娠、出血性疾病	4	3	2	1	1项未完成扣1分
		施灸部位皮肤情况，对热、气味的耐受程度	3	2	1	0	1项未完成扣1分
告知	3	解释作用、操作方法、局部感受，取得患者配合	3	2	1	0	1项未完成扣1分
用物准备	5	洗手，戴口罩	2	1	0	0	未洗手扣1分；未戴口罩扣1分
		备齐并检查用物	3	2	1	0	少备1项扣1分；未检查1项扣1分，最高扣3分
环境与患者准备	7	病室整洁、光线明亮、防止对流风	2	1	0	0	未进行环境准备扣2分；准备不全扣1分
		协助患者取舒适体位	2	1	0	0	未进行体位摆放扣2分；体位不舒适扣1分
		暴露施灸部位皮肤，注意保暖，保护隐私	3	2	1	0	未充分暴露部位扣1分；未保暖扣1分；未保护隐私扣1分
操作过程	52	核对医嘱	2	1	0	0	未核对扣2分；内容不全面扣1分
		确定施灸部位	8	6	4	2	穴位不准扣2分/穴位，最高扣8分
		循经按摩：在结节、结块处手法揉按3～5分钟，循经点灸：在结节、结块处及相应穴位进行点灸	12	8	4	0	方法不正确扣4分；未用镊子夹取扣4分；未续接扣4分
		询问患者感受	4	0	0	0	未询问患者感受扣4分

续 表

项目	分值	技术操作要求	评分等级 A	评分等级 B	评分等级 C	评分等级 D	评分说明
操作过程	52	观察施灸部位皮肤	5	0	0	0	未观察皮肤扣5分
		施灸结束,清洁局部皮肤	3	0	0	0	未清洁皮肤扣3分
		协助患者取舒适体位,整理床单位	4	2	0	0	未安置体位扣2分;未整理床单位扣2分
		施灸后再次观察患者局部皮肤变化,询问施灸后感受	6	3	0	0	施灸后未观察皮肤扣3分;未询问患者感受扣3分
		告知相关注意事项,酌情开窗通风	6	4	2	0	未告知扣4分;告知内容不全扣2分;未酌情开窗扣2分
		洗手,再次核对	2	1	0	0	未洗手扣1分;未核对扣1分
操作后处置	6	用物按《医疗机构消毒技术规范》处理	2	1	0	0	处置方法不正确扣1分/项,最高扣2分
		洗手	2	0	0	0	未洗手扣2分
		记录	2	1	0	0	未记录扣2分;记录不完全扣1分
评价	6	流程合理、技术熟练、局部皮肤无损伤、询问患者感受	6	4	2	0	1项不合格扣2分,最高扣6分;出现烫伤扣6分
理论提问	10	药线点灸的禁忌证、适应证	6	3	0	0	回答不全面扣3分/题;未答出扣6分/题
		药线点灸的注意事项	4	2	0	0	回答不全面扣2分/题;未答出扣4分/题
得 分							

二十七、百会穴压灸技术

百会穴压灸是使用艾条对百会穴进行灸疗,通过温热刺激并结合艾草的药性,从而调节身体的气血、疏通经络达到治疗效果的一种操作方法。

【适应证】
1. 内科疾病:心脑疾病,如中风、痴呆、精神抑郁、健忘、失眠、心悸、乏力等;其他,如怕冷。
2. 外科疾病:脱肛、腹泻等阳气不足或中气下陷诸证。
3. 五官科疾病:头面五官疾病,如头风、头痛、眩晕、耳鸣等。

【禁忌证】
1. 凡属实热证或阴虚发热者,不宜施灸。
2. 颜面部、大血管处、孕妇腹部及腰骶部不宜施灸。
3. 空腹或餐后一小时左右、极度疲劳、对灸法恐惧者,应慎施灸。
4. 皮肤溃疡、不明肿块或有出血倾向者、反应迟钝者禁用。

【评估】
1. 主要症状、有无感觉迟钝或障碍、既往史、女性患者是否妊娠。
2. 有无出血病史或出血倾向、哮喘病史或艾绒过敏史。
3. 对热、气味的耐受程度。
4. 施灸部位皮肤情况。
5. 病室环境是否光线充足、安静整洁,有无吸氧装置及易燃物品。

【告知】
1. 百会穴压灸的作用、简单的操作方法及操作时间。
2. 施灸前嘱患者排空二便。
3. 施灸过程中出现头昏、眼花、恶心、颜面苍白、心慌出汗等不适现象,及时告知护士。
4. 施灸过程中不宜随便改变体位以免烫伤。
5. 施灸后若皮肤出现微红灼热属正常现象。灸后注意保暖,施灸前后勿过饥过饱,饮食宜清淡。

【物品准备】
艾炷、万花油、治疗盘、打火机、镊子/压舌板、弯盘、广口瓶、纱布,必要时准备浴巾、屏风、计时器。

【基本操作方法】
1. 核对患者基本信息、医嘱,评估患者,做好解释。
2. 备齐用物,携用物至床旁。

3. 协助患者取合理、舒适体位。
4. 取穴患者百会穴,在百会穴放置一张油纸,涂上万花油并放置艾炷。
5. 点燃艾炷顶端,待艾炷自行燃烧,用手固定好油纸防止艾炷移动或脱落。
6. 施灸过程中询问患者有无不适,观察患者皮肤情况,如有艾灰,用纱布清洁。
7. 待患者感到皮肤稍微发热时,用压舌板或镊子由轻到重按压艾炷,将艾火熄灭。
8. 及时将艾灰弹入弯盘,防止灼伤皮肤。
9. 施灸结束,立即将艾条插入广口瓶,熄灭艾火。
10. 酌情开窗通风,注意保暖,避免吹对流风、开空调。

【注意事项】

1. 按压百会时患者觉得热度过高,可迅速将艾炷移动至四神聪,再来回交替进行按压,最后用艾炷的余热温通百会。
2. 施灸时防止艾灰脱落烧伤皮肤或衣物。
3. 注意观察皮肤情况,对糖尿病、肢体麻木及感觉迟钝的患者,尤应注意防止烧伤。
4. 如局部皮肤出现水疱,直径≤1 cm,局部表皮完整,无明显渗液时,应注意保持水疱完整性,使其自然吸收,可在3小时内进行冷疗,冷疗时间不低于20分钟;如水疱直径>1 cm,或表皮破损、渗液明显,宜用无菌针头刺破水疱,无菌剪刀修剪疱皮,保留水疱边缘皮肤,创面可涂抹抗生素软膏防止感染,定期换药,直至结痂自愈。

【百会穴压灸技术操作流程图】

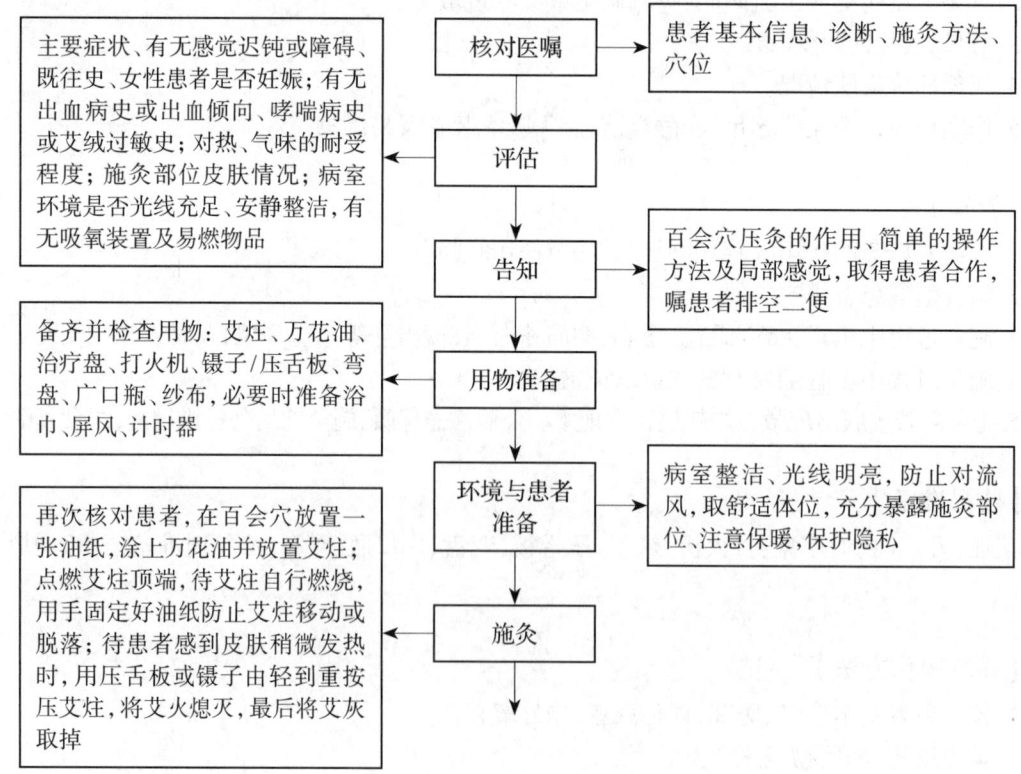

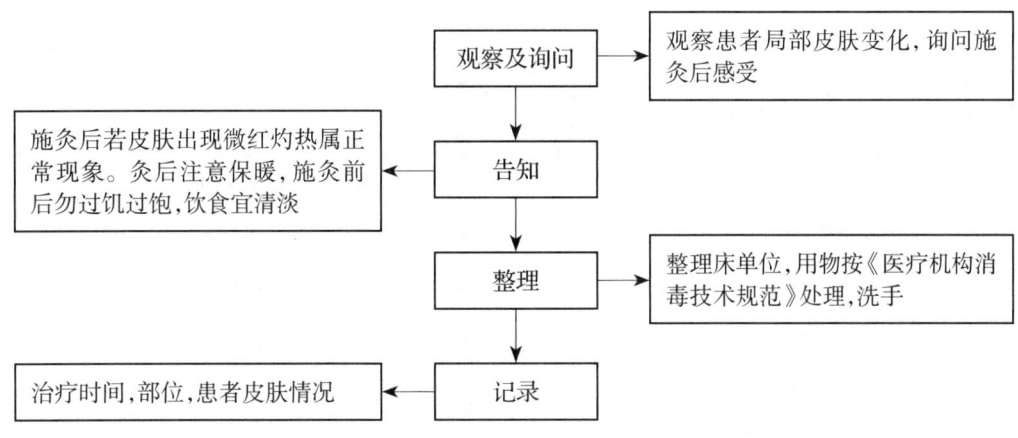

【百会穴压灸技术操作考核评分标准】

项目	分值	技术操作要求	评分等级 A	评分等级 B	评分等级 C	评分等级 D	评分说明
仪表	2	仪表端庄、戴表	2	1	0	0	1项未完成扣1分
核对	2	核对医嘱	2	1	0	0	未核对扣2分；内容不全面扣1分
评估	7	主要症状、有无感觉迟钝或障碍、既往史、女性患者是否妊娠、出血性疾病	4	3	2	1	1项未完成扣1分
		施灸部位皮肤情况，对热、气味的耐受程度	3	2	1	0	1项未完成扣1分
告知	3	解释作用、操作方法、局部感受，取得患者配合	3	2	1	0	1项未完成扣1分
用物准备	5	洗手，戴口罩	2	1	0	0	未洗手扣1分；未戴口罩扣1分
		备齐并检查用物	3	2	1	0	少备1项扣1分；未检查1项扣1分，最高扣3分
环境与患者准备	7	病室整洁、光线明亮、防止对流风	2	1	0	0	未进行环境准备扣2分；准备不全扣1分
		协助患者取舒适体位	2	1	0	0	未进行体位摆放扣2分；体位不舒适扣1分
		暴露施灸部位皮肤，注意保暖，保护隐私	3	2	1	0	未充分暴露部位扣1分；未保暖扣1分；未保护隐私扣1分
操作过程	52	核对医嘱	2	1	0	0	未核对扣2分；内容不全面扣1分
		定位百会穴，在百会穴放置一张油纸，涂上万花油并放置艾炷	8	6	4	2	穴位不准确扣4分；放置不妥当扣4分
		点燃艾炷顶端，待艾炷自行燃烧，用手固定好油纸防止艾炷移动或脱落；待患者感到皮肤稍微发热时，用压舌板或镊子由轻到重按压艾炷，将艾火熄灭，最后将艾灰取掉	12	8	4	0	艾炷移动或脱落扣12分；点燃不正确扣4分；固定不正确扣4分

续 表

项目	分值	技术操作要求	评分等级 A	B	C	D	评分说明
操作过程	52	询问患者感受	4	0	0	0	未询问患者感受扣4分
		观察施灸部位皮肤	5	0	0	0	未观察皮肤扣5分
		施灸结束,清洁局部皮肤	3	0	0	0	未清洁皮肤扣3分
		协助患者取舒适体位,整理床单位	4	2	0	0	未安置体位扣2分;未整理床单位扣2分
		施灸后再次观察患者局部皮肤变化,询问施灸后感受	6	3	0	0	施灸后未观察皮肤扣3分;未询问患者感受扣3分
		告知相关注意事项,酌情开窗通风	6	4	2	0	未告知扣4分;告知内容不全扣2分;未酌情开窗扣2分
		洗手,再次核对	2	1	0	0	未洗手扣1分;未核对扣1分
操作后处置	6	用物按《医疗机构消毒技术规范》处理	2	1	0	0	处置方法不正确扣1分/项,最高扣2分
		洗手	2	0	0	0	未洗手扣2分
		记录	2	1	0	0	未记录扣2分;记录不完全扣1分
评价	6	流程合理、技术熟练、局部皮肤无损伤、询问患者感受	6	4	2	0	1项不合格扣2分,最高扣6分;出现烫伤扣6分
理论提问	10	百会穴压灸的适应证、禁忌证	6	3	0	0	回答不全面扣3分/题;未答出扣6分/题
		百会穴压灸的注意事项	4	2	0	0	回答不全面扣2分/题;未答出扣4分/题
		得 分					

第二章 推拿类

二十八、经穴推拿技术

经穴推拿技术是通过特定的手法(如点法、揉法、捏法等)对人体的经络腧穴进行刺激,疏通经络、调和气血,达到防病治病、促进健康的一种操作方法。

【适应证】
1. 内科疾病:如胃脘痛、失眠、头痛、感冒、久泻、中风后遗症、尿潴留等。
2. 骨伤科疾病:如颈椎病、落枕、腰椎间盘突出症、肩周炎、腰肌劳损等。
3. 外科疾病:如手术后肠粘连、慢性阑尾炎、乳痈等。
4. 妇科疾病:如痛经、闭经、慢性盆腔炎等。
5. 儿科疾病:如小儿发热、腹泻、咳嗽、便秘等。
6. 五官科疾病:如鼻炎、耳聋、耳鸣、斜视、近视等。
7. 各种亚健康人群。

【禁忌证】
1. 肿瘤或感染患者禁用,严重心血管疾病及心脏搭桥患者禁用。
2. 严重皮肤病、烧伤、烫伤或皮肤破溃。
3. 年老体虚、极度衰弱,经不起轻微手法作用者。
4. 骨折或怀疑骨折患者。
5. 妇女妊娠期和月经期均不宜在腹部、腰骶部及臀部按摩。
6. 某些急性传染病、精神病、极度疲劳、酒醉后神志不清及发热者。

【评估】
1. 主要症状、临床表现、既往史。
2. 操作部位皮肤情况。
3. 对疼痛的耐受程度。
4. 病室环境,保护患者隐私安全。

【告知】
1. 经穴推拿的作用、简单的操作方法及操作时间。

2. 操作前嘱患者排空二便。
3. 操作过程中出现头晕、眼花、恶心、颜面苍白、心慌出汗等不适现象,及时告知护士。
4. 操作过程中不宜随便改变体位以免损伤皮肤。
5. 推拿后若皮肤出现微红灼热属正常现象。推拿前后勿过饥过饱,饮食宜清淡。

【物品准备】

治疗巾、治疗盘、弯盘、清洁纱布、按摩油、必要时准备大毛巾、介质、屏风、计时器。

【基本操作方法】

1. 核对患者基本信息、医嘱,评估患者,做好解释。
2. 备齐用物,携用物至床旁。
3. 协助患者取合理、舒适体位。
4. 遵照医嘱确定推拿部位,充分暴露推拿部位,注意保护隐私及保暖。
5. 推拿时间一般宜在饭后1~2小时进行。每个穴位施术1~2分钟,每日1次,每次10~15分钟,以局部穴位透热为度。
6. 推拿过程中询问患者有无不适,观察患者皮肤情况,若有不适,应及时调整手法或停止操作,以防发生意外,协助患者穿衣,取舒适卧位。
7. 整理用物,洗手,记录。

【注意事项】

1. 操作前应修剪指甲,以防损伤患者皮肤。
2. 操作时用力要适度。
3. 操作过程中,注意保暖,保护患者隐私。
4. 根据医嘱,选用不同的按摩介质,减少阻力,防止擦伤或增加按摩效果。

【附:常用推拿方法】

1. 点法:指端或屈曲的指间关节部着力于施术部位,持续地进行点压,称为点法。此法包括有拇指端点法、屈拇指点法和屈示(食)指点法等,临床以拇指端点法常用。

(1) 拇指端点法:手握空拳,拇指伸直并紧靠于示指中节,以拇指端着力于施术部位或穴位上。前臂与拇指主动发力,进行持续点压。亦可采用拇指按法的手法形态、用拇指端进行持续点压。

(2) 屈拇指点法:屈拇指,以拇指间关节桡侧着力于施术部位或穴位,拇指端抵于示指中节桡侧缘以助力。前臂与拇指主动施力,进行持续点压。

(3) 屈示指点法:屈示指,其他手指相握,以示指第一指间关节突起部着力于施术部位或穴位上,拇指末节尺侧缘紧压示指指甲部以助力。前臂与示指主动施力,进行持续点压。

2. 揉法:以一定力按压在施术部位,带动皮下组织做环形运动的手法。

(1) 拇指揉法:以拇指罗纹面着力按压在施术部位,带动皮下组织做环形运动的手法。以拇指罗纹面置于施术部位上,余四指置于其相对或合适的位置以助力,腕关节微屈或伸直,拇指主动做环形运动,带动皮肤和皮下组织,每分钟操作120~160次。

(2) 中指揉法：以中指罗纹面着力按压在施术部位，带动皮下组织做环形运动的手法。中指指间关节伸直，掌指关节微屈，以中指罗纹面着力于施术部位上，前臂做主动运动，通过腕关节使中指罗纹面在施术部位上做轻柔灵活的小幅度的环形运动，带动皮肤和皮下组织，每分钟操作120~160次。为加强揉动的力量，可以示指罗纹面搭于中指远侧指间关节背侧进行操作，也可用环指罗纹面搭于中指远侧指尖关节背侧进行操作。

3. 推法：以指、掌或肘着力于体表一定部位上，进行单方向的直线或弧形推动，称推法。操作时指、掌、肘要紧贴体表，用力要稳，速度缓慢而均匀，频率为30~60次/分，以能使肌肤深层透热而不擦伤皮肤为度。此法可在人体各部位使用，能提高肌肉的兴奋性，促进血液循环，并有舒筋活络的作用。

(1) 拇指平推法：以拇指螺纹面着力于施术部位或穴位上，余四指置于其前外方以助力，腕关节略屈曲。拇指及腕部主动施力，向其指示方向呈短距离、单向直线推进。在推进的过程中，拇指螺纹面的着力部分应逐渐偏向桡侧，且随着拇指的推进腕关节应逐渐伸直。

(2) 掌推法：以掌根部着力于施术部位上，腕关节略背伸，肘关节伸直。以肩关节为支点，上臂部主动施力，通过肘、前臂、腕，使掌根部向前方做单方向直线推进。

4. 抹法：用单手或双手拇指指腹为着力部位，贴于一定的部位上，做上下或左右往返移动推抹的一种手法。操作时用力要轻而不浮，重而不滞。本法适用于头面及颈项部，具有开窍镇静、醒脑明目、疏肝理气、消食导滞等作用。

5. 摩法：用手掌掌面或手指指腹附着于一定部位或穴位，以腕关节连同前臂做节律性的环旋运动。此法操作时肘关节自然弯曲，腕部放松，指掌自然伸直，动作要缓和而协调，频率为60~120次/分。此法刺激轻柔，常用于胸腹、胁肋部位，具有理气和中、消食导滞、活血化瘀、调节肠胃蠕动等作用。

6. 按法：以指或掌在一定的部位或穴位上逐渐向下用力按压，压力由轻到重，具有渗透力。本法具有舒筋通络、祛寒止痛、解痉散结、镇静放松等作用。

7. 擦法：用指、掌或大小鱼际附着于一定的部位上，做直线往返摩擦的一种手法。本法适用于胸腹、肩背、腰臀及四肢部位，具有行气活血、温经通络、消肿散结、祛风散寒、温中止痛的作用。

【经穴推拿技术操作流程图】

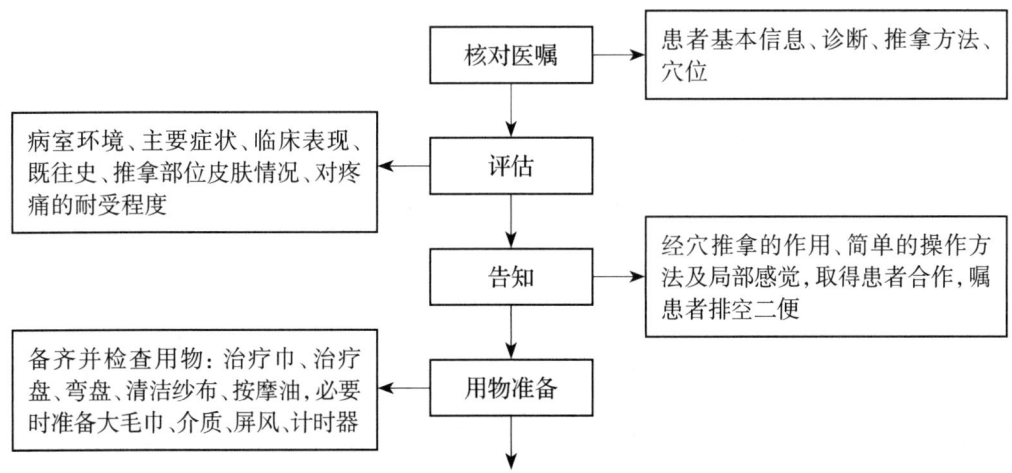

第二章 推拿类

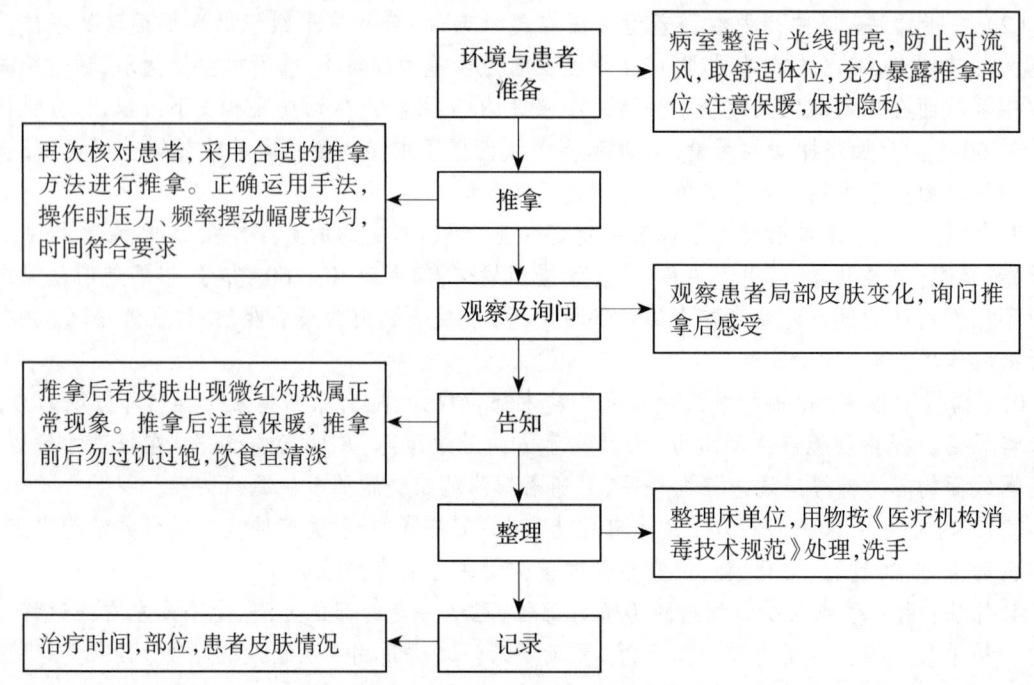

【经穴推拿技术操作考核评分标准】

项目	分值	技术操作要求	评分等级 A	B	C	D	评分说明
仪表	2	仪表端庄	2	1	0	0	1项未完成扣1分
核对	2	核对医嘱	2	1	0	0	未核对扣2分；内容不全面扣1分
评估	6	临床症状、既往史、女性患者是否妊娠、是否月经期	4	3	2	1	1项未完成扣1分
		推拿部位皮肤情况、对疼痛的耐受程度	2	1	0	0	1项未完成扣1分
告知	8	解释作用、简单的操作方法、局部感觉，取得患者配合	4	3	2	1	1项未完成扣1分
		推拿时及推拿后局部可能出现酸痛的感觉，如有不适及时告知护士	2	1	0	0	1项未完成扣1分
		推拿前后局部注意保暖，可喝温开水	2	1	0	0	1项未完成扣1分
用物准备	4	洗手、戴口罩	2	1	0	0	未洗手扣1分；未戴口罩扣1分
		备齐并检查用物，必要时备屏风	2	1	0	0	少备1项扣1分；未检查1项扣1分，最高扣2分

122

续 表

项目	分值	技术操作要求	评分等级 A	评分等级 B	评分等级 C	评分等级 D	评 分 说 明
环境与患者准备	6	病室整洁、光线明亮	2	1	0	0	未进行环境准备扣2分;环境准备不全扣1分
		操作者:修剪指甲,避免损伤患者皮肤	2	0	0	0	未剪指甲扣2分
		患者:取舒适体位,充分暴露按摩部位,注意保护隐私	2	1	0	0	体位不舒适扣1分;暴露不充分扣1分;未保护隐私扣1分;最高扣2分
操作过程	50	核对医嘱	2	1	0	0	未核对扣2分;内容不全面扣1分
		遵医嘱确定经络走向与腧穴部位	10	8	6	4	动作生硬扣4分;经络与穴位不准确扣2分/穴位,最高扣10分
		正确选择点、揉、按等手法	10	5	0	0	手法/每种不正确扣5分,最高扣10分
		力量及摆动幅度均匀	10	5	0	0	力量不均匀扣5分;摆动幅度不均匀扣5分
		摆动频率均匀,时间符合要求	10	5	0	0	频率不符合要求扣5分;时间不符合要求扣5分
		操作中询问患者对手法治疗的感受,及时调整手法及力度	6	4	2	0	未询问患者感受扣2分;未根据患者反应调整手法及力度扣2分/穴位,最高扣6分
		洗手,再次核对	2	1	0	0	未洗手扣1分;未核对扣1分
操作后处置	6	用物按《医疗机构消毒技术规范》处理	2	1	0	0	处置方法不正确扣1分/项,最高扣2分
		洗手	2	0	0	0	未洗手扣2分
		记录	2	1	0	0	未记录扣2分;记录不完全扣1分
评价	6	流程合理、技术熟练、局部皮肤无损伤、询问患者感受	6	4	2	0	1项不合格扣2分,最高扣6分
理论提问	10	经穴推拿的适应证、禁忌证	6	3	0	0	回答不全面扣3分/题;未答出扣6分/题
		经穴推拿的注意事项以及操作手法	4	2	0	0	回答不全面扣2分/题;未答出扣4分/题
得 分							

二十九、小儿捏脊技术

捏脊疗法是以捏、提等基本手法不间断地作用患儿脊背部肌肤,刺激背部督脉和足太阳膀胱经,达到调整阴阳,通理经络,促进气血运行,改善脏腑功能等一种操作方法,属于小儿推拿术的一种。

【适应证】
1. 适用于脾胃疾病,积滞、厌食、消化不良、腹泻、呕吐、便秘、小儿脾胃虚弱等。
2. 适用于因小儿卫外功能薄弱,阴阳不调所引起的反复感冒咳嗽,通过刺激督脉和膀胱经,能调和阴阳,健脾理肺,从而达到提高免疫力、减少呼吸系统感染的作用。
3. 适用于夜啼、睡眠不安,胃不和则卧不安,通过调理脾胃,使之正常运转,促进小儿安然入睡。
4. 适用于遗尿、多汗,通过捏脊来刺激人体脊柱两侧的自主神经干和神经节,起到防遗尿、止汗的作用。
5. 适用于正常小儿保健按摩,扶助正气,促进免疫力提高。

【禁忌证】
1. 脊柱部皮肤破损,或有疖肿等皮肤病者禁用。
2. 伴有高热、心脏病、出血倾向者慎用。
3. 皮肤无破溃、出血,处于急性传染病的传染期,传染性溃疡性皮肤病、扭伤、骨折等疾病的急性期。

【评估】
1. 主要症状、有无感觉迟钝或障碍、既往史。
2. 有无出血病史或出血倾向、哮喘病史。
3. 对疼痛的耐受程度。
4. 推拿部位皮肤情况。
5. 小儿进食情况。
6. 病室环境是否光线充足、安静整洁。

【告知】
1. 小儿捏脊的作用、简单的操作方法及操作时间。
2. 操作前嘱患儿排空二便。
3. 操作过程中可能会有疼痛,及时与家长及患儿做好沟通交流与安抚,取得小儿配合。
4. 操作过程中不宜随便改变体位以免损伤皮肤。
5. 捏脊后若皮肤出现微红灼热属正常现象。捏脊前后勿过饥过饱,饮食宜清淡。
6. 告知家属小儿捏脊疗程7～10天为一疗程。

【物品准备】

治疗盘、清洁纱布、棉球、必要时准备大毛巾、屏风、计时器。

【基本操作方法】

1. 核对患儿基本信息、医嘱,评估患儿,做好解释。
2. 备齐用物,携用物至床旁。
3. 协助患儿取合理、舒适体位(俯卧位或俯坐位),脊背伸平,肌肉放松。
4. 遵照医嘱确定捏脊部位,充分暴露捏脊部位,注意保护隐私及保暖。
5. 操作者双掌搓热,将脊柱两侧的肌肤夹持提起,双手交替用力,自上向下,按、推、捏、提、捻,直线移动前进,采用合适的捏脊方法进行操作。
6. 在捏脊过程中,包括按、推、捏、提、捻等复合手法的综合动作。用力拎起肌肤,称为"提法",每捏3次提拉一下,称"捏三提一法";每捏5次提拉一下,称"捏五提一法";也可以单捏不提。其中"单捏不提法"刺激量较轻,"捏三提一法"最强。
7. 捏脊一般从长强穴开始,沿脊柱两侧向上终止于大椎穴,可连续捏3~5遍,3~5分钟,以皮肤微微发红为度。
8. 捏脊过程中观察患儿面色、精神、局部皮肤等情况,随时询问患儿感受,适时调节手法和力度。
9. 捏脊结束后,用纱布清洁,协助患儿穿衣,取舒适卧位。
10. 整理用物,洗手,记录。

【注意事项】

1. 保持双手清洁,摘去戒指、手镯等饰物。指甲要常修剪,刚剪过的指甲,一定要用指甲锉锉平。冬季操作时,双手宜暖。
2. 从脊椎的顶部(颈部)开始,逐渐沿着脊柱向下进行,从上至下、从上背到下背的顺序进行。
3. 观察患儿背部皮肤情况,有破溃或者有心脏病及出血倾向的疾病禁用捏脊。
4. 对于皮肤过敏、脊椎严重病变等禁用。
5. 捏脊行如直线,不可歪斜。

【附:常用捏脊方法】

1. 手法一(拇指前位捏脊法):双手半握空拳状,腕关节略背伸,以示(食)指、中指、环(无名)指和小指的背侧置于脊柱两侧,拇指伸直前按,并对准示指中节处。以拇指的螺纹面和示指的桡侧缘将皮肤捏起,并进行提捻,然后向前推行移动。在向前移动捏脊的过程中,两手拇指要交替前按,同时前臂用力,推动示指桡侧缘前行,两者互为配合,交替捏提捻动前行。
2. 手法二(拇指后位捏脊法):两手拇指伸直,两指端分置于脊柱两侧,指面向前,两手示、中指前按,腕关节微屈。以两手拇指与示、中指螺纹面将皮肤捏起,并轻轻提捻,然后向前推行移动。在向前移动的捏脊过程中,两手拇指要前推,而示、中指则需交替前按,两者相互配合,从而交替捏提捻动前行。

【小儿捏脊技术操作流程图】

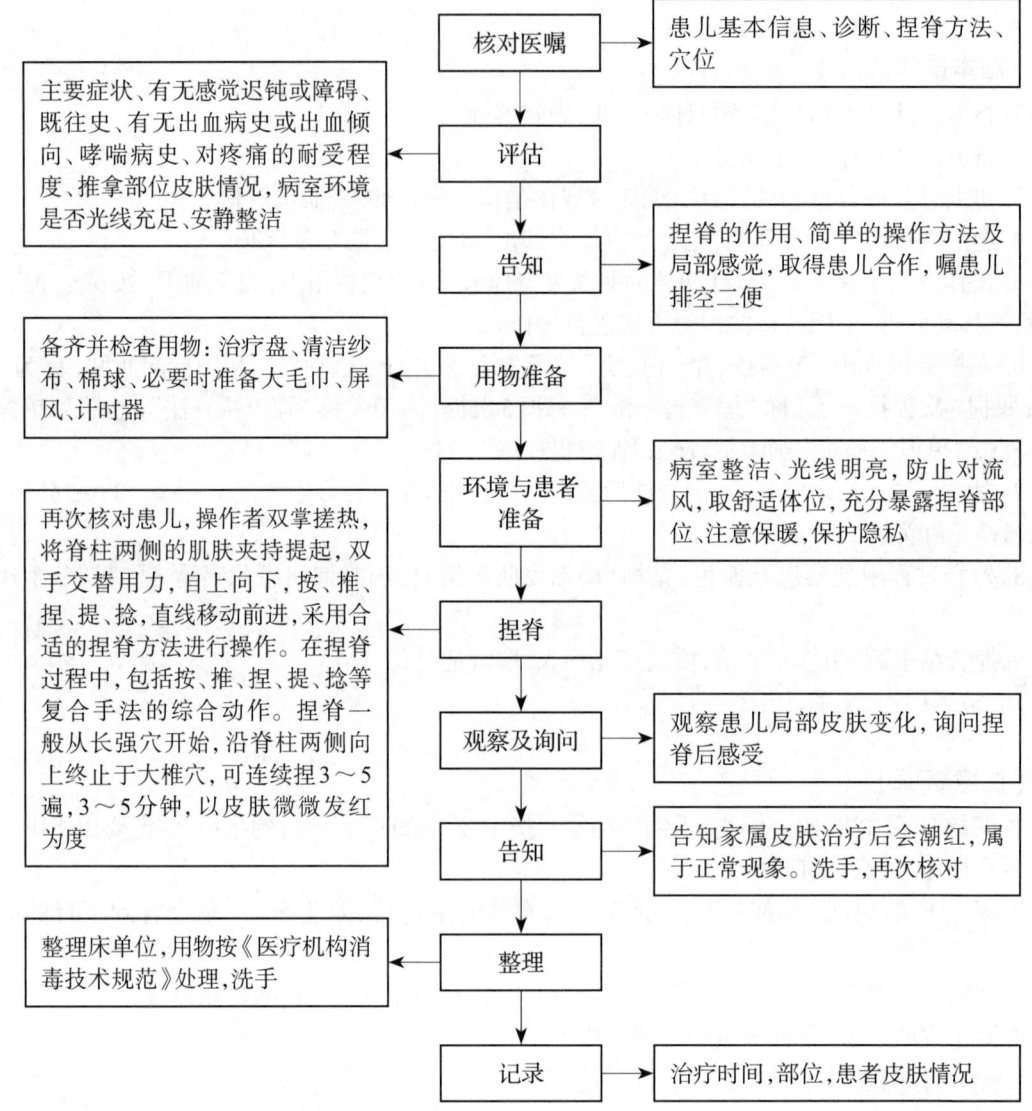

【小儿捏脊技术操作考核评分标准】

项目	分值	技术操作要求	评分等级 A	B	C	D	评分说明
仪表	2	仪表端庄、修剪指甲	2	1	0	0	1项未完成扣1分
核对	2	核对医嘱	2	1	0	0	未核对扣2分；内容不全面扣1分
评估	5	临床症状、既往史、皮肤情况	3	2	1	0	1项未完成扣1分
		小儿年龄、情绪状况,对疼痛耐受度	2	1	0	0	1项未完成扣1分

二十九、小儿捏脊技术

续 表

项目	分值	技术操作要求	评分等级 A	评分等级 B	评分等级 C	评分等级 D	评分说明
告知	3	解释作用、操作方法、局部感受，取得患儿及家属配合	3	2	1	0	1项未完成扣1分
用物准备	6	洗手，戴口罩	2	1	0	0	未洗手扣1分；未戴口罩扣1分
		备齐并检查用物	4	3	2	1	少备1项扣1分；未检查1项扣1分，最高扣4分
环境与患儿准备	6	病室整洁、光线明亮	2	1	0	0	未进行环境准备扣2分；环境准备不全扣1分
		操作者：修剪指甲，避免损伤患儿皮肤	2	0	0	0	未剪指甲扣2分
		患儿：取舒适体位，充分暴露按摩部位，注意保护隐私	2	1	0	0	体位不舒适扣1分；暴露不充分扣1分；未保护隐私扣1分，最高扣2分
操作过程	48	核对医嘱	2	1	0	0	未核对扣2分；内容不全面扣1分
		准确选取穴位，脊背伸平，肌肉放松	6	4	2	0	动作生硬扣2分；穴位不准确扣2分/穴位，最高扣6分
		操作者双掌搓热，将脊柱两侧的肌肤夹持提起，双手交替用力，自上向下，按、推、捏、提、捻，直线移动前进	6	3	0	0	未使用扣6分；涂抹不均匀扣3分，最高扣6分
		在捏脊过程中，包括按、推、捏、提、捻等复合手法的综合动作。用力拎起肌肤，称为"提法"，每捏3次提拉一下，称"捏三提一法"；每捏5次提拉一下，称"捏五提一法"；也可以单捏不提。其中"单捏不提法"刺激量较轻，"捏三提一法"最强	10	6	5	0	一种手法不正确扣5分，最高扣10分；一种手法不规范扣3分，最高扣6分
		捏脊一般从长强穴开始，沿脊柱两侧向上终止于大椎穴，可连续捏3～5遍，3～5分钟，以皮肤微微发红为度	8	6	4	2	按压力度过轻或过重扣2分，最高扣4分；未询问患儿感受扣4分
		观察局部皮肤有无红肿、出血或完整性受损	6	3	0	0	未观察皮肤扣3分；皮肤损伤扣3分
		告知相关注意事项：捏脊疗程、后续皮肤异常及时告知护士	2	1	0	0	未告知扣2分/项
		协助患儿取舒适体位，清洁患儿皮肤，整理床单位	6	4	2	0	未安置体位扣2分；未清洁皮肤扣2分；未整理床单位扣2分
		洗手，再次核对	2	1	0	0	未洗手扣1分；未核对扣1分

续 表

项目	分值	技术操作要求	评分等级 A	B	C	D	评 分 说 明
操作后处置	6	观察,清洁皮肤	2	1	0	0	未观察扣1分/项,未清洁扣1分
		洗手,再次核对医嘱	2	0	0	0	未洗手扣1分;未核对扣1分
		记录	2	1	0	0	未记录扣2分;记录不完全扣1分
评价	6	流程合理、技术熟练、人文关怀、询问患儿感受,防寒保暖	6	4	2	0	1项不合格扣2分
理论提问	10	小儿捏脊的适应证、禁忌证	6	3	0	0	回答不全面扣3分/题;未答出扣6分/题
		小儿捏脊的注意事项以及操作手法	4	2	0	0	回答不全面扣2分/题;未答出扣4分/题
		得 分					

第三章

拔罐类

三十、拔罐技术(火罐法)

拔罐技术(火罐法)是以罐为工具,利用燃烧、抽吸、蒸汽等方法形成罐内负压,使罐吸附于腧穴或相应体表部位,使局部皮肤充血或瘀血,达到温通经络、祛风散寒、消肿止痛、吸毒排脓等防治疾病的一种操作方法。

【适应证】

1. 呼吸系统疾病:急、慢性支气管炎、哮喘、肺水肿、肺炎、胸膜炎、感冒、咳嗽等。
2. 消化系统疾病:胃脘痛、急性及慢性肠炎、消化不良症、胃酸过多症、急性腹泻、便秘、呃逆、恶心、呕吐、胃及十二指肠溃疡、急性细菌性痢疾、结肠易激症候群等。
3. 循环系统疾病:高血压、冠心病、心律不齐、心脏供血不足、阵发性心动过速等。
4. 神经系统疾病:神经性头痛、枕神经痛、肋间神经痛、坐骨神经痛、颈肌、腓肠肌痉挛、面神经痉挛、膈肌痉挛、脑血管意外后遗症、单纯性昏厥、面神经炎、神经性耳聋、视神经萎缩、神经性皮炎等。
5. 运动系统疾病:急性扭挫伤、慢性软组织损伤、腱鞘炎、肩关节周围炎、颈椎关节痛、肘关节痛、腰痛、背痛、膝痛、落枕、骨折延迟愈合等。
6. 妇科系统疾病:急性乳腺炎、月经不调、带下病、痛经、闭经、功能性子宫出血、盆腔炎等。
7. 外科及疮疡方面疾病:急性阑尾炎、胆囊炎、术后腹胀、术后或产后尿潴留、疖肿、多发性毛囊炎、下肢溃疡等。
8. 其他疾病:鼻炎、耳鸣、听力减退、牙痛、近视、屈光不正、睑腺炎、急性扁桃体炎、丹毒、荨麻疹、带状疱疹、单纯性肥胖、毒蛇咬伤等。

【禁忌证】

1. 高热、抽搐和痉挛发作者禁用。
2. 急性严重疾病、慢性全身虚弱性疾病及接触性传染病禁用。
3. 有出血倾向者禁用。
4. 皮肤破溃及溃疡慎用。
5. 婴幼儿和孕妇的腰骶部、腹部等处禁用。
6. 醉酒、过饥、过饱、过度疲劳者禁用。

第三章 拔罐类

【评估】
1. 主要症状、有无感觉迟钝或障碍、既往史、凝血机制、女性患者是否妊娠。
2. 患者体质及对疼痛的耐受程度。
3. 拔罐部位的皮肤情况。
4. 对拔罐操作的接受程度。
5. 病室环境是否光线充足、安静整洁,有无吸氧装置及易燃物品。

【告知】
1. 拔罐技术(火罐法)的作用、简单的操作方法及操作时间。
2. 操作前排空二便。
3. 操作留罐10～15分钟,嘱其隔1～3天后治疗,儿童酌减。
4. 操作中如果出现不适,及时告知。
5. 操作后可饮一杯温开水,夏季拔罐部位忌风扇或空调直吹。

【物品准备】
治疗盘、罐数个(根据操作部位、操作方法不同选择相应的罐具,走罐法增加润滑剂)、止血钳、95%酒精棉球、打火机、广口瓶、清洁纱布或自备毛巾,必要时备屏风、计时器、毛毯。

【基本操作方法(以玻璃罐为例)】
1. 核对患者基本信息、医嘱,评估患者,做好解释。
2. 备齐用物,携用物至床旁。
3. 协助患者取合理、舒适体位。
4. 遵照医嘱确定拔罐部位,充分暴露拔罐部位,注意保护隐私及保暖。
5. 根据拔罐部位选择火罐的大小及数量,检查罐口周围是否光滑,有无缺损裂痕。
6. 点火时酒精棉球干湿度适宜,勿烧罐口,稳、准、快速将罐吸附于相应的部位上,留罐10～15分钟。
7. 起罐时切勿强拉,起罐时,左手轻按罐具,向左倾斜,右手示指或拇指按住罐口右侧皮肤,使罐口与皮肤之间形成空隙,空气进入罐内,顺势将罐取下。不可硬行上提或旋转提拔。
8. 起罐后,局部皮肤一般呈现红晕或紫红色,为正常现象,会自行消退。如果局部瘀血严重,不宜在原部位再拔。
9. 观察罐体吸附情况和皮肤颜色,询问有无不适感。
10. 操作完毕,协助患者穿衣,整理床单位。

【注意事项】
1. 拔罐时要选择适当体位和肌肉丰满的部位,骨骼凹凸不平及毛发较多的部位均不适宜。
2. 面部、儿童、年老体弱者拔罐的吸附力不宜过大。
3. 拔罐时要根据不同部位选择大小适宜的罐,检查罐口周围是否光滑,罐体有无裂痕。
4. 拔罐过程中,嘱患者保持体位相对固定;保证罐口光滑无破损;操作中防止点燃后酒精下滴烫伤皮肤；点燃酒精棉球后，切勿较长时间停留于罐口及罐内，以免将火罐烧热烫伤皮肤。拔罐过程中注意防火。

5. 拔罐和留罐中要注意观察患者的反应，患者如有不适感，应立即起罐；严重者可让患者平卧，保暖并饮热水或糖水，还可揉内关、合谷、太阳、足三里等穴。

6. 起罐后，皮肤会出现与罐口相当大小的紫红色瘀斑，为正常表现，数日方可消除，如出现小水疱不必处理，可自行吸收，如水疱较大，消毒局部皮肤后，用注射器吸出液体，覆盖消毒敷料。

7. 闪罐：操作手法纯熟，动作轻、快、准；至少选择3个口径相同的火罐轮换使用，以免罐口烧热烫伤皮肤。

8. 走罐：选用口径较大、罐壁较厚且光滑的玻璃罐；施术部位应面积宽大、肌肉丰厚，如胸背、腰部、腹部、大腿等。

9. 留罐：儿童拔罐力量不宜过大，时间不宜过长；在肌肉薄弱处或吸拔力较强时，则留罐时间不宜过长。

10. 拔罐后如出现小水疱不必处理，可自行吸收，如局部皮肤出现水疱，直径≤1 cm，局部表皮完整，无明显渗液时，应注意保持水疱完整性，使其自然吸收，可在3小时内进行冷疗，冷疗时间不低于20分钟；如水疱直径>1 cm，或表皮破损、渗液明显，宜用无菌针头刺破水疱，无菌剪刀修剪疱皮，保留水疱边缘皮肤，创面可涂抹抗生素软膏防止感染，定期换药，直至结痂自愈。

【附：常用拔罐手法】

1. 闪罐：以闪火法或抽气法使罐吸附于皮肤后，立即拔起，反复吸拔多次，直至皮肤潮红发热的拔罐方法，以皮肤潮红、充血或瘀血为度。闪罐频率一般为10~30分钟，持续操作时间一般为3~10分钟。

2. 走罐：又称推罐，先在罐口或吸拔部位上涂一层润滑剂，将罐吸拔于皮肤上，再以手握住罐底，稍倾斜罐体，前后推拉，或做环形旋转运动，如此反复数次，至皮肤潮红、深红或起瘀点为止。

3. 留罐：又称坐罐，即火罐吸拔在应拔部位后留置10~15分钟。

4. 其他拔罐方法

（1）煮罐法：一般使用竹罐，将竹罐倒置在沸水或药液中，煮沸1~2分钟，用镊子夹住罐底，提出后用毛巾吸去表面水分，趁热按在皮肤上半分钟左右，令其吸牢。

（2）抽气罐法：用抽气罐置于选定部位上，抽出空气，使其产生负压而吸于体表。

5. 起罐方法

（1）一般起罐方法：一手握住罐体腰底部稍倾斜，另一手拇指或示指按压罐口边缘皮肤，使罐口与皮肤之间产生空隙，空气进入罐内，即可将罐取下。

（2）抽气罐起罐法：打开抽气罐上方的塞帽使空气注入罐内，罐具即可脱落，也可按一般起罐方法起罐。

（3）水罐的起罐方法：为防止罐内有残留水（药液）漏出，若吸拔部位呈水平面，应先将拔罐部位适当倾斜后再起罐，并在低于罐口处放置适量干棉球后，再用一般方法起罐。

【拔罐技术(火罐法)操作流程图】

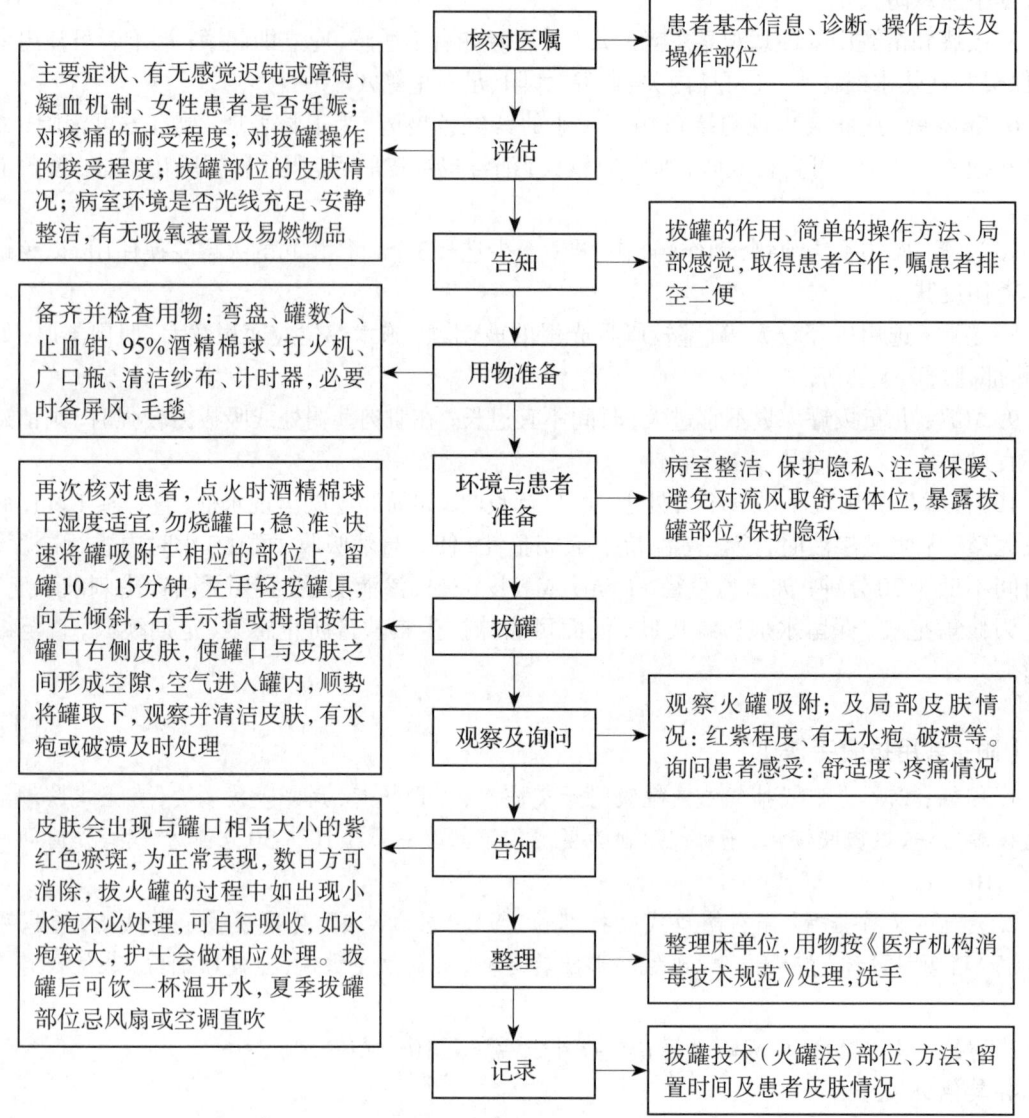

【拔罐技术(火罐法)操作考核评分标准】

项目	分值	技术操作要求	评分等级 A	B	C	D	评分说明
仪表	2	仪表端庄	2	1	0	0	1项未完成扣1分
核对	2	核对医嘱	2	1	0	0	未核对扣2分;内容不全面扣1分
评估	6	主要症状、有无感觉迟钝或障碍、既往史、凝血机制、体质、女性患者是否妊娠	4	3	2	1	1项未完成扣1分

续　表

项目	分值	技术操作要求	评分等级 A	B	C	D	评分说明
评估	6	拔罐部位皮肤情况、对疼痛的耐受程度	2	1	0	0	1项未完成扣1分
告知	4	解释作用、简单的操作方法、局部感受,取得患者配合	4	3	2	1	1项未完成扣1分
用物准备	7	洗手,戴口罩	2	1	0	0	未洗手扣1分;未戴口罩扣1分
		备齐并检查用物	5	4	3	2	少备1项扣1分;未检查1项扣1分,最高扣5分
环境与患者准备	7	病室整洁、保护隐私、注意保暖、避免对流风	3	2	1	0	1项未完成扣1分,最高扣3分
		协助患者取舒适体位,充分暴露拔罐部位	4	3	2	1	未进行体位摆放扣2分;体位不舒适扣1分;未充分暴露拔罐部位扣1分
操作过程	拔罐 38	核对医嘱	2	1	0	0	未核对扣2分;内容不全面扣1分
		用止血钳夹住干湿度适宜的酒精棉球,点燃,勿烧罐口,稳、准、快速将罐吸附于相应的部位上	10	8	6	4	酒精棉球过湿扣2分;部位不准确扣2分;吸附不牢扣2分;动作生硬扣2分;烧罐口扣2分
		留罐10～15分钟	6	4	2	0	留罐时间不正确扣6分
		询问患者感受:舒适度、疼痛情况	2	1	0	0	未询问患者感受扣2分;内容不全面扣1分
		观察皮肤:红紫程度、水疱、破溃	6	2	0	0	未观察皮肤扣2分/项
		告知相关注意事项,酌情开窗通风	4	2	0	0	未告知扣4分;告知不全扣2分;未酌情开窗通风扣1分
		协助患者取舒适体位,整理床单位	4	2	0	0	未安置体位扣2分;未整理床单位扣2分
		洗手,再次核对,记录时间	4	3	2	1	未洗手扣1分;未核对扣1分;未记录时间扣2分
	起罐 12	手法:一手扶罐具,一手手指按住罐口皮肤	4	2	0	0	手法不正确扣4分;手法不熟练扣2分
		观察并清洁皮肤,有水疱或破溃及时处理	4	3	2	1	未观察扣1分;未清洁皮肤1分;有水疱或破溃未处理扣2分
		协助患者取舒适体位,整理床单位	4	2	0	0	未安置体位扣2分;未整理床单位扣2分
操作后处置	6	用物按《医疗机构消毒技术规范》处理	2	1	0	0	处置方法不正确扣1分/项,最高扣2分
		洗手	2	0	0	0	未洗手扣2分
		记录	2	1	0	0	未记录扣2分;记录不完全扣1分

续 表

项目	分值	技术操作要求	评分等级 A	评分等级 B	评分等级 C	评分等级 D	评 分 说 明
评价	6	流程合理、技术熟练、局部皮肤无损伤、询问患者感受	6	4	2	0	1项不合格扣2分,最高扣6分;出现烫伤扣6分
理论提问	10	拔罐技术(火罐法)的适应证、禁忌证	6	3	0	0	回答不全面扣3分/题;未答出扣6分/题
		拔罐技术(火罐法)的注意事项	4	2	0	0	回答不全面扣2分/题;未答出扣4分/题
得 分							

三十一、刺络拔罐技术

刺络拔罐技术是将刺络放血技术与拔罐技术相结合,先用刺血针具点刺体表相应部位或腧穴,然后拔上罐,靠罐内负压吸出血液,以加强刺络放血效果的一种操作方法。

【适应证】

1. 外科疾病:如急性淋巴结炎、急性扁桃体炎、丹毒、暴发性火眼、急性腮腺炎、疖肿痈毒、毒蛇咬伤等。
2. 骨科疾病:如坐骨神经痛、神经性头痛、三叉神经痛、扭挫伤痛、肩周炎、肢体麻木、舌体肿大、象皮肿等。
3. 皮肤疾病:如牛皮癣、荨麻疹、神经性皮炎、痤疮、黄褐斑、风湿、类风湿等。

【禁忌证】

1. 血小板减少症、血友病等出血倾向的疾病禁用。
2. 妇女月经期、妊娠期禁用。
3. 中医辨证为虚证,尤其是血虚或阴液亏损患者禁用。
4. 体质虚弱、贫血、晕针、晕血者、重大病症患者禁用。
5. 传染病、皮肤有创伤、溃疡面、过度饥饿、过于紧张、过度疲劳、大汗、大泄之后等患者不宜进行刺络拔罐。

【评估】

1. 主要症状、有无感觉迟钝或障碍、既往史、凝血机制、女性患者是否妊娠。
2. 对疼痛的耐受程度。
3. 局部皮肤情况。
4. 病室环境是否光线充足、安静整洁,有无吸氧装置及易燃物品。

【告知】

1. 刺络拔罐技术的作用、操作方法及局部感受,取得患者配合。
2. 操作前排空二便。
3. 操作时间5~15分钟。
4. 操作中如感觉局部皮温过高、疼痛或出现水疱、头昏、眼花、恶心等不适,及时告知。
5. 操作后,在操作处若出现点片状紫红色瘀点、瘀斑或微热痛或局部发红,或微觉痛痒,片刻或3~5天后消失,皆是正常反应,不应搔抓,一般不予特殊处理。

【物品准备】

治疗盘、无菌刺血针具、无菌棉签、皮肤消毒剂、一次性灭菌橡胶手套、利器盒、罐数个(玻璃罐、抽气罐等)、止血钳、95%酒精棉球、打火机、弯盘、广口瓶、纱布、计时器,必要时备屏风、毛毯。

【基本操作方法】

1. 核对患者基本信息、医嘱,评估患者,做好解释。
2. 备齐用物,携用物至床旁。
3. 协助患者取合理、舒适体位。
4. 遵照医嘱确定刺络拔罐部位,充分暴露刺络拔罐部位,注意保护隐私及保暖。
5. 在针刺部位的上下用手指向针刺点处推按(按摩),使血液积聚于针刺部位。
6. 洗手,戴一次性灭菌橡胶手套。常规消毒皮肤。
7. 检查针具无毛尖或倒钩,术者右手持针,左手拇、中、示指夹紧被刺部位或穴位,针尖露出所需的深度,对准被刺部位或穴位直刺1.5～3 mm,随即出针,将针弃入利器盒内。迅速将火罐叩至针刺部位,使血液自然从针刺部位流出,留罐5～10分钟。出血量根据病情和体质而定,血色由暗红变为鲜红为止,放血过程中观察患者有无不适。
8. 观察罐体吸附情况和皮肤颜色、出血量及血液颜色,询问患者疼痛耐受程度,询问有无不适感。
9. 起罐时,一手扶罐具,另一手拇指按压罐口皮肤,使空气进入罐内,即可顺利起罐,不可强行上提或旋转提拔。起罐后用棉签按压针孔片刻,再次消毒拔罐处皮肤。
10. 操作完毕,协助患者穿衣,安排舒适体位,整理床单位。

【注意事项】

1. 使用一次性无菌针具,严格执行无菌技术操作原则,以免感染。
2. 刺络拔罐时,刺络进针勿过深,以免损伤其他组织。
3. 拔罐吸附力适中,放血量应视病情而定,实证、热证、急症者出血量可稍大,虚证者宜少出血为宜。
4. 刺络拔罐过程中,注意观察患者的反应,患者如有晕针、晕罐等不适感,应立即停止操作;严重者可让患者平卧,保暖并饮温水或糖水,还可掐水沟(人中)、揉内关、足三里等穴。
5. 若出血不易止者,可采取压迫止血法。
6. 操作后如局部皮肤出现水疱,直径≤1 cm,局部表皮完整,无明显渗液时,应注意保持水疱完整性,使其自然吸收,可在3小时内进行冷疗,冷疗时间不低于20分钟;如水疱直径>1 cm,或表皮破损、渗液明显,宜用无菌针头刺破水疱,无菌剪刀修剪疱皮,保留水疱边缘皮肤,创面可涂抹抗生素软膏防止感染,定期换药,直至结痂自愈。

【刺络拔罐技术操作流程图】

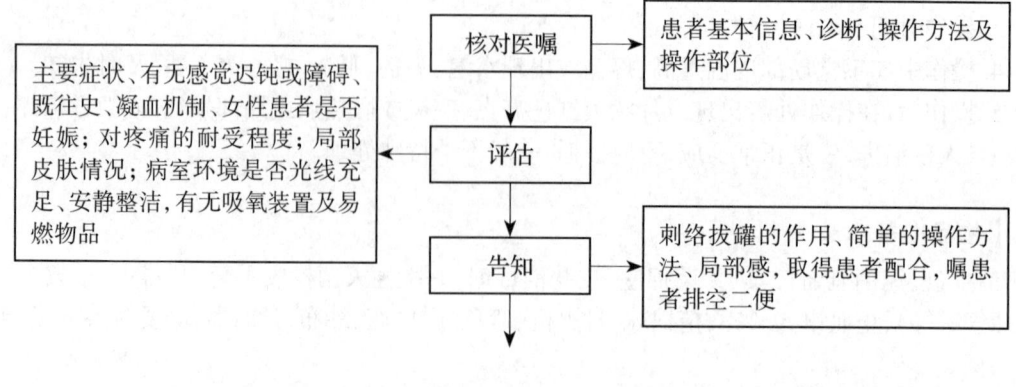

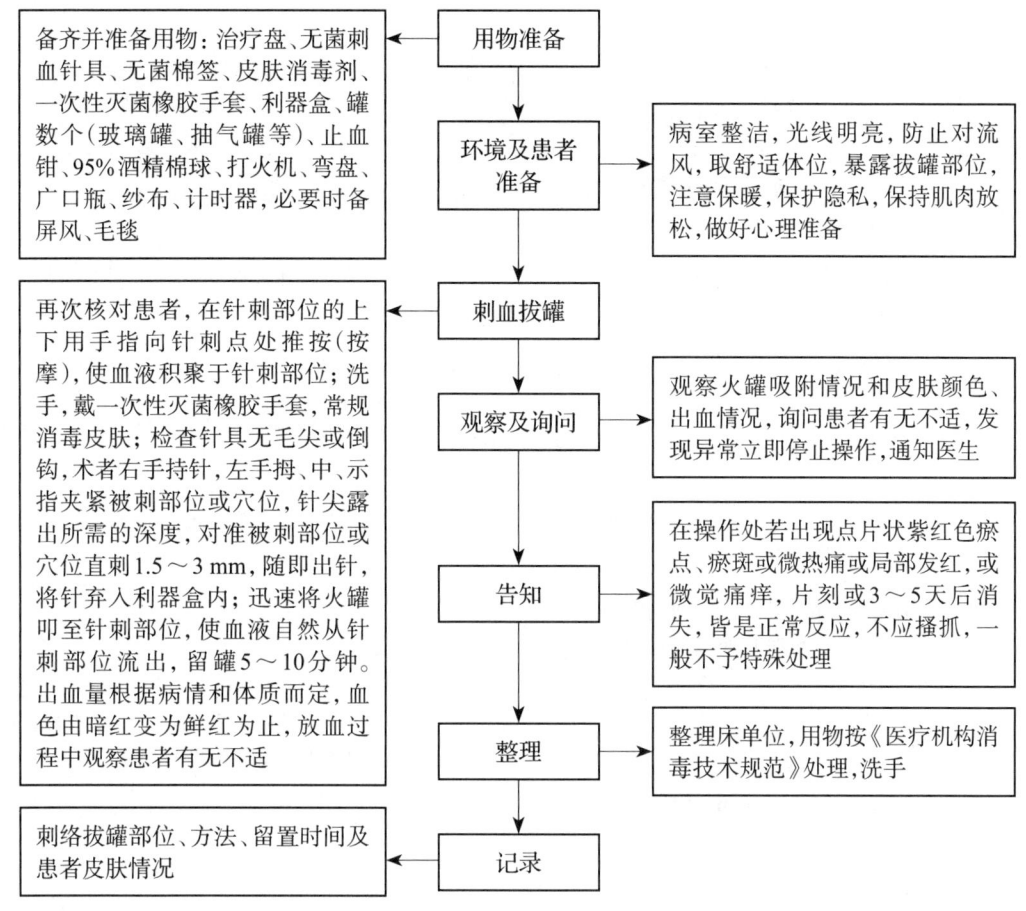

【刺络拔罐技术操作考核评分标准】

项目	分值	技术操作要求	评分等级				评分说明
			A	B	C	D	
仪表	2	仪表端庄	2	1	0	0	1项未完成扣1分
核对	2	核对医嘱	2	1	0	0	未核对扣2分；内容不全面扣1分
评估	6	主要症状、有无感觉迟钝或障碍、既往史、凝血机制、女性患者是否妊娠	4	3	2	1	1项未完成扣1分
		刺络拔罐部位皮肤情况、对疼痛的耐受程度	2	1	0	0	1项未完成扣1分
告知	4	解释作用、简单的操作方法、局部感受，取得患者配合	4	3	2	1	1项未完成扣1分
用物准备	7	洗手、戴口罩	2	1	0	0	未洗手扣1分；未戴口罩扣1分
		备齐并检查用物	5	4	3	2	少备1项扣1分；未检查1项扣1分，最高扣5分

第三章 拔罐类

续 表

项目	分值	技术操作要求	评分等级 A	B	C	D	评 分 说 明
环境与患者准备	7	病室整洁、保护隐私、注意保暖、避免对流风	3	2	1	0	1项未完成扣1分,最高扣3分
		协助患者取舒适体位,充分暴露拔罐部位	4	3	2	1	未进行体位摆放扣2分;体位不舒适扣1分;未充分暴露拔罐部位扣1分
操作过程	50 拔罐及起罐	核对医嘱	2	1	0	0	未核对扣2分;内容不全面扣1分
		确定刺络区(穴)部位	4	2	0	0	未确定施刺部位扣4分;穴位不准确扣2分
		洗手,戴一次性灭菌橡胶手套,常规消毒刺络部位	2	1	0	0	消毒方法不符合无菌原则扣2分;未洗手扣1分;未消毒扣2分
		在针刺部位的上下用手指向针刺点处推按(按摩),使血液积聚于针刺部位;检查针具无毛尖或倒钩,术者右手持针,左手拇、中、示指夹紧被刺部位或穴位,针尖露出所需的深度,对准被刺部位或穴位直刺1.5～3 mm,随即出针,将针弃入利器盒内	12	8	4	0	手法不正确扣4分;深浅不符合要求扣4分;针刺深度不正确扣4分;未检查针尖有无毛尖或倒钩扣4分
		迅速将火罐叩至针刺部位,使血液自然从针刺部位流出,留罐5～10分钟	10	8	6	4	吸附力不强扣4分;烧烫伤患者扣10分
		刺络过程中注意观察病情变化,询问患者有无异常不适,出血量根据病情和体质而定,血色由暗红变为鲜红为止,放血过程中观察患者有无不适	4	3	2	1	未观察出血量扣2分;未询问患者感受扣1分
		刺毕,一手起罐,一手用无菌纱布清除血渍,消毒局部,无菌纱布按压止血,消毒局部	4	2	0	0	起罐方法不正确扣2分;未消毒皮肤扣2分
		协助患者取舒适体位,整理床单位	4	2	0	0	未安置体位扣2分;未整理床单位扣2分
		观察患者局部皮肤,询问患者感受	4	2	0	0	施刺后未观察皮肤扣2分;未询问患者感受扣2分
		告知相关注意事项,酌情开窗通风	2	1	0	0	注意事项内容少1项扣1分,最高扣2分;未酌情开窗扣2分
		洗手,再次核对	2	1	0	0	未洗手扣1分;未核对扣1分

续 表

项目	分值	技术操作要求	评分等级 A	B	C	D	评 分 说 明
操作后处置	6	用物按《医疗机构消毒技术规范》处理	2	1	0	0	处置方法不正确扣1分/项,最高扣2分
		洗手	2	0	0	0	未洗手扣2分
		记录	2	1	0	0	未记录扣2分;记录不完全扣1分
评价	6	流程合理、技术熟练、局部皮肤无损伤、询问患者感受	6	4	2	0	1项不合格扣2分,最高扣6分;出现烫伤扣6分
理论提问	10	刺络拔罐技术的适应证、禁忌证	6	3	0	0	回答不全面扣3分/题;未答出扣6分/题
		刺络拔罐技术的注意事项	4	2	0	0	回答不全面扣2分/题;未答出扣4分/题
得 分							

三十二、药物罐技术

药物罐技术是以竹罐或木罐为工具,浸泡药液煮沸后,利用高热排除罐内空气形成负压,使之吸附于腧穴或相应体表部位上的一种操作方法。

【适应证】

1. 外科疾病:各种神经麻痹,急慢性疼痛,关节疼痛,腰背酸痛,腰肌劳损等;疮疡将溃或已溃脓毒不泄的外科疾患、扭伤、痈肿疮毒,以及蛇伤急救排毒等。
2. 内科疾病:外感风寒,咳嗽气喘,哮喘,脘腹胀满,消化不良,腹痛,泄泻,口眼歪斜等。

【禁忌证】

1. 急性严重疾病、接触性传染病、严重心脏病禁用。
2. 皮肤过敏、传染性皮肤病及皮肤肿瘤(肿块)部位、皮肤溃烂部位禁用。
3. 血小板减少性紫癜、白血病及血友病等出血性疾病禁用。
4. 孕妇腹部及腰骶部禁用。
5. 心前区、体表大动脉搏动处、静脉曲张处及其他大血管部位禁用。
6. 精神分裂症、抽搐、高度神经质及不合作者禁用。
7. 急性外伤性骨折、中度和重度水肿部位禁用。
8. 瘰疬、疝气处及活动性肺结核患者禁用。
9. 对糖尿病患者、皮肤容易破溃者、皮下组织容易出血者等,应慎用。

【评估】

1. 主要症状、有无感觉迟钝或障碍、既往史、凝血机制、女性患者是否妊娠。
2. 患者体质、对热、疼痛的耐受程度。
3. 药物罐部位的皮肤情况。
4. 病室环境是否光线充足、安静整洁,有无吸氧装置及易燃物品。

【告知】

1. 药物罐的作用、简单的操作方法及操作时间。
2. 操作前排空二便。
3. 操作留罐时间一般为5~10分钟。
4. 操作过程中不随意改变体位,局部皮肤受负压影响有紧绷感为正常现象,如出现皮肤灼热感、疼痛剧烈、头昏、眼花、恶心、心慌出汗等不适症状,及时告知。
5. 操作后局部皮肤会出现与罐口相当大小的紫红色瘀斑,此属正常表现,数日可自行消除。
6. 操作后拔罐后可饮一杯温开水,夏季拔罐部位忌风扇或空调直吹。

【物品准备】

竹罐、煮锅、治疗盘、毛巾、浴巾、大号弯钳、卫生纸、棉球、烫伤膏、防火布（毯），必要时准备屏风、计时器、毛毯。

【基本操作方法】

1. 核对患者基本信息、医嘱，评估患者，做好解释。
2. 备齐用物，携用物至床旁。
3. 协助患者取合理、舒适体位。
4. 遵照医嘱确定药物罐部位，充分暴露药物罐部位，注意保护隐私及保暖。
5. 根据拔罐部位选择竹罐大小及数量，检查罐口周围是否光滑，有无缺损裂痕。
6. 煮药罐：将中药药物配伍组方，以布做成药包放入锅内浸泡半小时后煮沸半小时左右，再将完好的竹罐放入锅内煮5～10分钟。
7. 拔罐：用弯钳将罐夹出，罐口向下，甩去水珠，迅速投入另一手持的毛巾中，吸去表面水分后立即扣按在需要治疗的部位上，使之吸牢。
8. 留罐：5～10分钟，每日一次，一次可拔6～10罐。留罐过程中随时观察罐口吸附情况、皮肤颜色和患者全身情况。
9. 起罐：先用一只手握住罐具，使之稍稍倾斜，用另一只手拇指或示指在罐口边缘下压皮肤，使气体进入罐内，将罐具取下。
10. 观察罐体吸附情况和皮肤颜色，询问有无不适感。
11. 操作完毕，协助患者穿衣，安置舒适体位，整理床单位。

【注意事项】

1. 拔罐应选择肌肉丰厚部位，尽量避开骨骼凹凸不平处、毛发较多处、瘢痕处，以防罐具脱落。
2. 拔罐时患者体位应舒适、持久，充分暴露治疗部位，局部宜舒展、松弛，勿移动体位，以防罐具脱落。
3. 老年人、儿童、体质虚弱及初次接受拔罐者，拔罐数量宜少，留罐时间宜短。
4. 拔罐后24小时内避免沐浴、游泳。治疗期间禁食生冷、海鲜、辛辣刺激性食物。
5. 操作后如局部皮肤出现水疱，直径≤1 cm，局部表皮完整，无明显渗液时，应注意保持水疱完整性，使其自然吸收，可在3小时内进行冷疗，冷疗时间不低于20分钟；如水疱直径>1 cm，或表皮破损、渗液明显，宜用无菌针头刺破水疱，无菌剪刀修剪疱皮，保留水疱边缘皮肤，创面可涂抹抗生素软膏防止感染，定期换药，直至结痂自愈。

【药物罐技术操作流程图】

| 主要症状、有无感觉迟钝或障碍、既往史、凝血机制、女性患者是否妊娠或月经期。患者体质、对热、疼痛的耐受程度；药物罐部位的皮肤情况；病室环境是否光线充足、安静整洁，有无吸氧装置及易燃物品 | ← | 评估 |

核对医嘱 → 患者基本信息、诊断、操作方法及部位

核对医嘱 → 评估

第三章 拔罐类

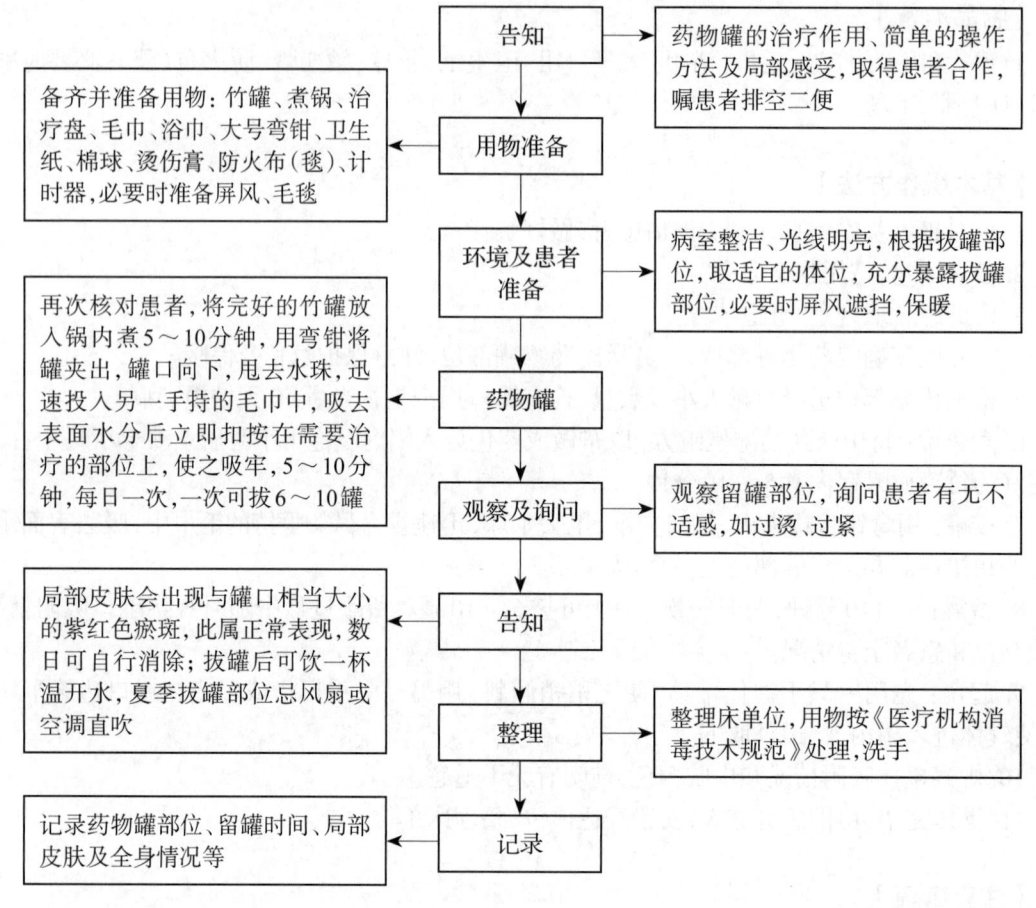

【药物罐技术操作考核评分标准】

项目	分值	技术操作要求	评分等级				评 分 说 明
			A	B	C	D	
仪表	2	仪表端庄	2	1	0	0	1项未完成扣1分
核对	2	核对医嘱	2	1	0	0	未核对扣2分；内容不全面扣1分
评估	6	主要症状、有无感觉迟钝或障碍、既往史、凝血机制、体质、女性患者是否妊娠	4	3	2	1	1项未完成扣1分
		药物罐部位皮肤情况,对热、疼痛的耐受程度	2	1	0	0	1项未完成扣1分
告知	4	解释作用、简单的操作方法、局部感受,取得患者配合	4	3	2	1	1项未完成扣1分
用物准备	7	洗手,戴口罩	2	1	0	0	未洗手扣1分；未戴口罩扣1分
		备齐并检查用物	5	4	3	2	少备1项扣1分；未检查1项扣1分,最高扣5分

三十二、药物罐技术

续表

项目	分值	技术操作要求	A	B	C	D	评分说明
环境与患者准备	7	病室整洁、保护隐私、注意保暖、避免对流风	3	2	1	0	1项未完成扣1分,最高扣3分
		协助患者取舒适体位,充分暴露拔罐部位	4	3	2	1	未进行体位摆放扣2分;体位不舒适扣1分;未充分暴露拔罐部位扣1分
操作过程		核对医嘱	2	1	0	0	未核对扣2分;内容不全面扣1分
	拔罐 38	确定拔罐部位	4	2	0	0	未确定拔罐部位扣4分;穴位不准确扣2分
		将中药包放入锅内煮半小时左右,投入竹罐同煮10~15分钟,即可使用	4	2	0	0	竹罐煎煮方法不符合要求扣2分,最高扣4分
		用弯钳夹紧煮好的竹罐,毛巾吸干表面水分,然后准确扣按在选定的部位,留罐5~10分钟	12	8	4	0	方法不正确扣4分;力度太大扣4分
		随时观察罐的松紧度,防止过紧损伤皮肤	8	4	0	0	未询问松紧度扣4分;拔罐时间不合理扣4分
		观察拔罐部位皮肤,询问患者感受,以患者感受调整罐的松紧度,必要时及时起罐	4	3	2	1	未观察皮肤扣2分;未询问患者感受扣1分;未及时起罐扣1分
		协助患者取舒适体位,整理床单位	2	0	0	0	未安置体位扣2分;未整理床单位扣2分
		洗手,再次核对,记录时间	2	1	0	0	未洗手扣1分;未核对扣1分;未记录时间扣2分
	起罐 12	起罐时,用一手轻按罐具向一侧倾斜,另一只手示指或拇指按住罐口的皮肤,使罐口与皮肤之间形成空隙,空气进入罐内则罐自起	4	0	0	0	起罐方法不正确扣4分
		观察并清洁皮肤,有水疱或破溃及时处理	4	3	2	1	未观察扣1分;未清洁皮肤1分;有水疱或破溃未处理扣2分
		协助患者取舒适体位,整理床单位	4	2	0	0	未安置体位扣2分;未整理床单位扣2分
操作后处置	6	用物按《医疗机构消毒技术规范》处理	2	1	0	0	处置方法不正确扣1分/项,最高扣2分
		洗手	2	0	0	0	未洗手扣2分
		记录	2	1	0	0	未记录扣2分;记录不完全扣1分
评价	6	流程合理、技术熟练、局部皮肤无损伤、询问患者感受	6	4	2	0	1项不合格扣2分,最高扣6分;出现烫伤扣6分
理论提问	10	药物罐技术的适应证、禁忌证	6	3	0	0	回答不全面扣3分/题;未答出扣6分/题
		药物罐技术的注意事项	4	2	0	0	回答不全面扣2分/题;未答出扣4分/题
得 分							

三十三、平衡火罐技术

平衡火罐技术是以阴阳学说为基础,以神经传导为途径,以自身平衡为核心,运用不同拔罐手法作用于人体,达到自然平衡的一种操作方法。

【适应证】
1. 外科疾病:急慢性疼痛,腰背疼痛、头痛、痛经等。
2. 内科疾病:感冒、咳嗽、消化不良、胃脘痛、眩晕等。

【禁忌证】
1. 有出血性疾病者、极度消瘦或体质过于虚弱者、接触性传染病者禁用。
2. 严重疾病者,如呼吸衰竭、心功能不全等禁用。
3. 孕妇腹部、腰骶部禁用。
4. 皮肤肿瘤部位、溃烂部位、严重水肿部位、心尖区、体表大动脉搏动处、静脉曲张处及其他大血管部位禁用。
5. 精神疾病、高度紧张、抽搐等不配合者禁用。

【评估】
1. 主要症状,有无感觉迟钝或障碍、既往史、女性患者是否处于妊娠。
2. 平衡火罐部位的皮肤情况。
3. 对热、疼痛的耐受程度。
4. 病室环境是否光线充足、安静整洁,有无吸氧装置及易燃物品。

【告知】
1. 拔罐的作用、简单的操作方法及操作时间。
2. 操作前排空二便。
3. 操作留罐时间一般为5~10分钟。
4. 拔罐过程中不随意改变体位,局部皮肤受负压影响有紧绷感为正常现象,如出现疼痛剧烈、头昏、眼花、恶心、心慌出汗等不适症状,及时告知。
5. 走罐、留罐后局部皮肤会出现紫红色瘀斑与罐印,为正常表现,数日可消退,询问患者是否能接受。
6. 操作后可饮一杯温开水,夏季拔罐部位忌风扇或空调直吹。

【物品准备】
治疗盘、玻璃罐数个、润滑剂、止血钳、95%酒精棉球、打火机、弯盘、广口瓶、纱布、计时器,必要时备屏风、毛毯。

【基本操作方法】

1. 核对患者基本信息、医嘱,评估患者,做好解释。
2. 备齐用物,携用物至床旁。
3. 协助患者取合理、舒适体位。
4. 遵照医嘱确定平衡火罐部位,充分暴露平衡火罐部位,注意保护隐私及保暖。
5. 根据拔罐部位选择罐的大小及数量,检查罐口周围是否光滑,有无缺损裂痕。
6. 分别采用闪罐、揉罐、走罐、抖罐、留罐等拔罐手法。
（1）闪罐：至少选择3个口径相同的火罐轮换使用。
（2）揉罐：在闪罐的基础上,利用罐体的温热,手持火罐在治疗部位做轻柔缓和的回旋动作,使热度渗透于施术部位。
（3）走罐：揉罐后涂抹润滑剂,走罐至皮肤潮红、深红或起痧点为度。
（4）抖罐：拔罐负压适中,施术者手掌空心握罐,手腕带动,沿经络方向快速抖动,从上到下,从左到右,频率要求120次/分。
（5）留罐：将罐吸拔在应拔部位,留置5~10分钟。
7. 观察罐体吸附情况和皮肤颜色,询问患者疼痛耐受程度,防止皮肤破损,询问有无不适感。
8. 起罐时,一手扶罐具,另一手拇指按压罐口皮肤,使空气进入罐内,即可顺利起罐,不可强行上提或旋转提拔。
9. 清洁背部皮肤,评估拔罐部位皮肤情况。
10. 操作完毕,协助患者穿衣,取舒适体位,整理床单位。

【注意事项】

1. 空腹及饱餐情况下不宜进行拔罐操作。
2. 拔罐时要选择适当体位和肌肉丰满的部位,骨骼凹凸不平、毛发较多的部位、瘢痕处等,均不适宜。
3. 面部、儿童、年老体弱者拔罐的吸附力不宜过大。
4. 拔罐过程中,注意观察患者的反应,患者如有头晕、心慌等不适症状,应立即起罐；严重者可让患者平卧,保暖并饮温水或糖水,还可掐水沟（人中）,揉内关、足三里等穴。
5. 酒精棉球干湿度适宜。闪罐时,轮换使用罐具,避免罐口烫伤皮肤；揉罐时,使用罐体的光滑面；走罐、抖罐时,勿使用暴力推拉,以免损伤皮肤。
6. 操作后如局部皮肤出现水疱,直径≤1 cm,局部表皮完整,无明显渗液时,应注意保持水疱完整性,使其自然吸收,可在3小时内进行冷疗,冷疗时间不低于20分钟；如水疱直径>1 cm,或表皮破损、渗液明显,宜用无菌针头刺破水疱,无菌剪刀修剪疱皮,保留水疱边缘皮肤,创面可涂抹抗生素软膏防止感染,定期换药,直至结痂自愈。
7. 用完的火罐送至供应室消毒备用。

【平衡火罐技术操作流程图】

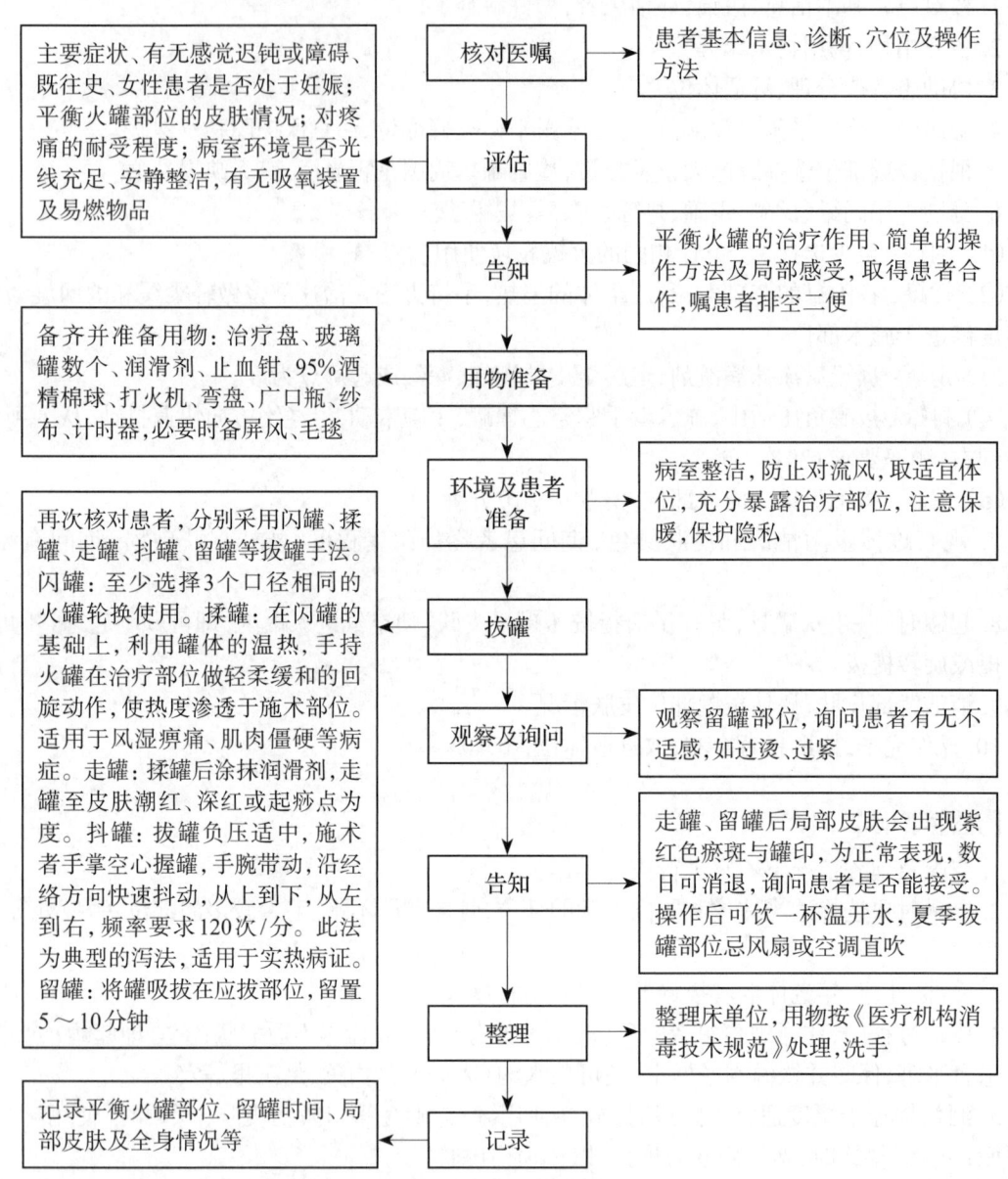

【平衡火罐技术操作考核评分标准】

项目	分值	技术操作要求	评分等级				评分说明
			A	B	C	D	
仪表	2	仪表端庄	2	1	0	0	1项未完成扣1分
核对	2	核对医嘱	2	1	0	0	未核对扣2分；内容不全面扣1分

续 表

项目	分值	技术操作要求	评分等级 A	B	C	D	评 分 说 明
评估	6	主要症状、有无感觉迟钝或障碍、既往史、女性患者是否处于妊娠	4	3	2	1	1项未完成扣1分
		平衡火罐部位皮肤情况,对热、疼痛的耐受程度	2	1	0	0	1项未完成扣1分
告知	4	解释作用、简单的操作方法、局部感受,取得患者配合	4	3	2	1	1项未完成扣1分
用物准备	7	洗手,戴口罩	2	1	0	0	未洗手扣1分;未戴口罩扣1分
		备齐并检查用物	5	4	3	2	少备1项扣1分;未检查1项扣1分,最高扣5分
环境与患者准备	7	病室整洁、保护隐私、注意保暖、避免对流风	3	2	1	0	1项未完成扣1分,最高扣3分
		协助患者取舒适体位,充分暴露拔罐部位	4	3	2	1	未进行体位摆放扣2分;体位不舒适扣1分;未充分暴露拔罐部位扣1分
操作过程	拔罐 38	核对医嘱	2	1	0	0	未核对扣2分;内容不全面扣1分
		根据拔罐部位选择罐的大小及数量,检查罐口周围是否光滑,有无缺损裂痕	4	2	0	0	未根据部位选择罐口大小及数量扣2分;未检查罐口是否光滑扣2分;未检查有无缺损裂痕扣2分,最高扣4分
		分别采用闪罐、揉罐、走罐、抖罐、留罐等拔罐手法。闪罐:至少选择3个口径相同的火罐轮换使用。揉罐:在闪罐的基础上,利用罐体的温热,手持火罐在治疗部位做轻柔缓和的回旋动作,使热度渗透于施术部位。走罐:揉罐后涂抹润滑剂,走罐至皮肤潮红、深红或起痧点为度。抖罐:拔罐负压适中,施术者手掌空心握罐,手腕带动,沿经络方向快速抖动,从上到下,从左到右,频率要求120次/分。留罐:将罐吸拔在应拔部位,留置5～10分钟	14	8	4	2	少1种手法扣4分;动作生硬扣2分;部位不准确扣2分;吸附不牢扣2分;时间不正确扣2分
		询问患者感受:舒适度、疼痛情况	2	1	0	0	未询问患者感受扣2分;内容不全面扣1分
		观察罐体吸附情况和皮肤颜色,防止皮肤破损,询问有无不适感	4	2	0	0	未观察皮肤扣2分/项;未观察罐体吸附情况扣2分
		告知相关注意事项,酌情开窗通风	4	2	0	0	未告知扣4分;告知不全扣2分;未酌情开窗通风扣2分
		协助患者取舒适体位,整理床单位	4	2	0	0	未安置体位扣2分;未整理床单位扣2分
		洗手,再次核对,记录时间	4	3	2	1	未洗手扣1分;未核对扣1分;未记录时间扣2分

续 表

项目		分值	技术操作要求	评分等级				评分说明
				A	B	C	D	
操作过程	起罐	12	手法：一手扶罐具，一手手指按住罐口皮肤	4	2	0	0	手法不正确扣4分；手法不熟练扣2分
			观察并清洁皮肤，有水疱和破溃及时处理	4	3	2	1	未观察扣1分；未清洁皮肤扣1分；有水疱和破溃未处理扣2分
			协助患者取舒适体位，整理床单位	4	2	0	0	未安置体位扣2分；未整理床单位扣2分
操作后处置		6	用物按《医疗机构消毒技术规范》处理	2	1	0	0	处置方法不正确扣1分/项，最高扣2分
			洗手	2	0	0	0	未洗手扣2分
			记录	2	1	0	0	未记录扣2分；记录不完全扣1分
评价		6	流程合理、技术熟练、局部皮肤无损伤、询问患者感受	6	4	2	0	1项不合格扣2分，最高扣6分；出现烫伤扣6分
理论提问		10	平衡火罐技术的适应证、禁忌证	6	3	0	0	回答不全面扣3分/题；未答出6分/题
			平衡火罐技术的注意事项	4	2	0	0	回答不全面扣2分/题；未答出4分/题
			得　分					

三十四、蜜芽罐技术

蜜芽罐是采用硅胶材质的软质罐具,通过负压吸附于选定的穴位或经络区域,利用罐内负压牵拉皮肤及皮下组织,达到清热祛湿、止咳化痰、防治儿科常见疾病的一种操作方法。

【适应证】
1. 呼吸系统疾病:风热感冒、急性咳嗽、扁桃体炎、疱疹性咽峡炎、反复呼吸道感染等。
2. 消化系统疾病:积食、腹胀、腹痛、便秘、腹泻、厌食、消化不良、脾胃失调等。
3. 神经/肌肉病症:抽动症、小儿斜颈、脊柱侧弯等。

【禁忌证】
1. 接触性传染病、过敏性紫癜、免疫性血小板减少症、白血病及血友病等出血性疾病禁用。
2. 出疹性疾病、皮肤高度过敏、传染性皮肤病,皮肤肿瘤(肿块)部位、皮肤溃烂部位禁用。
3. 心尖区体表大动脉搏动处、急性外伤性骨折处、静脉曲张处、皮肤损伤部位禁用。
4. 瘰疬、疝气处及水肿部位禁用。
5. 眼、耳、口、鼻、前阴、后阴等五官九窍部位禁用。

【评估】
1. 主要症状、有无感觉迟钝或障碍、既往史。
2. 有无出血病史或出血倾向。
3. 施罐部位皮肤情况。
4. 对疼痛的耐受程度。
5. 病室环境是否光线充足、安静整洁、温度是否适宜。

【告知】
1. 蜜芽罐的作用、简单的操作方法及操作时间。
2. 施罐前嘱患儿排空二便。
3. 施罐过程出现不适,对罐体温度、手法力度、体位等难以耐受时,及时告知护士。
4. 施罐后可饮一杯温开水,注意保暖,避免冷风直吹,8小时内不宜洗澡。
5. 施罐后部分患儿局部皮肤会有痒感,不可搔抓施罐处皮肤,避免皮肤破损引起感染。
6. 施罐后局部可能会出现红紫色痧点或瘀斑,为正常表现,数日可自行消除。

【物品准备】
治疗盘、蜜芽罐、润滑油、清洁毛巾或纱布,必要时备屏风、毛毯、计时器。

【基本操作方法】
1. 核对患儿基本信息、医嘱,评估患者,做好解释。

2. 备齐用物,携用物至床旁。
3. 协助患儿取合理、舒适体位。
4. 遵照医嘱确定施罐部位,充分暴露施罐部位,用清洁毛巾保护衣物,注意保护隐私及保暖。
5. 将罐口及操作部位涂上润滑剂进行走罐:用罐吸拔后,一手握住罐体,略用力将罐沿着一定路线反复推拉,至走罐部位皮肤紫红为度。推罐时应用力均匀,以防止罐体漏气脱落。
6. 根据患儿病情,遵医嘱闪罐或留罐。闪罐:将罐吸拔于治疗部位,随即取下,再吸拔,再取下,反复吸拔至局部皮肤潮红,或罐体底部发热为度。动作要迅速而准确。留罐:将吸拔在皮肤上的蜜芽罐留置一定时间,使局部皮肤潮红,甚或呈紫红色后再将蜜芽罐取下。
7. 施罐过程中及施罐结束后需观察施罐区皮肤颜色、温度情况,询问有无不适感。
8. 一手握住罐体腰底部稍倾斜,另一手拇指或示指按压罐口边缘的皮肤,使罐口与皮肤之间产生空隙,空气进入罐内后起罐。
9. 操作完毕,协助患儿整理衣着,安置舒适体位,整理床单位。

【注意事项】

1. 留罐时间可根据患儿年龄、病情、体质等情况而定。一般留罐时间为5～15分钟,若肌肤反应明显、皮肤薄弱的儿童则留罐时间应较短。
2. 应根据患儿年龄大小选择直径大小不同的罐具。
3. 施罐前充分暴露应拔部位,有毛发者剃去,操作部位应注意防止感染。
4. 选好体位,幼儿期、学龄前期患儿一般采用卧位,指导家长协助患儿保持正确体位。患儿体位应舒适,局部宜舒展、松弛,勿移动体位,以防罐具脱落。
5. 体质虚弱患儿及初次接受蜜芽罐者,拔罐数量宜少,留罐时间宜短。
6. 起罐操作时不可硬拉或旋转罐具,否则会引起疼痛,甚至损伤皮肤。
7. 施罐动作轻、快、稳、准。避免在一个部位重复走罐多次,应来回更换部位。
8. 施罐过程中如果出现局部疼痛,处理方法有减压放气、立即起罐等。
9. 施罐过程中若出现头晕、胸闷、恶心欲呕、肢体发软,冷汗淋漓,甚者瞬间意识丧失等晕罐现象。应立即起罐,使患儿呈头低脚高卧位,必要时可饮用温开水或温糖水,或掐人中穴等。密切观察面色、血压、心率变化,严重者按晕厥处理。
10. 如局部皮肤出现水疱,直径≤1 cm,局部表皮完整,无明显渗液时,应注意保持水疱完整性,使其自然吸收,可在3小时内进行冷疗,冷疗时间不低于20分钟;如水疱直径>1 cm,或表皮破损、渗液明显,宜用无菌针头刺破水疱,无菌剪刀修剪疱皮,保留水疱边缘皮肤,创面可涂抹抗生素软膏防止感染,定期换药,直至结痂自愈。

【蜜芽罐技术操作流程图】

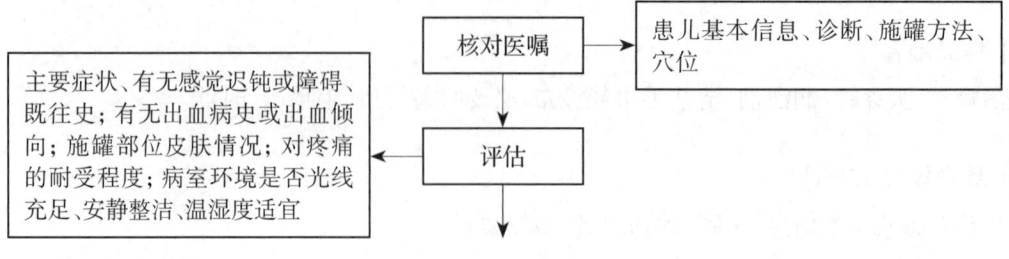

三十四、蜜芽罐技术

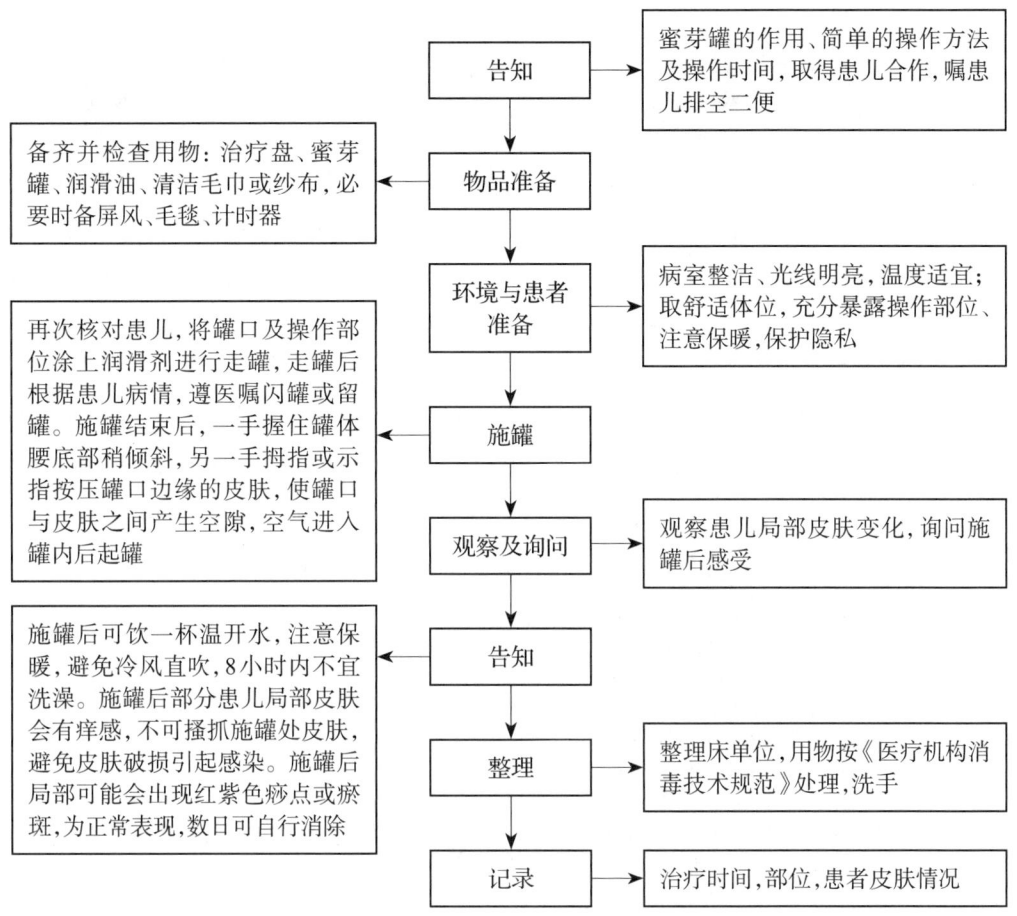

【蜜芽罐技术操作考核评分标准】

项目	分值	技术操作要求	评分等级 A	B	C	D	评分说明
仪表	2	仪表端庄	2	1	0	0	1项未完成扣1分
核对	2	核对医嘱	2	1	0	0	未核对扣2分；内容不全面扣1分
评估	6	主要症状、有无感觉迟钝或障碍、既往史、是否有出血性病史或出血倾向	4	3	2	1	1项未完成扣1分
		施罐部位皮肤情况、对疼痛的耐受程度	2	1	0	0	1项未完成扣1分
告知	3	解释作用、操作方法、局部感受，取得患儿配合	3	2	1	0	1项未完成扣1分
用物准备	5	洗手、戴口罩	2	1	0	0	未洗手扣1分；未戴口罩扣1分
		备齐并检查用物	3	2	1	0	少备1项扣1分；未检查1项扣1分，最高扣3分

续 表

项目	分值	技术操作要求	评分等级 A	B	C	D	评 分 说 明
环境与患者准备	7	病室整洁、光线明亮，避免对流风	2	1	0	0	未进行环境准备扣2分；准备不全扣1分
		协助患儿取舒适体位	2	1	0	0	未进行体位摆放扣2分；体位不舒适扣1分
		暴露施罐部位皮肤，注意保暖，保护隐私	3	2	1	0	未充分暴露施罐部位扣1分；未保暖扣1分；未保护隐私扣1分
操作过程	53	核对医嘱	2	1	0	0	未核对扣2分；内容不全面扣1分
		确定施罐部位	4	2	0	0	未确定施罐部位扣4分；穴位不准确扣2分
		将罐口及施罐部位皮肤涂上润滑剂	2	1	0	0	未涂抹润滑剂扣1分；涂抹范围不正确扣1分
		选择合适的施罐方法施罐，方法正确： **闪罐**：将罐吸拔于治疗部位，随即取下，再吸拔，再取下，反复吸拔至局部皮肤潮红，或罐体底部发热为度。动作要迅速而准确。必要时也可在闪罐后留罐 **留罐**：将吸拔在皮肤上的罐具留置一定时间，使局部皮肤潮红，甚或呈紫红色后再将罐具取下 **走罐**：先于施罐部位涂上润滑剂（常用凡士林、医用甘油、液体石蜡或润肤霜等），也可用温水或药液。同时还可将罐口涂上油脂。用罐吸拔后，一手握住罐体，略用力将罐沿着一定路线反复推拉，至走罐部位皮肤紫红为度。推罐时应用力均匀，以防止罐体漏气脱落 **排罐**：沿某一经脉或某一肌束的体表位置顺序成行排列吸拔多个罐具	16	12	8	4	手法不正确扣4分；操作方法不符合要求扣4分
		观察施罐部位皮肤，询问患儿感受	4	3	2	1	未观察皮肤扣4分；未询问患者感受扣2分
		起罐	10	5	0	0	起罐方法不正确扣10分；起罐动作粗暴扣5分
		清洁皮肤	2	1	0	0	未清洁皮肤扣2分；清洁皮肤不全扣1分
		观察施罐部位皮肤，询问患儿感受	4	3	2	1	未观察皮肤扣4分；未询问患儿感受扣2分
		协助患儿取舒适体位，整理床单位	5	4	3	2	未协助穿衣扣2分；体位不舒适扣2分；未整理床单位扣1分
		告知相关注意事项	2	1	0	0	注意事项内容少1项扣1分，最高扣2分
		洗手，再次核对	2	1	0	0	未洗手扣1分；未核对扣1分

续 表

项目	分值	技术操作要求	评分等级 A	B	C	D	评分说明
操作后处置	6	用物按《医疗机构消毒技术规范》处理	2	1	0	0	处置方法不正确扣1分/项,最高扣2分
		洗手	2	0	0	0	未洗手扣2分
		记录	2	1	0	0	未记录扣2分;记录不完全扣1分
评价	6	流程合理、技术熟练、动作轻巧、稳重、安全、节力,患儿皮肤无损伤、询问患儿感受	6	4	2	0	1项不合格扣2分,最高扣6分;出现烫伤扣6分
理论提问	10	蜜芽罐的适应证、禁忌证	6	3	0	0	回答不全面扣3分/题;未答出扣6分/题
		蜜芽罐的注意事项及操作方法	4	2	0	0	回答不全面扣2分/题;未答出扣4分/题
得 分							

三十五、五行罐技术

五行罐是传统拔罐疗法的一种创新形式,是采用青、赤、黄、白、黑五色特制罐具(对应木、火、土、金、水五行)吸附于选定的脏腑背俞穴或经络区域之上,通过罐内负压与材质特性(如远红外辐射、负离子释放)的协同作用刺激穴位,达到调和脏腑气血、平衡阴阳、温通经络、祛邪扶正、防治疾病的一种操作方法。

【适应证】
适用于寒湿瘀滞、气血失调及脏腑功能紊乱类疾病。
1. 内科疾病:风寒感冒、咳嗽、哮喘、反复呼吸道感染等呼吸系统疾病;胃脘痛、腹痛、腹泻、消化不良、便秘等消化系统疾病;肥胖、高血脂、高血压等代谢循环系统疾病。
2. 外科疾病:风湿痹痛、关节疼痛;急性或慢性软组织损伤、神经麻痹;头痛、偏头痛等。
3. 妇科疾病:宫寒引起的痛经、月经不调;盆腔炎、带下病等。

【禁忌证】
1. 婴幼儿、昏迷患者、感觉障碍或皮肤溃疡处的患者慎用。
2. 孕妇的腹部和腰骶部禁用。
3. 高热、恶性肿瘤、出血性脑血管疾病(急性期)、血液病患者禁用。
4. 过饥、过饱、过劳、醉酒等情况禁用。

【评估】
1. 主要症状、有无感觉迟钝或障碍、既往史、女性患者是否妊娠。
2. 有无出血病史或出血倾向。
3. 施罐部位皮肤情况。
4. 对热、疼痛的耐受程度。
5. 病室环境是否光线充足、安静整洁、温湿度适宜。

【告知】
1. 五行罐的作用、简单的操作方法及操作时间。
2. 施罐前嘱患者排空二便。
3. 施罐过程中出现头昏、眼花、恶心、颜面苍白、心慌出汗等不适现象,及时告知护士。
4. 施罐后局部可能会出现红紫色痧点或瘀斑,属正常现象。施罐后注意保暖,施罐前后勿过饥过饱,饮食宜清淡。
5. 施罐后部分患者局部皮肤会有痒感,不可搔抓施罐处皮肤,避免皮肤破损引起感染。

【物品准备】

五行罐、治疗盘、润滑剂、止血钳、95%酒精棉球、打火机、广口瓶、清洁纱布或自备毛巾,必要时备屏风、毛毯。

【基本操作方法】

1. 核对患者基本信息、医嘱,评估患者,做好解释。
2. 备齐用物,携用物至床旁。
3. 协助患者取合理、舒适体位。
4. 遵照医嘱确定施罐部位,充分暴露施罐部位,注意保护隐私及保暖。
5. 点燃酒精棉球,使罐内产生负压,采用合适的施罐方法进行施罐。
6. 施罐过程中询问患者有无不适,观察患者皮肤情况。
7. 起罐时,左手轻按罐具,向左倾斜,右手示指或拇指按住罐口右侧皮肤,使罐口与皮肤之间形成空隙,空气进入罐内,顺势将罐取下。不可硬行上提或旋转提拔。
8. 施罐结束后用纱布清洁操作部位皮肤,协助患者穿衣,取舒适卧位。
9. 酌情开窗通风,注意保暖,避免吹对流风。

【注意事项】

1. 施罐后注意避风寒、多饮水、忌食生冷辛辣之物,8小时内避免洗澡。
2. 注意观察皮肤情况,对糖尿病、肢体麻木及感觉迟钝的患者,尤应注意防止烧伤。
3. 如局部皮肤出现水疱,直径≤1 cm,局部表皮完整,无明显渗液时,应注意保持水疱完整性,使其自然吸收,可在3小时内进行冷疗,冷疗时间不低于20分钟;如水疱直径>1 cm,或表皮破损、渗液明显,宜用无菌针头刺破水疱,无菌剪刀修剪疱皮,保留水疱边缘皮肤,创面可涂抹抗生素软膏防止感染,定期换药,直至结痂自愈。
4. 施罐过程中若出现头晕、胸闷、恶心欲呕,肢体发软,冷汗淋漓,甚者瞬间意识丧失等晕罐现象。应立即起罐,使患者呈头低脚高卧位,必要时可饮用温开水或温糖水,或掐人中穴等。密切观察面色、血压、心率变化,严重者按晕厥处理。

【附:常用施罐方法】

1. 闪罐:用闪火法将罐吸拔于应拔部位,随即取下,再吸拔、再取下,反复吸拔至局部皮肤潮红,或罐体底部发热为度。动作要迅速而准确。必要时也可在闪罐后留罐。
2. 走罐:先于施罐部位涂上润滑剂(常用凡士林、医用甘油、液体石蜡或润肤霜等),也可用温水或药液,同时还可将罐口涂上油脂。用罐吸拔后,一手握住罐体,略用力将罐沿着一定路线反复推拉,至走罐部位皮肤紫红为度,推罐时应用力均匀,以防止火罐漏气脱落。
3. 留罐:将吸拔在皮肤上的罐具留置一定时间,使局部皮肤潮红,甚或皮下瘀血呈紫黑色后再将罐具取下。
4. 排罐:沿某一经脉或某一肌束的体表位置顺序成行排列吸拔多个罐具。

【五行罐技术操作流程图】

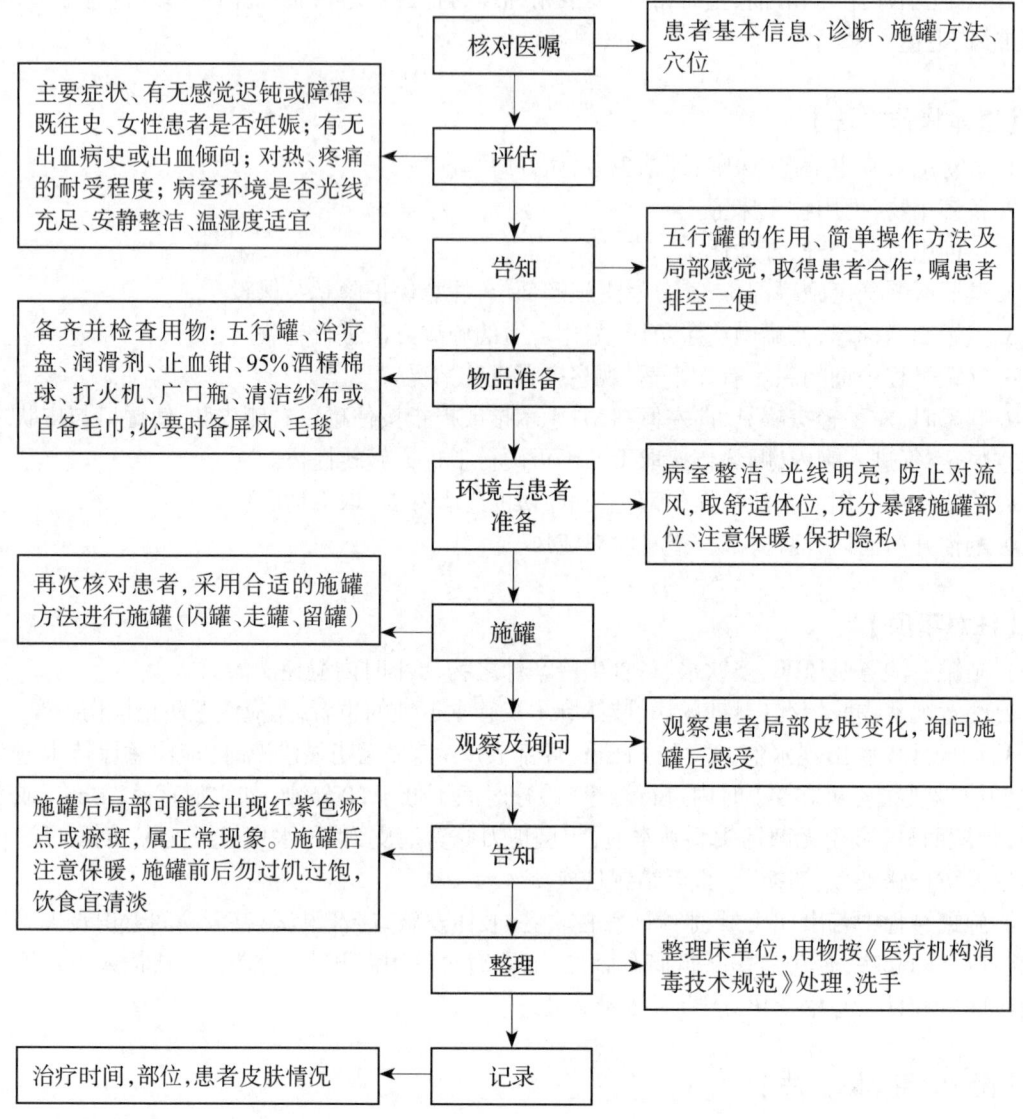

【五行罐技术操作考核评分标准】

项目	分值	技术操作要求	评分等级 A	B	C	D	评分说明
仪表	2	仪表端庄	2	1	0	0	1项未完成扣1分
核对	2	核对医嘱	2	1	0	0	未核对扣2分；内容不全面扣1分
评估	7	主要症状、有无感觉迟钝或障碍、既往史、女性患者是否妊娠、出血性疾病	4	3	2	1	1项未完成扣1分

项目	分值	技术操作要求	评分等级 A	B	C	D	评分说明
评估	7	施罐部位皮肤情况,对热、疼痛的耐受程度	3	2	1	0	1项未完成扣1分
告知	3	解释作用、操作方法、局部感受,取得患者配合	3	2	1	0	1项未完成扣1分
用物准备	5	洗手,戴口罩	2	1	0	0	未洗手扣1分;未戴口罩扣1分
		备齐并检查用物	3	2	1	0	少备1项扣1分;未检查1项扣1分,最高扣3分
环境与患者准备	7	病室整洁、光线明亮,避免对流风	2	1	0	0	未进行环境准备扣2分;准备不全扣1分
		协助患者取舒适体位	2	1	0	0	未进行体位摆放扣2分;体位不舒适扣1分
		暴露施罐部位皮肤,注意保暖,保护隐私	3	2	1	0	未充分暴露施罐部位扣1分;未保暖扣1分;未保护隐私扣1分
操作过程	52	核对医嘱	2	1	0	0	未核对扣2分;内容不全面扣1分
		确定施罐部位	4	2	0	0	未确定施罐部位扣4分;穴位不准确扣2分
		选择合适的罐体	4	2	0	0	罐体选择与穴位不符合扣2分/穴位,最高扣4分
		闪罐、走罐、留罐手法正确	12	8	4	0	手法不正确扣4分;吸附不符合要求扣4分;留置时间不正确扣4分
		操作过程中观察施罐部位皮肤,询问患者感受	4	2	0	0	未观察皮肤扣2分;未询问患者感受扣2分
		起罐	10	5	0	0	起罐方法不正确扣10分;起罐动作粗暴扣5分
		清洁皮肤	2	1	0	0	未清洁皮肤扣2分;清洁皮肤不全扣1分
		观察施罐部位皮肤,询问患者感受	4	2	0	0	未观察皮肤扣2分;未询问患者感受扣2分
		协助患者取舒适体位,整理床单位	5	4	3	2	未协助穿衣扣2分;体位不舒适扣2分;未整理床单位扣1分
		告知相关注意事项	3	2	1	0	注意事项内容少1项扣1分,最高扣3分
		洗手,再次核对	2	1	0	0	未洗手扣1分;未核对扣1分
操作后处置	6	用物按《医疗机构消毒技术规范》处理	2	1	0	0	处置方法不正确扣1分/项,最高扣2分
		洗手	2	0	0	0	未洗手扣2分
		记录	2	1	0	0	未记录扣2分;记录不完全扣1分

续 表

项目	分值	技术操作要求	评分等级 A	B	C	D	评分说明
评价	6	流程合理、技术熟练、动作轻巧、稳重、安全、节力,患者皮肤无损伤、询问患者感受	6	4	2	0	1项不合格扣2分,最高扣6分;出现烫伤扣6分
理论提问	10	五行罐的适应证、禁忌证	6	3	0	0	回答不全面扣3分/题;未答出扣6分/题
		五行罐的注意事项及操作方法	4	2	0	0	回答不全面扣2分/题;未答出扣4分/题
得 分							

第四章

针 刺 类

三十六、耳针(耳穴贴压)技术

耳针(耳穴贴压)技术是采用王不留行籽、莱菔子、磁珠等丸状物贴在耳部相应的穴位或反应点上进行按压刺激,通过经络的传导、调整脏腑气血功能,促进机体的阴阳平衡,达到防治疾病、改善症状的一种操作方法。

【适应证】

1. 各种疼痛性疾病:如痛经、头痛、神经痛等。
2. 炎症性疾病及传染病:如胆囊炎、牙周炎等。
3. 功能紊乱性疾病:如高血压、神经衰弱等。
4. 过敏及变态反应性疾病:如哮喘、过敏性鼻炎、荨麻疹。
5. 内分泌代谢紊乱性疾病:如糖尿病、单纯性肥胖。
6. 内、外、妇、儿、五官、骨伤科的功能性疾病,亦可用于预防感冒、晕车预防和处理输血、输液反应。

【禁忌证】

1. 耳部有湿疹、炎症、溃疡、冻疮破溃则不宜使用此法。
2. 有习惯性流产的妊娠期妇女慎用。
3. 过度疲劳、精神高度紧张者、有严重器质性疾病者慎用。

【评估】

1. 主要症状、有无感觉迟钝或障碍、既往史,女性患者是否妊娠。
2. 对疼痛的耐受程度。
3. 有无对胶布、药物等过敏情况。
4. 耳部皮肤情况。
5. 病室环境是否光线充足、安静整洁,温湿度适宜。

【告知】

1. 耳针(耳穴贴压)技术的目的,简单的操作方法及操作时间。

2. 操作前排空二便。
3. 操作中耳部局部感觉：热、麻、胀、痛，如有不适及时告知。
4. 操作后每日自行按压3～5次，每次每穴1～2分钟。
5. 操作后耳穴贴压如有脱落，及时告知。

【物品准备】

治疗盘、王不留行籽、莱菔子、磁珠等丸状物、胶布、75%酒精、棉签、探棒、止血钳或镊子、弯盘，必要时可备耳穴模型。

【基本操作方法】

1. 核对患者基本信息、医嘱，评估患者，做好解释。
2. 备齐用物，携至床旁。
3. 协助患者取合理、舒适体位。
4. 遵照医嘱，探查耳穴敏感点，确定贴压部位。
5. 75%酒精自上而下、由内到外、从前到后消毒耳部皮肤。
6. 选用质硬而光滑的王不留行籽、莱菔子、磁珠等丸状物黏附在0.7 cm×0.7 cm大小的胶布中央，用止血钳或镊子夹住贴敷于选好耳穴的部位上，并给予适当按压（揉），使患者有热、麻、胀、痛的感觉，即"得气"。
7. 观察患者局部皮肤，询问有无不适感。
8. 操作完毕，协助穿衣，整理床单位。

【注意事项】

1. 耳针（耳穴贴压）技术每次选择一侧耳穴，双侧耳穴轮流使用。夏季易出汗，留置时间1～3天，冬季留置3～7天。
2. 观察患者耳部皮肤情况，留置期间应防止胶布脱落或污染；对普通胶布过敏者改用脱敏胶布。
3. 患者侧卧位耳部感觉不适时，可适当调整。

【附：常用按压手法】

1. 对压法：用示指和拇指的指腹置于患者耳郭的正面和背面，相对按压，至出现热、麻、胀、痛等感觉，示指和拇指可边压边左右移动，或做圆形移动，一旦找到敏感点，则持续对压20～30秒。对内脏痉挛性疼痛、躯体疼痛有较好的镇痛作用。
2. 直压法：用指尖垂直按压耳穴，至患者产生胀痛感，持续按压20～30秒，间隔少许，重复按压，每次按压3～5分钟。
3. 点压法：用示指按压耳穴，以按压（约5秒）—放松（约0.5秒）的节律反复施术约27下/穴，每日按压2～3次，急症或发作性病症（如呕吐、眩晕、疼痛等）每日可按压5～6次，或发作时即予点压法。

【耳针(耳穴贴压)技术操作流程图】

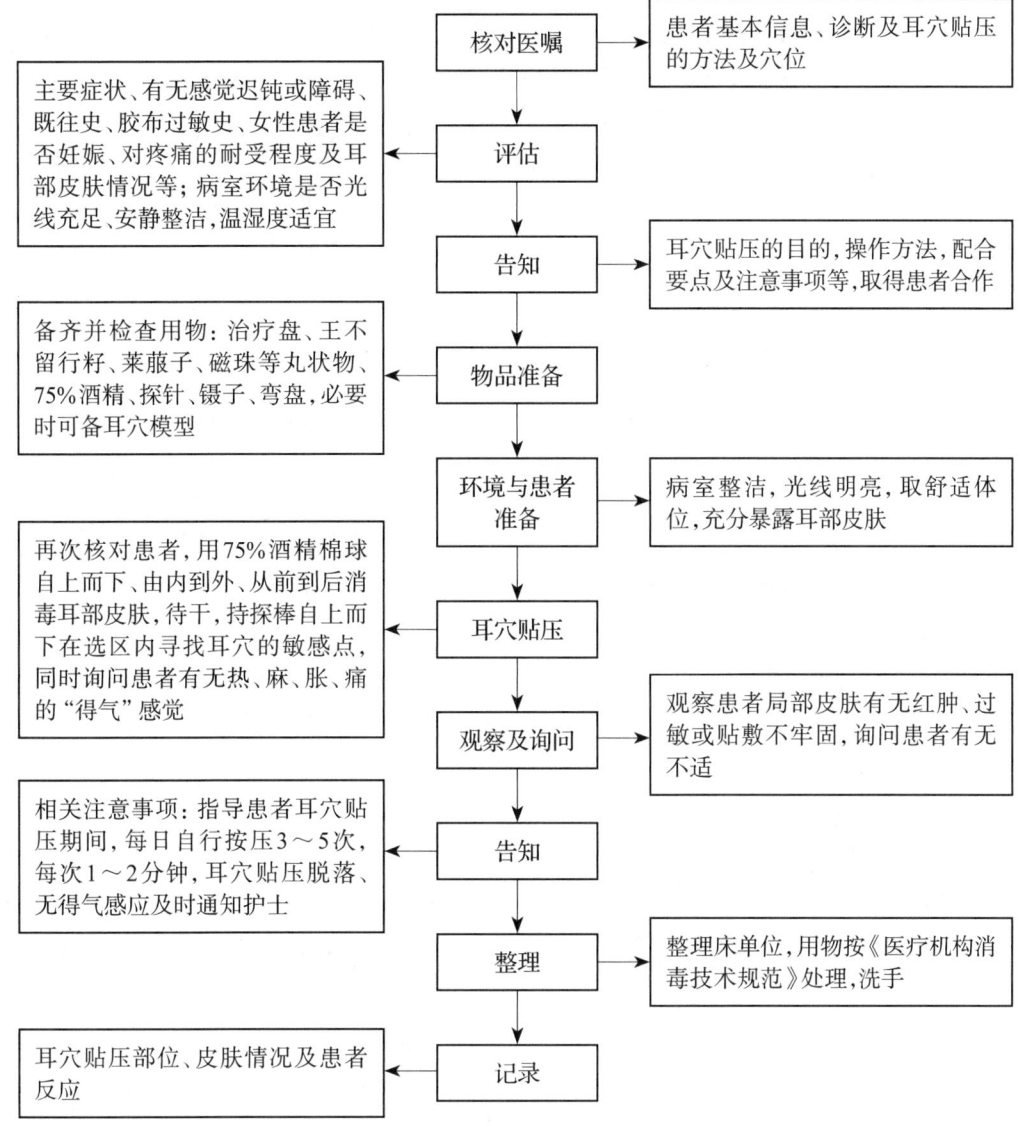

【耳针(耳穴贴压)技术操作考核评分标准】

项目	分值	技术操作要求	评分等级 A	B	C	D	评 分 说 明
仪表	2	仪表端庄	2	1	0	0	1项未完成扣1分
核对	2	核对医嘱	2	1	0	0	未核对扣2分;内容不全面扣1分
评估	5	主要症状、有无感觉迟钝或障碍、既往史、是否妊娠	3	2	1	0	1项未完成扣1分
		耳部皮肤情况、对疼痛的耐受程度	2	1	0	0	1项未完成扣1分

— 161 —

续 表

项目	分值	技术操作要求	评分等级				评分说明
			A	B	C	D	
告知	3	解释作用、操作方法、局部感受,取得患者配合	3	2	1	0	1项未完成扣1分
用物准备	6	洗手,戴口罩	2	1	0	0	未洗手扣1分;未戴口罩扣1分
		备齐并检查用物	4	3	2	1	少备1项扣1分;未检查1项扣1分,最高扣4分
环境与患者准备	6	病室整洁、光线明亮	2	1	0	0	未进行环境准备扣2分;环境准备不全扣1分
		协助患者取舒适体位	2	1	0	0	未进行体位摆放扣2分;体位不舒适扣1分
		暴露耳部皮肤	2	0	0	0	未充分暴露耳部皮肤扣2分
操作过程		核对医嘱	2	1	0	0	未核对扣2分;内容不全面扣1分
	贴豆	持探棒由上而下寻找敏感点	6	4	2	0	动作生硬扣2分;穴位不准确扣2分/穴位,最高扣6分
		消毒方法:使用75%酒精自上而下、由内到外、从前到后消毒皮肤,待干	6	4	2	0	消毒液使用不规范扣2分;消毒顺序不正确扣2分;未待干扣2分
	48	用止血钳或镊子夹住药贴,贴敷于选好的穴位上	10	8	6	4	贴敷穴位不准确扣2分/穴位,最高扣6分;贴敷不牢固扣2分/穴位,最高扣4分
		按压力度适宜,询问患者感受	8	6	4	2	按压力度过轻或过重扣2分/穴位,最高扣4分;未询问患者感受扣4分
		观察局部皮肤有无红肿、过敏或贴敷不牢固	6	3	0	0	未观察皮肤扣3分;贴敷不牢固扣3分
		告知相关注意事项:按压方法、疼痛难忍或药贴脱落及时通知护士	4	2	0	0	未告知扣2分/项
		协助患者取舒适体位,整理床单位	4	2	0	0	未安置体位扣2分;未整理床单位扣2分
		洗手,再次核对	2	1	0	0	未洗手扣1分;未核对扣1分
	取豆	用止血钳或镊子夹住胶布一角取下	2	1	0	0	未使用止血钳(镊子)扣1分;使用不当扣1分
	6	观察、清洁皮肤	2	1	0	0	未观察扣1分;未清理扣1分
		洗手,再次核对	2	1	0	0	未洗手扣1分;未核对扣1分
操作后处置	6	整理用物:探针、止血钳(镊子)用75%酒精擦拭	2	1	0	0	消毒方法不正确扣1~2分
		洗手	2	0	0	0	未洗手扣2分
		记录	2	1	0	0	未记录扣2分;记录不完全扣1分

续表

项目	分值	技术操作要求	评分等级 A	B	C	D	评分说明
评价	6	流程合理、技术熟练、询问患者感受	6	4	2	0	1项不合格扣2分
理论提问	10	耳针(耳穴贴压)技术的适应证、禁忌证	6	3	0	0	回答不全面扣3分/题；未答出扣6分/题
		耳针(耳穴贴压)技术的注意事项	4	2	0	0	回答不全面扣2分/题；未答出扣4分/题
得分							

三十七、杵针技术

杵针疗法是运用杵针联合特殊的操作手法来刺激体表腧穴作用于各个经络、脏腑达到舒经通络、行气活血、调和阴阳、扶正祛邪、治病强身的目的一种操作方法。

【适应证】

1. 内科疾病：适用于头痛，外感头痛，外邪上扰清窍，壅滞经络，脉络不通；肝、脾、肾三脏功能失调所致的内伤头痛。眩晕病，耳鸣耳聋；阴虚阳亢、气血两虚、痰瘀互结肾精不足证型的高血压病；中风病。
2. 外科疾病：颈椎病、漏肩风、腰腿痛、膝关节骨性关节炎。
3. 妇科疾病：痛经。

【禁忌证】

1. 重度骨质疏松患者，孕妇腹部、腰骶部、怀孕3个月以上者禁杵。
2. 小儿囟门未闭合者禁杵。
3. 皮肤有感染疮疖、溃疡、瘢痕或有肿瘤的部位禁杵。

【评估】

1. 主要症状、临床表现、既往史。
2. 对疼痛的耐受程度。
3. 偏瘫肢体皮肤有无溃疡，有无有出血性疾病。
4. 操作部位的皮肤情况。
5. 患者是否过饥过饱，是否晕针。
6. 病室环境是否光线充足、安静整洁。

【告知】

1. 杵针的作用、简单的操作方法及操作时间。
2. 操作前嘱患者排空二便。
3. 杵针过程中出现热、麻、胀、痛属于正常现象，如果出现头昏、眼花、恶心、颜面苍白、心慌出汗等不适现象，及时告知护士。
4. 杵针过程中不宜随便改变体位以免损伤皮肤。
5. 杵针后若皮肤出现微红灼热、青紫色属正常现象。杵针灸前后勿过饥过饱，饮食宜清淡。

【物品准备】

治疗盘、润滑油、杵针、75%酒精、必要时准备大浴巾、计时器、屏风。

【基本操作方法】
1. 核对患者基本信息、医嘱，评估患者，做好解释。
2. 备齐用物，携用物至床旁。
3. 协助患者取合理、舒适体位。
4. 采取合适的治疗体位，暴露行杵部位，注意保护隐私及保暖。
5. 定穴，选取适宜的杵针针具。
6. 持杵：执笔法、指握法。
7. 行杵：确定补泻手法，运用开阖、点叩、升降、运转、分理手法行杵，行杵时力度均匀。
8. 杵针过程中询问患者有无不适，观察患者皮肤情况。
9. 整理用物，洗手，记录。

【注意事项】
1. 患者过于饥饿、疲劳，不宜立即进行杵针治疗。
2. 治疗前向患者出示杵针工具，说明杵针治疗无痛、无创伤，以消除患者的精神紧张。
3. 杵针治疗时要防止损伤肌肤，挫伤脏器，如胸胁、腰、背、头枕部等，行杵时用力不宜过重，以免挫伤肝、脾、肺、肾、髓海等脏器。
4. 在行杵时，可根据患者的杵针感应，及时调节行杵的轻重缓急。
5. 乳根、食窦、头面部诸穴，均不宜用杵针重刺，对头面、五官及四肢末端面积较小的腧穴，只宜用奎星笔（或金刚杵）点叩、开阖手法，一般不做运转、分理手法。

【附：常用杵针方法】
1. 点叩手法：行杵时，杵尖向施术部位反复点叩或叩击，如雀啄食，点叩叩击频率快，压力小，触及浅者，刺激就小；点叩叩击频率慢，压力大，触及深者，刺激就大，以叩至皮肤潮红为度。此法宜于用金刚杵或奎星笔在面积较小的腧穴上施术。如人中、少商、商阳等穴。
2. 升降手法：行杵时，杵针针尖接触施杵腧穴的皮肤上，然后一上一下的上推下退，上推为升，下退为降，推者气血向上，退者气血向下。此法一般宜用金刚杵或奎星笔在面积稍大的腧穴上施术。如环跳、风市、足三里等穴。
3. 开阖手法：行杵时，杵针针尖接触施腧穴的皮肤上，然后医者逐渐断力达于杵针尖，向下进杵，则为开，进杵程度以患者能忍受为度，达到使气血向四周分散的目的，随之医者慢慢将杵针向上提，但杵针尖不能离开施术腧穴的皮肤，此为阖，能达到气血还原的目的。此法一般宜于用金刚杵或奎星笔在面积较小的腧穴上施术。如翳风、人中、隐白等穴。
4. 运转手法：行杵时，七曜混元杵与五星三台杵的杵针尖，或金刚杵或奎星笔的杵柄紧贴施术腧穴的皮肤上，做从内向外，再从外向内（太极运转），或做顺时针，反时针（左右运转）方向的环形运转。临床上根据施术腧穴部位的不同，而运转手法亦不同，八阵穴多做太极运转，河车路多做上下或左右运转，一般腧穴多做左右运转。
5. 分理手法：行杵时，杵针柄或杵针尖紧贴施术腧穴的皮肤上，做左右分推，此为分，上下推退，则为理。该法又称分筋理气法，一般多用于八阵穴和河车路穴位以及腧穴面积较大部位的治疗，以分理致皮肤潮红为度。
6. 升降补泻法：补法：杵针尖点压腧穴后，向上推动则为补。泻法：杵针尖点压腧穴后，向下推动则为泻。

7. 开阖补泻法：补法：杵针尖点压腧穴上，由浅入深，渐进用力，向下进杵，渐退出杵，则为补法。

泻法：杵针尖点压腧穴上，由深渐浅，迅速减力，向上提杵，则为泻法。

8. 迎随补泻法：补法：随经络气血循行或河车路气血的循行，太极运行方向行杵者，则为补法。

泻法：逆经络气血循行或河车路气血的循行，太极运行方向行杵者，则为泻法。

9. 轻重补泻法：补法：凡轻浅行杵，则为补法。泻法：凡重深行杵，则为泻法。

10. 徐疾补泻法：补法：凡快而轻的手法，则为补法。泻法：凡重而慢的手法，则为泻法。

11. 平补平泻法：行杵轻重快慢适中或迎随、升降、开阖均匀者，则为平补平泻法。

李氏杵针补泻手法，可以单独使用，也可补泻手法结合运用。若补之，宜轻而快行杵；若泻之，可重而慢行杵。余如升降、开阖、迎随亦"调气之方，必在阴阳"(《难经·七十二难》)。经云："补泻无过其度"(《灵枢·五禁》)。然久泻之中潜有补济之气；久补之内，寄于泻夺之机，变也。故开中有阖，升中有降，适造化之神机，若明其理，思过中矣。

【杵针技术操作流程图】

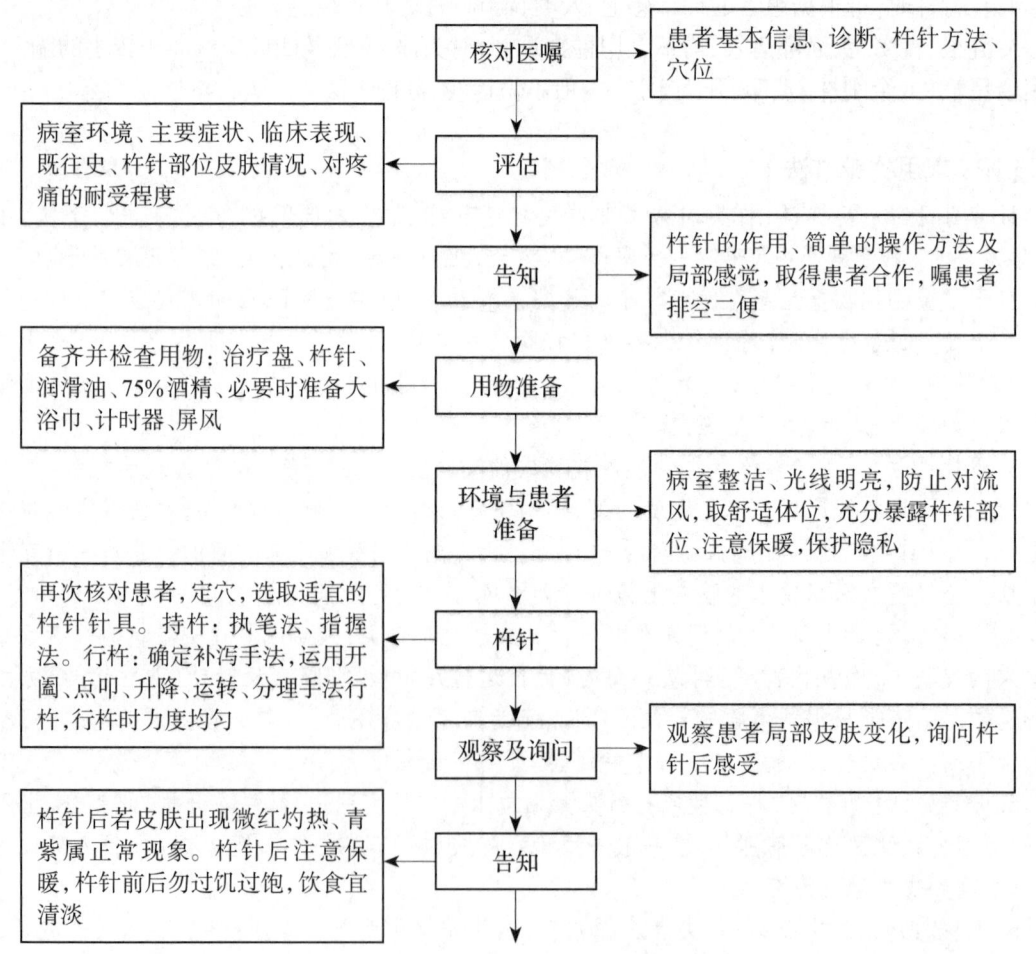

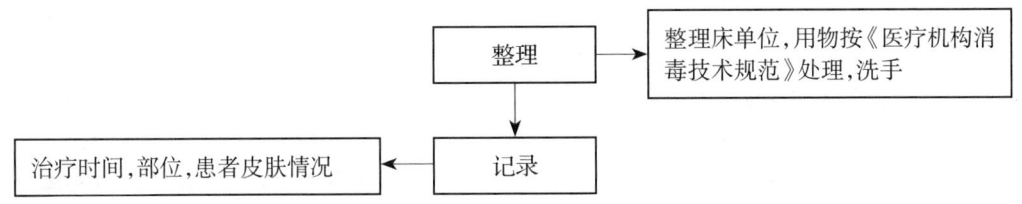

【杵针技术操作考核评分标准】

项目	分值	技术操作要求	评分等级 A	B	C	D	评 分 说 明
仪表	2	仪表端庄	2	1	0	0	1项未完成扣1分
核对	2	核对医嘱	2	1	0	0	未核对扣2分；内容不全面扣1分
评估	6	临床症状、既往史、女性患者是否妊娠、是否月经期	4	3	2	1	1项未完成扣1分
		操作部位皮肤情况、对疼痛的耐受程度、是否处于饥饿或过劳状态	2	1	0	0	1项未完成扣1分
告知	8	解释作用、简单的操作方法、局部感受，取得患者及家属的配合	4	3	2	1	1项未完成扣1分
		操作后局部可能出现皮肤青紫不需处理，如有不适及时告知护士	2	1	0	0	1项未完成扣1分
		操作前后局部注意保暖	2	0	0	0	1项未完成扣1分
用物准备	4	洗手、戴口罩	2	1	0	0	未洗手扣1分；未戴口罩扣1分
		备齐并检查用物，杵针完整无破损	2	1	0	0	少备1项扣1分；未检查1项扣1分；最高扣2分
环境与患者准备	6	病室整洁、光线明亮	2	1	0	0	未进行环境准备扣2分；环境准备不全扣1分
		保护患者隐私	2	0	0	0	未拉床帘扣1分，最高扣1分
		患者：取舒适体位，充分暴露操作部位	2	1	0	0	体位不舒适扣1分；暴露不充分扣1分；最高扣2分
操作过程	50	核对医嘱	2	1	0	0	未核对扣2分；内容不全面扣1分
		遵医嘱确定穴位	10	8	6	4	动作生硬扣4分；穴位不准确扣2分/穴位，最高扣10分
		持杵：执笔法、指握法	10	5	0	0	手法/每种不正确扣5分，最高扣10分
		行杵：确定补泻手法，运用开阖、点叩、升降、运转、分理手法行杵，行杵时力度均匀	10	5	0	0	手法/每种不正确扣5分，最高扣10分
		力度及次数正确，时间符合要求	10	5	0	0	力度、次数、时间不符合要求各扣5分

续 表

项目	分值	技术操作要求	评分等级 A	B	C	D	评 分 说 明
操作过程	50	操作中询问患者对手法治疗的感受,及时调整手法及力度	6	4	2	0	未询问患者感受扣2分;未根据患者反应调整手法及力度扣2分/穴位;最高扣6分
		洗手,再次核对	2	1	0	0	未洗手扣1分;未核对扣1分
操作后处置	6	用物按《医疗机构消毒技术规范》处理	2	1	0	0	处置方法不正确扣1分/项,最高扣2分
		洗手	2	0	0	0	未洗手扣2分
		记录	2	1	0	0	未记录扣2分;记录不完全扣1分
评价	6	流程合理、技术熟练、局部皮肤无损伤、询问患者感受	6	4	2	0	1项不合格扣2分,最高扣6分
理论提问	10	杵针的适应证、禁忌证	6	3	0	0	回答不全面扣3分/题;未答出扣6分/题
		杵针的注意事项以及操作手法	4	2	0	0	回答不全面扣2分/题;未答出扣4分/题
		得 分					

三十八、穴位注射技术

穴位注射技术,针刺疗法之一,即水针疗法,是将小剂量的药物注入腧穴,通过穴位刺激和药物的双重作用达到治疗疾病目的的一种操作方法。

【适应证】
穴位注射适用于多种常见病、多发病,包括如下病证。
1. 内科疾病:眩晕、头痛、心悸、口眼歪斜、胃痛、腹泻、咳嗽、哮喘等。
2. 外科疾病:腹胀、尿潴留、乳痈、肠痈、淋证等。
3. 妇儿科:催产、小儿肺炎、小儿腹泻等。
4. 以及其他缓解痹证、扭伤、腰腿痛、三叉神经痛等疼痛性质疾病的临床症状。

【禁忌证】
1. 皮肤破溃、红肿、感染、瘢痕、过敏、有出血倾向及水肿者禁用。
2. 妊娠期妇女下腹部、腰骶部、三阴交、合谷穴。
3. 肌肉菲薄、针感特别强烈的腧穴慎用。
4. 体质虚弱、有晕针史者或月龄小体质弱的婴儿。

【评估】
1. 主要症状、既往史、药物过敏史、女性患者是否妊娠。
2. 注射部位局部皮肤情况。
3. 对疼痛的耐受程度及合作程度。
4. 病室环境是否光线充足、安静整洁。

【告知】
1. 穴位注射的作用、简单的操作方法及操作时间。
2. 注射前嘱患者排空二便。
3. 操作过程中注射部位有酸胀感或注射后4～8小时内有轻度不适属于正常反应。
4. 注射过程中出现头昏、眼花、恶心、颜面苍白、心慌出汗等不适现象,及时告知护士。
5. 注射过程中不宜随便改变体位。

【物品准备】
治疗盘、药物、一次性注射器、无菌棉签、皮肤消毒剂、弯盘、利器盒、必要时准备屏风。

【基本操作方法】
1. 核对患者基本信息、医嘱,评估患者,做好解释。
2. 备齐用物,携用物至床旁。

3. 协助患者取合理、舒适体位。
4. 遵照医嘱确定注射部位,充分暴露注射部位,注意保护隐私及保暖。
5. 常规消毒注射部位由内向外范围>5 cm,一手绷紧皮肤,另一手持注射器,对准穴位快速刺入皮下,然后用针刺手法将针身推至一定深度,上下提插至患者有酸胀等"得气"感应后,回抽无回血即可将药物缓慢推入。
6. 注射过程中询问患者有无不适,观察患者皮肤情况。
7. 注射完毕拔针,用无菌棉签按压针孔片刻。
8. 整理用物,洗手,记录。

【注意事项】
1. 严格执行三查七对及无菌操作规程。
2. 遵医嘱配置药物剂量,注意配伍禁忌。
3. 注意针刺角度,观察有无回血。避开血管丰富部位,避免药液注入血管内,患者有触电感时针体往外退出少许后再进行注射。
4. 注射药物患者如出现不适症状时,应立即停止注射并观察病情变化。
5. 需多次注射时,轮流使用穴位,一般每穴连续注射不超过3次。
6. 下腹部腧穴进行注射前,需排空膀胱,以免损伤膀胱。

【穴位注射技术操作流程图】

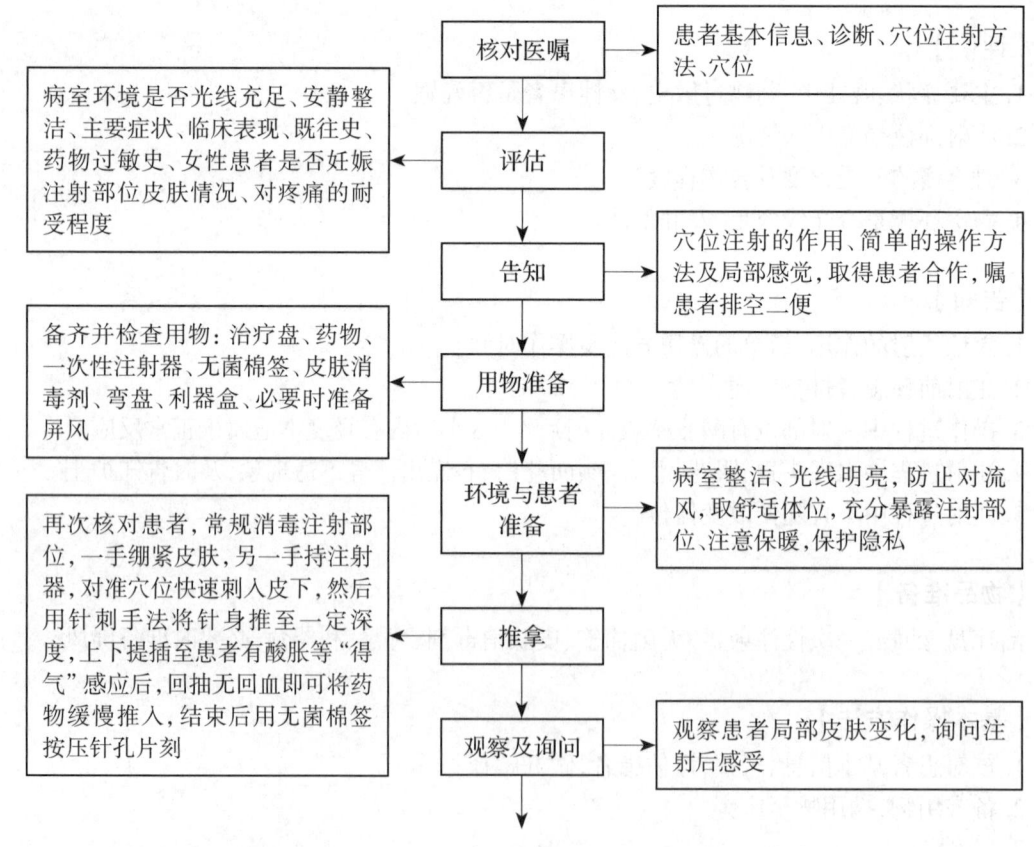

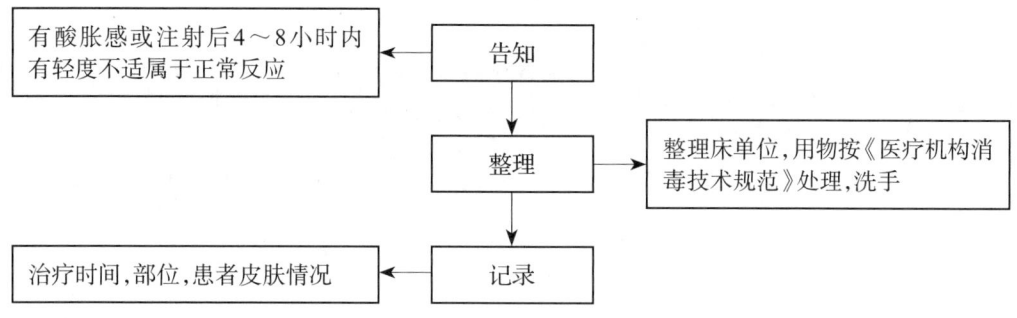

【穴位注射技术操作考核评分标准】

项目	分值	技术操作要求	评分等级 A	评分等级 B	评分等级 C	评分等级 D	评分说明
仪表	2	仪表端庄	2	1	0	0	1项未完成扣1分
核对	2	核对医嘱	2	1	0	0	未核对扣2分；内容不全面扣1分
评估	7	临床症状、既往史、药物过敏史、女性患者是否妊娠	4	3	2	1	1项未完成扣1分
		注射部位皮肤情况、对疼痛的耐受程度及患者合作程度	3	2	1	0	1项未完成扣1分
告知	4	解释作用、简单的操作方法、局部感受，取得患者配合	4	3	2	1	1项未完成扣1分
用物准备	9	洗手，戴口罩	2	1	0	0	未洗手扣1分；未戴口罩扣1分
		核对医嘱，配置药液	3	2	1	0	未核对扣2分；内容不全扣1分；配药不规范扣1分
		备齐并检查用物	4	3	2	1	少备1项扣1分；未检查1项扣1分，最高扣4分
环境与患者准备	5	病室整洁、光线明亮	2	1	0	0	未进行环境准备扣2分；环境准备不全扣1分
		协助患者取舒适体位，暴露操作部位，注意保暖	3	2	1	0	未进行体位摆放扣2分；体位不舒适扣1分；暴露不充分扣1分；未保暖扣1分，最高扣3分
操作过程	49	核对医嘱	2	1	0	0	未核对扣2分；内容不全面扣1分
		确定穴位，询问患者感受	4	3	2	1	动作不规范扣1分；穴位不准确扣2分；未询问患者感受扣1分
		消毒方法正确：以所取穴中心由内向外消毒，范围>5 cm	4	2	0	0	消毒方法不正确扣2分；消毒范围不规范扣2分
		再次核对医嘱，排气	4	3	2	1	未核对扣2分；内容不全面扣1分；未排气扣2分；排气不规范扣1分

第四章 针刺类

续 表

项目	分值	技术操作要求	评分等级 A	B	C	D	评分说明
操作过程	49	注射手法正确	8	6	4	2	未绷紧皮肤扣2分；未对准穴位扣4分；注射方法不正确扣2分
		将针身推至一定深度,询问患者感受	6	4	2	0	手法不规范扣4分；未询问患者感受扣2分
		确认无回血后,缓慢注入药液	6	4	2	0	未抽回血扣4分；注入药液速度不规范扣2分
		注射过程应观察是否有晕针、弯针、折针等异常情况	4	2	0	0	未观察扣4分；观察不全面扣2分
		拔针后用无菌棉签按压针孔片刻	2	0	0	0	未按要求按压扣2分
		观察注射部位皮肤,询问患者是否有不适	2	1	0	0	未观察皮肤扣1分；未询问患者扣1分
		告知患者注射部位24小时内避免着水	2	0	0	0	未告知扣2分
		协助患者着衣、取舒适体位、整理床单位	3	2	1	0	未协助着衣扣1分；体位不舒适扣1分；未整理床单位扣1分
		洗手,再次核对	2	1	0	0	未洗手扣1分；未核对扣1分
操作后处置	6	用物按《医疗机构消毒技术规范》处理	2	1	0	0	处置方法不正确扣1分/项,最高扣2分
		洗手	2	0	0	0	未洗手扣2分
		记录	2	1	0	0	未记录扣2分；记录不完全扣1分
评价	6	无菌观念、流程合理、技术熟练、询问患者感受	6	4	2	0	1项不合格扣2分,最高扣6分
理论提问	10	穴位注射的适应证、禁忌证	6	3	0	0	回答不全面扣3分/题；未答出扣6分/题
		穴位注射的注意事项	4	2	0	0	回答不全面扣2分/题；未答出扣4分/题
得 分							

三十九、腕踝针技术

腕踝针技术是从腕部和踝部取特定的针刺点,用毫针循肢体纵轴行皮下浅刺,达到疏通经络,调和脏腑功能的一种操作方法。

【适应证】

腕踝针技术临床应用范围广泛,尤其在治疗各系统的痛证有较好的疗效。
1. 内科疾病:内科系统的痛证如头痛、牙痛、痛风、肾绞痛等。
2. 外科系统:外科系统的痛证如关节痛、颈肩痛、术后疼痛等。
3. 其他病症:如失眠、呃逆、高血压、全身瘙痒症等。

【禁忌证】

1. 腕踝部位肌肉挛急者。
2. 女性正常月经期、妊娠期3个月内不宜针刺。
3. 针刺部位有血管紧张、瘢痕、伤口、严重溃疡及肿物者。
4. 有出血倾向者不宜针刺。

【评估】

1. 主要症状、既往史,女性患者是否妊娠。
2. 对疼痛的耐受程度。
3. 有无对胶布、药物等过敏情况。
4. 局部皮肤有无出血、破损、肿胀及瘢痕等。
5. 病室环境是否光线充足、安静整洁。

【告知】

1. 腕踝针的作用、简单的操作方法及操作时间。
2. 操作前嘱患者排空二便。
3. 操作过程中出现头昏、眼花、恶心、颜面苍白、心慌出汗等不适现象,及时告知护士。
4. 操作过程中不宜随便改变体位。
5. 操作后可适当活动留针侧肢体,一般留针30分钟,最长不超过24小时。

【物品准备】

治疗盘、根据病情或进针点选择25 mm或40 mm毫针、皮肤消毒剂、一次性无菌敷贴、污物杯、手消毒剂,必要时备大毛巾、垫枕。

【基本操作方法】

1. 核对患者基本信息、医嘱,评估患者,做好解释。

2. 备齐用物,携用物至床旁。
3. 协助患者取合理、舒适体位。
4. 遵照医嘱确定部位,充分暴露部位,注意保暖。
5. 消毒操作部位,面积>5 cm。
6. 一手固定进针部位,另一手拇、示、中指持针,针身与皮肤呈15°～30°快速刺入真皮下,然后压平针身,使针身循肢体纵轴沿真皮下缓慢刺入,以针下松软、无针感为宜。刺入长度以露出针身2 mm为宜。不提插捻转。针刺方向一般朝向近心端。针刺部位位于四肢末端时针刺方向朝向远心端,此时进针点位置可沿纵轴向近心端移动,以不妨碍腕踝关节活动为宜。出针时一手用无菌干棉球轻压进针点,另一手将针拔出。
7. 操作过程中询问患者有无不适,观察患者皮肤情况。
8. 一般留针30分钟,根据病症可适当延长留针时间,最多不超过24小时。
9. 整理用物,洗手,记录。

【注意事项】
1. 根据患者病症所在部位能正确进行分区定位。
2. 行针以针下有松软感为宜,不捻转不提插,一般无酸麻胀感,如出现针感,应将针退至真皮下重新刺入。
3. 留针期间可用医用胶布固定针柄。
4. 注意晕针的发生。
5. 针刺方法正确:要求30°皮下浅刺,针身仅在真皮下,即横卧真皮下,针刺放血朝向症状端。
6. 如针刺点皮下有血管,或针尖朝向指(趾)端时,针刺点宜适当移位。移动针刺点,应注意遵循移点不离线的原则,即沿纵轴方向向上下移动,不能向两旁移位。

【附:针刺点定位】
1. 人体分区定位:将人体划分为两侧两段6个区,用于疾病的症状定位。以前后正中线为界,将人体分为左右两侧,由前向后各分6个纵区,用数字1～6编号,1、2、3区在前面,4、5、6区在后面;以横膈线为界,将人体分为上下两段。
2. 针刺点定位
(1) 腕部针刺点:在腕横纹以上约二横指环腕1圈处,各点分别记作上1、上2、上3、上4、上5、上6。
1) 上1:在小指侧的尺骨缘与尺侧腕屈肌腱间的凹陷处。
2) 上2:在掌面中央,掌长肌腱与桡侧腕屈肌腱中间。
3) 上3:在桡骨缘和桡动脉中间。
4) 上4:在拇指侧的桡骨内外两缘中间。
5) 上5:在腕背中央,桡骨与尺骨两边缘中间。
6) 上6:在腕背,距小指侧的尺骨缘1 cm。
(2) 踝部针刺点。在内踝和外踝以上约三横指环踝1圈处,下1、下2、下3、下4、下5、下6。
1) 下1:靠跟腱内缘。
2) 下2:在踝之内侧面中央,靠胫骨内缘。

3）下3：距胫骨前嵴向内侧1 cm。

4）下4：在胫骨前嵴与腓骨前缘之间的胫骨前肌中点。

5）下5：在踝之外侧面中央，靠腓骨后缘。

6）下6：靠跟腱外缘。

3. 针刺点选择

（1）按疾病的症状和体征所在区域编号，选取编号相同的针刺点。

（2）以前后正中线为界，针刺点选在病症的同一侧。

（3）以横膈线为界，病症在横膈线以上的针刺腕部，在横膈线以下的针刺踝部。

（4）不能定位的症状或全身性症状，针刺两侧上1。

【腕踝针技术操作流程图】

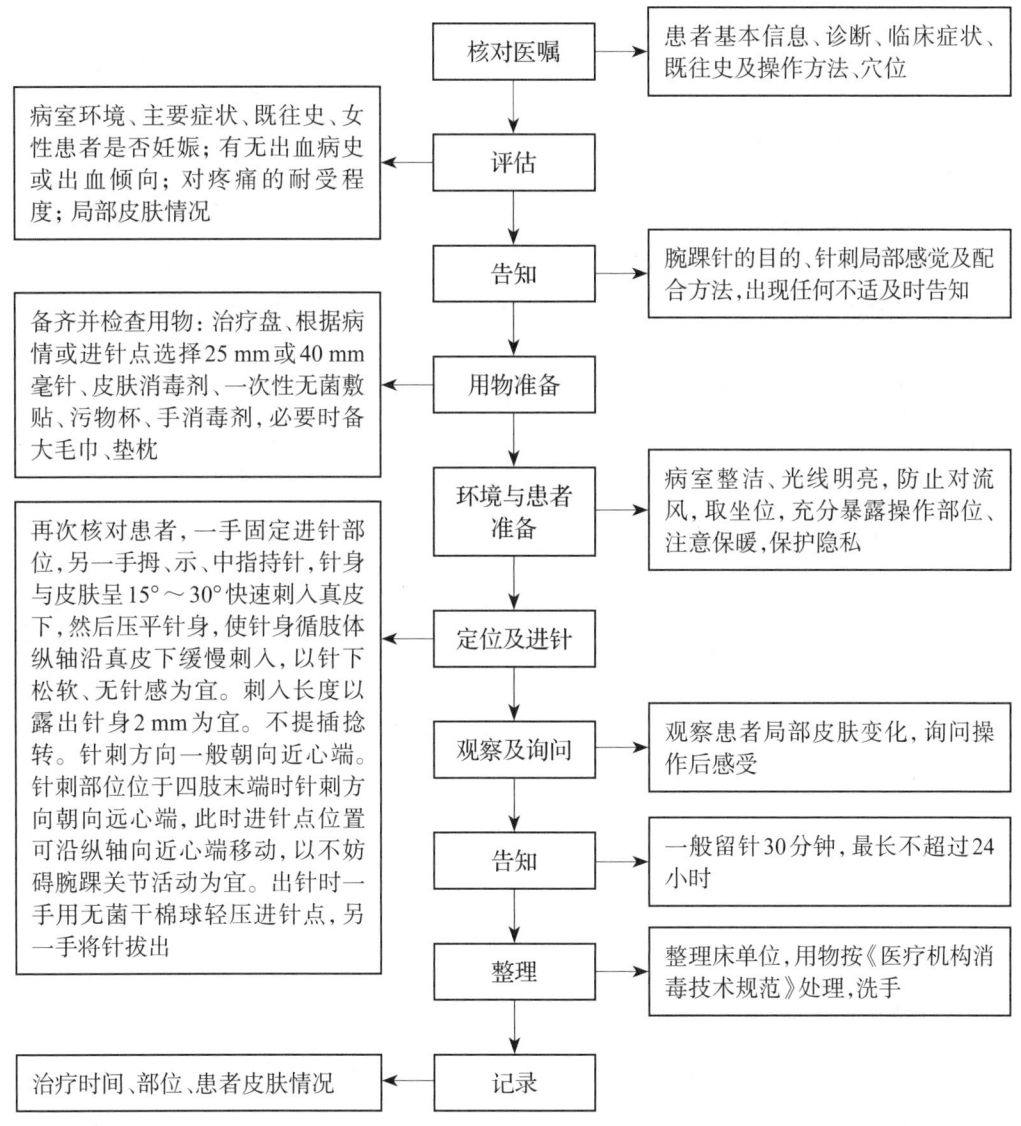

【腕踝针技术操作考核评分标准】

项目	分值	技术操作要求	评分等级 A	评分等级 B	评分等级 C	评分等级 D	评 分 说 明
仪表	2	仪表端庄	2	1	0	0	1项未完成扣1分
核对	2	核对医嘱	2	1	0	0	未核对扣2分；内容不全面扣1分
评估	5	临床症状、既往史、药物过敏史	3	2	1	0	1项未完成扣1分
		穿刺点皮肤情况、对疼痛的耐受程度	2	1	0	0	1项未完成扣1分
告知	3	解释作用、操作方法、局部感受，取得患者配合	3	2	1	0	1项未完成扣1分
用物准备	6	洗手，戴口罩	2	1	0	0	未洗手扣1分；未戴口罩扣1分
		备齐并检查用物	4	3	2	1	少备1项扣1分；未检查1项扣1分，最高扣4分
环境与患者准备	6	病室整洁、光线明亮	2	1	0	0	未进行环境准备扣2分；环境准备不全扣1分
		协助患者取舒适体位	2	1	0	0	未进行体位摆放扣2分；体位不舒适扣1分
		暴露针刺部位，保暖，注意隐私保护	2	0	0	0	未充分暴露皮肤扣2分
操作过程	48	核对医嘱	2	1	0	0	未核对扣2分；内容不全面扣1分
		消毒皮肤大于5 cm	6	4	2	0	消毒液使用不规范扣2分；消毒顺序不正确扣2分；未待干扣2分
	进针	按腧穴深浅和患者体质选择毫针，检查针柄有否松动、针尖有无弯曲带钩、针刺点定位	12	10	8	4	穴位不准确扣2分/穴位，最高扣6分；贴敷不牢固扣2分/穴位，最高扣4分
		一手固定进针部位，另一手拇、示、中指持针，针身与皮肤呈15°～30°快速刺入真皮下，然后压平针身，使针身循肢体纵轴沿真皮下缓慢刺入，以针下松软、无针感为宜	8	6	4	2	按压力度过轻或过重扣2分/穴位，最高扣4分；未询问患者感受扣4分
		询问患者有无不适，观察有无出血	6	3	0	0	未询问扣3分；未观察出血3分
		观察有无弯针、晕针、折针	4	2	0	0	未观察扣2分
		协助患者取舒适体位，整理床单位	4	2	0	0	未安置体位扣2分；未整理床单位扣2分
		洗手，再次核对	2	1	0	0	未洗手扣1分；未核对扣1分

续 表

项目		分值	技术操作要求	评分等级 A	B	C	D	评 分 说 明
操作过程	起针	6	出针时一手用无菌干棉球轻压进针点,另一手将针拔出	2	1	0	0	操作不当扣1分
			观察、清洁皮肤	2	1	0	0	未观察扣1分;未清理扣1分
			洗手,再次核对	2	1	0	0	未洗手扣1分;未核对扣1分
操作后处置		6	清理用物,洗手;毫针处理符合要求	2	1	0	0	消毒方法不正确扣1~2分
			进针部位准确,患者感觉目标达到的程度	2	0	0	0	未洗手扣2分
			记录进针部位、留针数、留针时间、疗效及签名	2	1	0	0	未记录扣2分;记录不完全扣1分
评价		6	流程合理、技术熟练、询问患者感受	6	4	2	0	1项不合格扣2分
理论提问		10	腕踝针的适应证、禁忌证	6	3	0	0	回答不全面扣3分/题;未答出扣6分/题
			腕踝针的注意事项以及操作手法	4	2	0	0	回答不全面扣2分/题;未答出扣4分/题
			得 分					

四十、放血疗法技术

放血疗法,又称"针刺放血疗法",是用针具或刀具刺破或划破人体特定的穴位和一定的部位,放出少量血液,达到行气活血,消肿止痛,泻热开窍及治疗疾病的一种操作方法。

【适应证】

主要用于湿热证、气滞证、血瘀证所致以发热、疼痛、肿胀等为主要表现的疾病和急症的治疗。
1. 内科疾病:如风热感冒引发咽喉肿痛、惊厥、头痛。
2. 五官科疾病:颜面部痤疮、面瘫、眼痛、麦粒肿。
3. 外科疾病:腹部疼痛、腰痛、坐骨神经痛等。

【禁忌证】
1. 血小板减少症、血友病等有出血倾向性疾病患者及晕血者,治疗局部有血管瘤者。
2. 严重贫血和低血压者。
3. 孕妇。
4. 过饥过饱、醉酒、过度疲劳者。

【评估】
1. 主要症状、既往史、过敏史、女性患者是否妊娠或处于月经期。
2. 有无出血病史或出血倾向。
3. 对疼痛的耐受程度。
4. 放血部位皮肤情况。
5. 病室环境是否光线充足、安静整洁。

【告知】
1. 放血疗法的作用、简单的操作方法及操作时间。
2. 放血前嘱患者排空二便。
3. 放血过程中出现头昏、眼花、恶心、颜面苍白、心慌出汗等不适现象,及时告知护士。
4. 放血过程中不宜随便改变体位以免损伤皮肤。
5. 放血后若皮肤出现微红灼热属正常现象。

【物品准备】

治疗盘、75%酒精棉球、干棉球、一次性针尖、一次性无菌纱布、一次性无菌手套、必要时备大毛巾、屏风。

【基本操作方法】
1. 核对患者基本信息、医嘱,评估患者,做好解释。

2. 备齐用物,携用物至床旁。
3. 协助患者取合理、舒适体位。
4. 遵照医嘱确定放血部位,充分暴露放血部位,注意保护隐私及保暖。
5. 消毒局部皮肤。
6. 先在针刺部位上下推按,使瘀血积聚。左手拇、示、中三指捏紧被刺穴位,右手持针,用拇、食二指握住针柄,中指指腹紧贴针身下端,针尖露出所需深度,对准已消毒穴位直刺2~3 mm,随即出针,弃入锐器盒。用双手拇指从放血部位远端向近端轻轻挤压,使其自然出血,用干棉签吸取血滴,放血量根据体质和病情而定,一般为1~20滴,每滴大小如米粒,以血色由暗红转为鲜红或颜色变浅为度。
7. 放血过程中询问患者有无不适,观察患者皮肤情况。
8. 整理用物,洗手,记录。

【注意事项】

1. 首先给患者作好解释工作,消除不必要的顾虑,充分得到患者的配合。如发生晕针等情况,应立即停止操作,并作相应的急救处理。
2. 在操作过程中医生如出现针刺伤,应立即按照针刺伤流程上报处理。
3. 放血针具必须严格消毒,防止感染。
4. 针刺放血时应注意进针不宜过深,创口不宜过大,以免损伤其他组织。
5. 一般放血量为5滴左右,宜1日或2日1次;放血量大者,1周放血不超过2次。1~3次为一疗程。如出血不易停止,要采取压迫止血。

【放血疗法技术操作流程图】

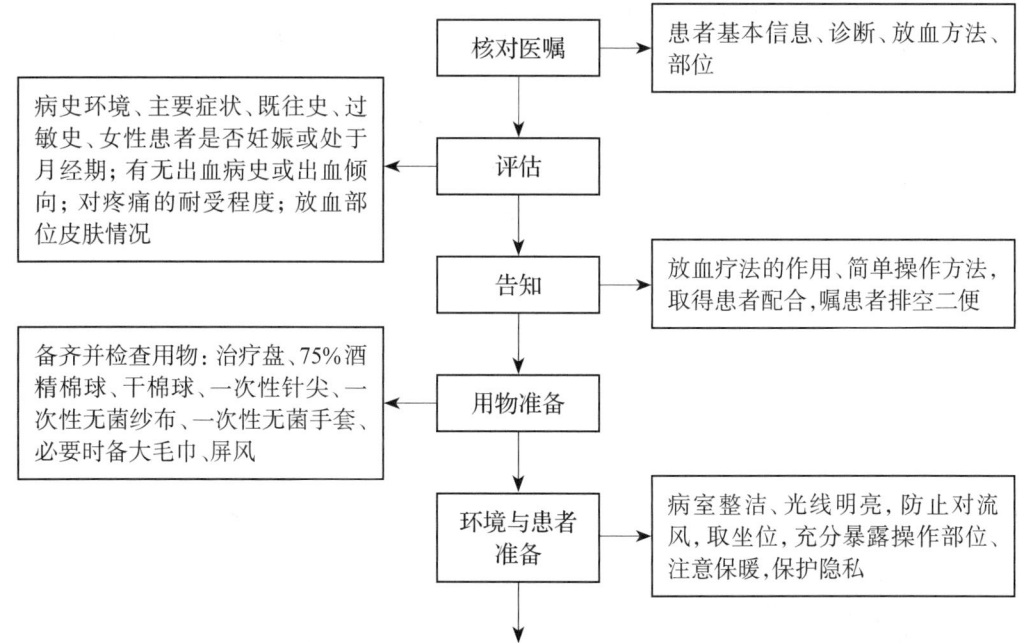

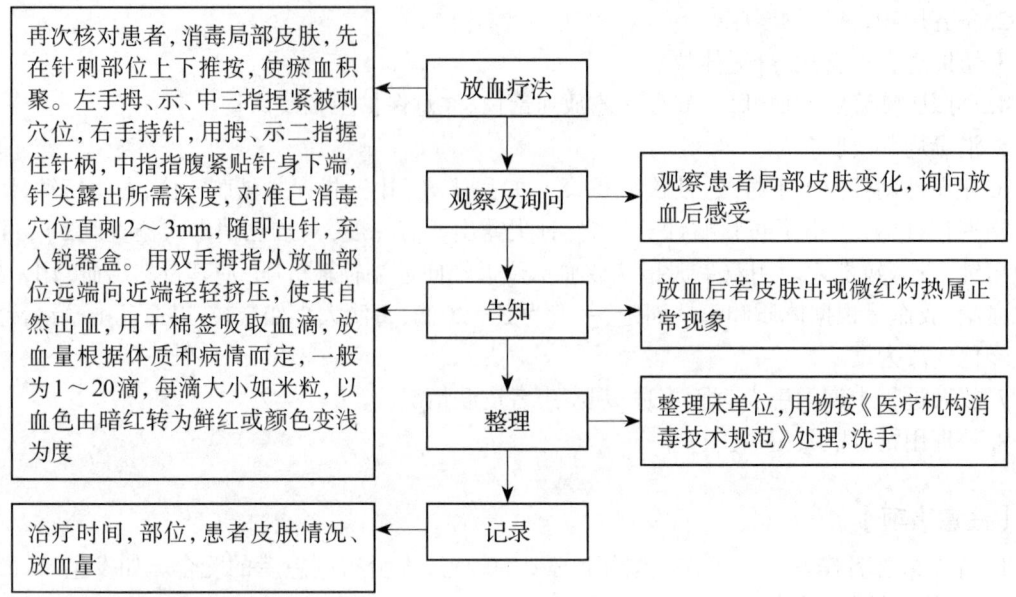

【放血疗法技术操作考核评分标准】

项目	分值	技术操作要求	评分等级 A	B	C	D	评分说明
仪表	2	仪表端庄	2	1	0	0	1项未完成扣1分
核对	2	核对医嘱	2	1	0	0	未核对扣2分；内容不全面扣1分
评估	6	主要症状、既往史、女性患者是否妊娠、出血性疾病	4	3	2	1	1项未完成扣1分，最高扣4分
		放血部位皮肤情况、对疼痛的耐受程度	2	1	0	0	1项未完成扣1分
告知	4	解释作用、操作方法、局部感受，取得患者配合	4	3	2	1	1项未完成扣1分
用物准备	6	洗手，戴口罩	2	1	0	0	未洗手扣1分；未戴口罩扣1分
		备齐检查用物	4	3	2	1	少备1项扣2分；未检查扣2分，最高扣4分
环境与患者准备	7	病室整洁、调节室内温度，关闭门窗	2	1	0	0	未进行环境准备扣2分；准备不全扣1分
		协助患者取舒适体位	2	1	0	0	未进行体位摆放扣2分；体位不舒适扣1分
		暴露放血部位皮肤，保暖，注意保护隐私	3	2	1	0	未充分暴露部位扣1分；未保暖扣1分；未保护隐私扣1分

续 表

项目	分值	技术操作要求	评分等级 A	B	C	D	评分说明
操作过程		核对医嘱	2	1	0	0	未核对扣2分；内容不全面扣1分
		消毒局部皮肤	6	3	0	0	未消毒皮肤扣6分
放血疗法	22	左手拇、示、中三指捏紧被刺穴位，右手持针，用拇、示二指握住针柄，中指指腹紧贴针身下端，针尖露出所需深度，对准已消毒穴位直刺2～3 mm，随即出针，弃入锐器盒	10	8	4	2	动作生硬扣2分；针刺深度不适宜不正确扣4分
		用双手拇指从放血部位远端向近端轻轻挤压，使其自然出血，用干棉签吸取血滴，放血量根据体质和病情而定，一般为1～20滴，每滴大小如米粒，以血色由暗红转为鲜红或颜色变浅为度	4	0	0	0	挤血量不准确扣4分
观察	22	及时观察挤出血液情况、询问患者感受	4	2	0	0	未观察血液扣2分；未询问患者感受扣2分
		室温适宜	4	0	0	0	未观察室温是否适宜扣4分
		观察患者全身情况：面色、呼吸、汗出及局部皮肤情况	8	6	4	2	未观察扣2分/项
		询问患者有无不适，体位舒适度	4	2	0	0	未询问扣2分/项；体位不舒适扣2分
		告知相关注意事项	2	1	0	0	未告知扣2分；内容不全扣1分
操作后处置	13	清洁并擦干皮肤	2	1	0	0	未清洁皮肤扣1分；未擦干扣1分
		协助患者着衣，取舒适体位，整理床单位	3	2	1	0	未协助患者着衣扣1分；未安置体位扣1分；未整理床单位扣1分
		洗手，再次核对	2	1	0	0	未洗手扣1分；未核对扣1分
		用物按《医疗机构消毒技术规范》处理	2	1	0	0	处置方法不正确扣1分/项，最高扣2分
		洗手	2	0	0	0	未洗手扣2分
		记录	2	1	0	0	未记录扣2分；记录不完全扣1分
评价	6	流程合理、技术熟练、局部皮肤无损伤、询问患者感受	6	4	2	0	1项不合格扣2分，最高扣6分；出现烫伤扣6分
理论提问	10	放血疗法的适应证、禁忌证	6	3	0	0	回答不全面扣3分/题；未答出扣6分/题
		放血疗法的注意事项	4	2	0	0	回答不全面扣2分/题；未答出扣4分/题
		得 分					

四十一、梅花针技术

梅花针，又称皮肤针，为丛针浅刺法之一，是由多支不锈钢短针集成一束，叩刺人体体表一定部位和穴位，通过疏通经络、调和气血，促使机体恢复正常，从而达到防治疾病的一种操作方法。

【适应证】

1. 内科疾病：头痛、偏头痛、失眠、胁痛、腹痛、胃脘痛、神经麻痹、三叉神经痛、痉挛、胃及十二指肠溃疡、慢性胃肠病、高血压病、冠心病、甲状腺功能亢进症、风湿性、类风湿关节炎、神经衰弱、咳嗽、支气管喘息等。
2. 外科疾病：淋巴结炎、腱鞘炎、某些手术后遗症、尿潴留、阳痿、早泄等。
3. 儿科疾病：小儿麻痹后遗症、消化不良、遗尿等。
4. 妇科疾病：月经病、功能性子宫出血等。
5. 骨伤科疾病：落枕、肌肉扭伤、腰背痛、骨折延期愈合等。
6. 耳鼻咽喉科：鼻炎、神经性耳聋、牙痛、屈光不正、睑腺炎（麦粒肿）、视神经萎缩等。
7. 皮肤科疾病：脱发、神经性皮炎、丹毒、多汗症、皮肤瘙痒症等各科多种常见多发病及部分疑难病症。

【禁忌证】

1. 有感染、溃疡、烧伤、创伤或瘢痕等皮肤区域。
2. 处于妊娠或哺乳阶段的患者。
3. 有严重的精神疾病的患者。
4. 有严重的心脑血管疾病或肝肾功能严重受损及凝血功能障碍的患者。
5. 乳腺炎症、乳腺癌及乳腺纤维腺瘤等其他良、恶性病变。
6. 过敏体质者（指有两种或两种以上的食物或药物过敏或严重晕针者）。

【评估】

1. 主要症状、既往史、过敏史、女性患者是否妊娠或处于月经期。
2. 有无出血病史或出血倾向。
3. 对疼痛的耐受程度。
4. 针刺部位皮肤情况。
5. 病室环境是否光线充足、安静整洁。

【告知】

1. 梅花针的作用、简单的操作方法及操作时间。
2. 叩刺前嘱患者排空二便。
3. 叩刺过程中出现局部剧烈疼痛、皮下大量出血等异常情况，及时告知护士。

4. 叩刺过程中不宜随便改变体位以免损伤皮肤。

5. 叩刺后若出现局部皮肤轻微疼痛、发痒、潮红或出血属正常现象。

6. 叩刺后局部皮肤应保持清洁干燥，避免大量出汗或接触水，以防感染。

【物品准备】

治疗盘、一次性梅花针、弯盘、安尔碘棉签、无菌纱布、碘伏棉球，必要时备中单、屏风、大毛巾、计时器。

【基本操作方法】

1. 核对患者基本信息、医嘱，评估患者，做好解释。

2. 备齐用物，携用物至床旁。

3. 协助患者取合理、舒适体位。

4. 遵照医嘱确定叩刺部位，充分暴露针刺部位，注意保护隐私及保暖。

5. 消毒局部皮肤，采用合适的叩刺手法、强度。

6. 叩刺过程中观察局部皮肤颜色、有无渗血，询问患者有无不适，调节手法力度。

7. 梅花针叩刺结束后，评估患者局部皮肤情况，询问患者感受，局部皮肤若有渗血，用无菌纱布擦拭局部皮肤，协助患者整理床单位，舒适体位。

8. 整理用物，洗手，记录。

【注意事项】

1. 仔细检查针具。梅花针针尖必须平齐、无钩，针柄与针头联结处牢固。

2. 严格遵循无菌操作原则。

3. 注意叩刺手法。叩刺时针尖须垂直向下，避免斜、钩、挑，以减少患者的不适感。

4. 初诊患者叩刺强度、手法及叩刺面积不宜过大，以防晕针。

5. 患者过度饥饿、疲劳，情绪过于紧张或激动的情况下不宜叩刺。

6. 叩刺局部皮肤，如有出血者，应及时清洁及消毒，以防感染。

7. 循经叩刺时，每隔1 cm左右叩刺1下，一般可循经叩刺8～16下。

8. 梅花针一般每日或隔日1次，10次为1个疗程，疗程间可间隔3～5天。

【附：常见叩刺的手法】

1. 持针式：手握针柄，用环指和小指将针柄末端固定于手掌小鱼际处，针柄尾端露出手掌1～1.5 cm，再以中指和拇指夹持针柄，示指按于针柄中段，压击时充分利用手腕弹力，使针尖刺皮不伤肉，如拔毛状。

2. 叩刺法：局部皮肤消毒待干后，将梅花针针尖平对准叩刺部位，使用手腕之力，将针尖均匀而有节奏地弹刺在皮肤上。

3. 刺激强度

（1）弱刺激：用较轻的腕力进行叩刺，冲力小，以局部皮肤略微有潮红，无明显出血点或渗出，患者无疼痛感为度。适用于老弱妇儿、虚证、初诊患者和头面五官肌肉浅薄部位。

（2）中刺激：叩刺的腕力介于强、弱刺激之间，局部皮肤微微潮红，有少量出血点或渗出，以患者稍觉疼痛为度。适用于一般疾病和多数患者。

(3) 强刺激：用较重的腕力进行叩刺，操作部位皮肤潮红，有较明显的出血点或渗出，以患者有疼痛感为度。适用于年壮体强、实证患者和肌肉丰厚处。

4. 叩刺部位

(1) 循经叩刺是指循经脉进行叩刺的一种方法，常用于项背腰部的督脉和足太阳膀胱经。

(2) 穴位叩刺是指在穴位上进行叩刺的一种方法。主要是根据穴位的主治作用，选择适当的穴位予以叩刺治疗。

(3) 局部叩刺是指在患部进行叩刺的一种方法。

【梅花针技术操作流程图】

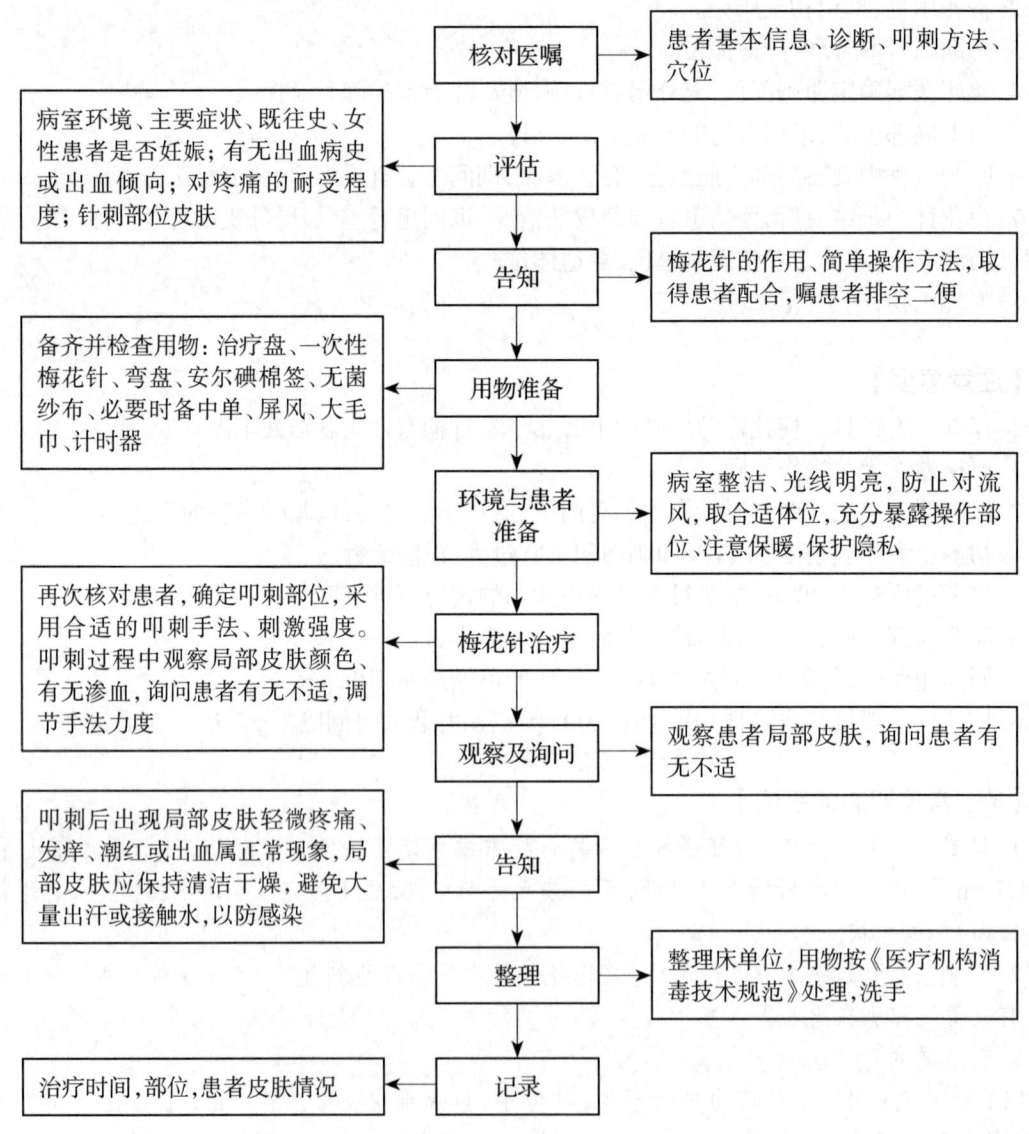

【梅花针技术操作考核评分标准】

项目	分值	技术操作要求	评分等级 A	B	C	D	评 分 说 明
仪表	2	仪表端庄	2	1	0	0	1项未完成扣1分
核对	2	核对医嘱	2	1	0	0	未核对扣2分；内容不全面扣1分
评估	6	临床症状、既往史、有无出血倾向	4	3	2	1	1项未完成扣1分
		治疗部位皮肤情况，对疼痛的耐受程度	2	1	0	0	1项未完成扣1分
告知	4	解释作用、简单的操作方法、局部感受及配合要点，取得患者配合	4	3	2	1	1项未完成扣1分
用物准备	5	洗手，戴口罩	2	1	0	0	未洗手扣1分；未戴口罩扣1分
		备齐并检查用物	3	2	1	0	少备1项扣1分；未检查1项扣1分，最高扣3分
环境与患者准备	7	病室整洁、光线明亮、温度适宜	2	1	0	0	未进行环境准备扣2分；环境准备不全扣1分
		协助患者取舒适体位	2	1	0	0	未进行体位摆放扣2分；体位不舒适扣1分
		暴露患处，注意保暖、保护隐私	3	2	1	0	未充分暴露患处扣1分；未保暖扣1分；未保护隐私扣1分
操作过程 梅花针治疗	45	核对医嘱	2	1	0	0	未核对扣2分；内容不全面扣1分
		在梅花针治疗部位下方铺橡胶单、中单，将弯盘置于患处旁边	6	4	2	0	未正确铺单扣2分/项；未正确放置弯盘扣2分
		根据医嘱定穴，消毒范围大于5～10 cm	4	2	0	0	未消毒局部皮肤扣2分；定位方法不规范扣2分；消毒不规范扣2分
		采用合适的叩刺手法、刺激强度	12	10	8	6	叩刺方法不准确扣4分；叩刺频率不对扣4分；未叩至潮红扣2分；叩刺强度不正确扣4分
		评估患者局部皮肤情况，询问患者感受，局部皮肤若有渗血，用无菌纱布擦拭局部皮肤	10	5	3	0	未评估扣3分；未询问扣3分；未擦拭局部皮肤扣5分
		告知相关注意事项：如有不适及时告知护士	6	4	2	0	未告知扣4分；少告1项扣2分
		再用一块无菌纱布覆盖伤口并敷贴覆盖	5	3	2	1	未用无菌纱布扣5分；覆盖不充分扣3分

续 表

项目	分值	技术操作要求	评分等级 A	B	C	D	评 分 说 明
操作过程	7	观察局部皮肤情况,询问患者感受	2	0	0	0	未观察扣1分;未询问患者感受扣1分
		协助患者取舒适体位,整理床单位	4	2	0	0	未协助患者扣2分;未整理床单位扣2分
		洗手,再次核对	2	1	0	0	未洗手扣1分;未核对扣1分
操作后处置	6	用物按《医疗机构消毒技术规范》处理	2	1	0	0	处置方法不正确扣1分/项,最高扣2分
		洗手	2	0	0	0	未洗手扣2分
		记录	2	1	0	0	未记录扣2分;记录不完全扣1分
评价	6	流程合理、技术熟练、局部皮肤无损伤、询问患者感受	6	4	2	0	1项不合格扣2分,最高扣6分
理论提问	10	梅花针的适应证、禁忌证	6	3	0	0	回答不全面扣3分/题;未答出扣6分/题
		梅花针的注意事项以及操作手法	4	2	0	0	回答不全面扣2分/题;未答出扣4分/题
得 分							

四十二、皮内针技术

皮内针技术又称埋针法,是以特制的小型针具刺入并固定于腧穴部位皮内或皮下,给皮部以微弱而较长时间的刺激,激发经气,通过调节脏腑经络功能,达到治疗疾病的一种操作方法。

【适应证】

1. 内科疾病:如支气管哮喘、血压高、头晕、偏瘫、言语障碍、失眠、意识障碍、胃痛、腹痛、腹泻、便秘等。
2. 外科疾病:如、关节痛、颈椎病、手臂麻木等。
3. 五官科疾病:鼻炎、面瘫、面肌痉挛等。

【禁忌证】

1. 血液病或出血倾向的患者。
2. 紫癜和瘢痕部。
3. 肝、肾、心脏严重疾病的患者。
4. 孕妇下腹、腰骶部。

【评估】

1. 主要症状、既往史、过敏史、女性患者是否妊娠或处于月经期。
2. 有无出血病史或出血倾向。
3. 对疼痛的耐受程度。
4. 针刺部位皮肤情况。
5. 病室环境是否光线充足、安静整洁。

【告知】

1. 皮内针的作用、简单的操作方法及操作时间。
2. 操作前嘱患者排空二便。
3. 操作过程中出现局部疼痛不适、妨碍肢体活动,胶布浮起或针体脱落时,及时告知护士。
4. 操作过程中不宜随便改变体位以免损伤皮肤。
5. 埋针后局部出现酸、胀、麻的行气感,属正常现象。

【物品准备】

治疗盘、碘伏棉球、镊子、弯盘、医用敷贴、无菌有齿镊、皮内针、必要时备屏风、大毛巾。

【基本操作方法】

1. 核对患者基本信息、医嘱,评估患者,做好解释。

2. 备齐用物,携用物至床旁。
3. 协助患者取合理、舒适体位。
4. 遵照医嘱确定操作部位,充分暴露操作部位,注意保护隐私及保暖。
5. 消毒局部皮肤,根据皮内针型号采用合适进针、固定的方法。
6. 操作方法

(1) 选穴:阿是穴,在局部按压寻找压痛阳性点,询问患者感觉,确定相应穴位;循经辨证远端选穴,根据患者疾病特点,遵医嘱在相应经络上使用腧穴定位方法进行定穴。

(2) 醒穴:在选定的穴位上进行按揉1～2分钟。

(3) 埋针:常规消毒选定穴位的皮肤,直径大于5 cm,待干;核对身份,根据操作部位选取型号合适的皮内针,拆下密封纸,将塑料容器向后屈折,用镊子夹紧其中一半剥离纸和胶布,将其一并从另一半剥离纸分开,并从塑料容器中取出;将针垂直按压在已经消毒的穴位皮肤上,按压黏附固定,再除去剥离纸,将胶布压好以确保粘贴稳妥;用指腹轻轻对埋针处进行垂直的按压。

7. 一般可留置24～72小时(具体时间参考针具说明书),询问患者埋针后感受,观察局部皮肤情况,观察患者有无晕针、出血、脱针等不良反应。

8. 起针时应平衡,一手固定埋针部位两侧皮肤,另一手先揭起两侧的胶布,然后捏住,垂直皮肤向上起针。

9. 操作完毕,再次核对,协助患者着衣,整理床单位,安置舒适体位。

10. 整理用物,洗手,记录。

【注意事项】

1. 初次接受治疗的患者,应首先消除其紧张情绪。
2. 老人、儿童、孕妇、体弱者宜选取卧位。
3. 埋针部位持续疼痛时,应调整针的深度、方向,调整后仍疼痛应出针。
4. 埋针期间局部发生感染应立即出针,并进行相应处理。
5. 关节和颜面部慎用。

【附：常见皮内针方法】

1. 进针

(1) 颗粒型皮内针:一手将腧穴部皮肤向两侧舒张,另一手持镊子夹持针尾平刺入腧穴皮内。

(2) 揿钉型皮内针:一手固定腧穴部皮肤,另一手持镊子夹持针尾直刺入腧穴皮内。

2. 固定

(1) 颗粒型皮内针:宜先在针尾下垫一橡皮膏,然后用脱敏胶布从针尾沿针身向刺入的方向覆盖、粘贴固定。

(2) 揿钉型皮内针:宜用脱敏胶布覆盖针尾、粘贴固定。

四十二、皮内针技术

【皮内针技术操作流程图】

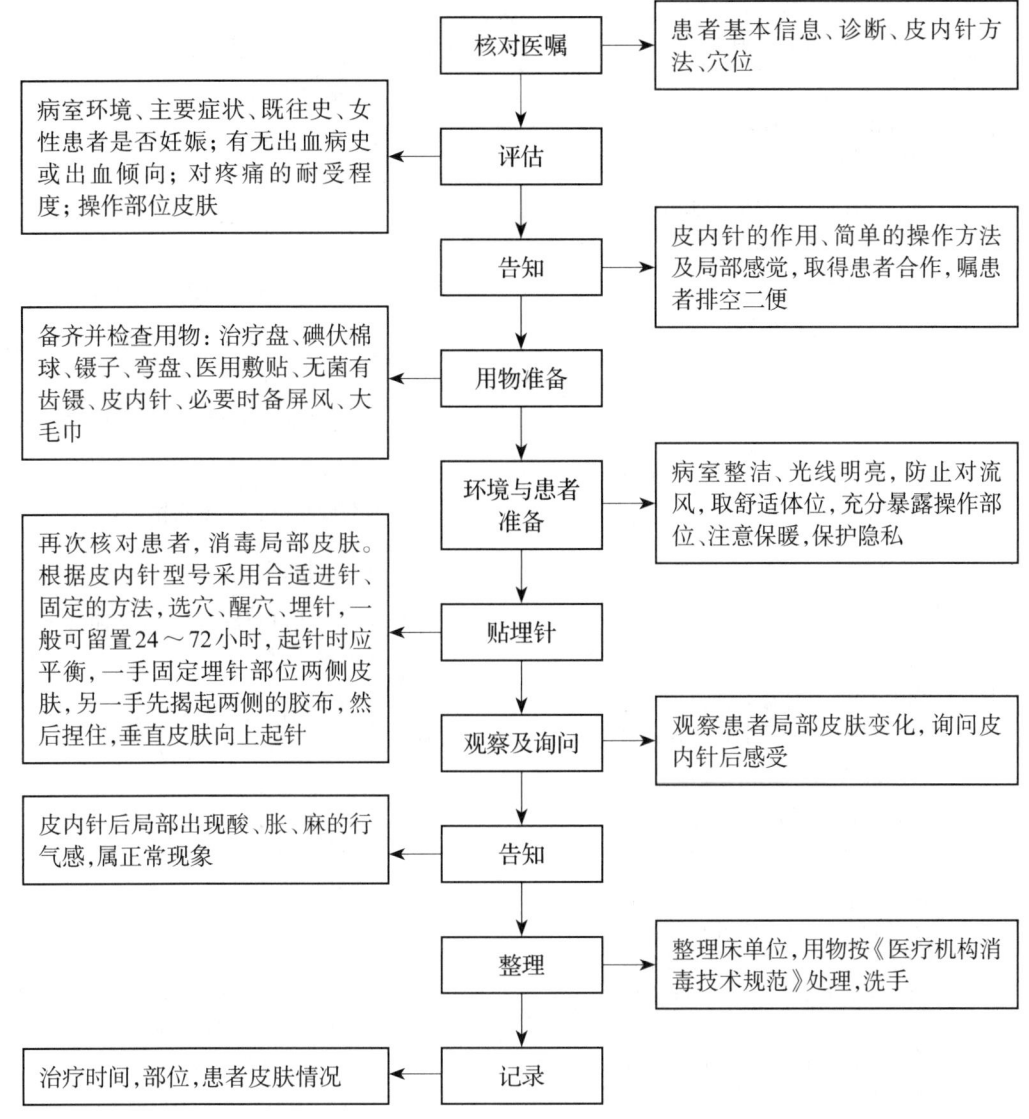

【皮内针技术操作考核评分标准】

项目	分值	技术操作要求	评分等级 A	B	C	D	评 分 说 明
仪表	4	仪表端庄、服装鞋帽	4	3	2	1	1项未完成扣1分
核对	2	核对医嘱	2	1	0	0	未核对扣2分；内容不全面扣1分
评估	6	临床症状、既往史、是否有胶布、埋针类过敏史	4	3	2	1	1项未完成扣1分
		埋针部位皮肤情况、对疼痛的耐受程度	2	1	0	0	1项未完成扣1分

第四章 针刺类

续 表

项目	分值	技术操作要求	评分等级 A	B	C	D	评分说明
告知	6	解释作用、简单的操作方法、局部感受,取得患者配合	4	3	2	1	1项未完成扣1分
		穴位埋针时及后局部可能出现酸痛的感觉,如有不适及时告知护士	2	1	0	0	1项未完成扣1分
用物准备	4	洗手,戴口罩	2	1	0	0	未洗手扣1分;未戴口罩扣1分
		备齐并检查用物,必要时备屏风、毛毯	2	1	0	0	少备1项扣1分;未检查1项扣1分,最高扣2分
环境与患者准备	6	病室整洁、光线明亮	2	1	0	0	未进行环境准备扣2分;环境准备不全扣1分
		患者取舒适体位,充分暴露埋针部位,注意保护隐私	4	2	0	0	体位不舒适扣2分;暴露不充分扣2分;未保护隐私扣2分;最高扣4分
操作过程	50	核对医嘱	2	1	0	0	未核对扣2分;内容不全面扣1分
		遵医嘱选穴	10	8	6	4	动作生硬扣4分;穴位不准确扣2分/穴位,最高扣10分
		消毒方法:使用安尔碘由内到外消毒皮肤,一次顺时针,一次逆时针,待干	6	4	2	0	消毒液使用不规范扣2分;消毒顺序不正确扣2分;未待干扣2分
		醒穴:在选定的穴位上进行按揉1~2分钟	8	6	4	2	未醒穴扣8分;醒穴时间不足扣4分;醒穴部位不正确扣4分
		埋针:用镊子夹紧其中一半剥离纸和胶布,将其一并从另一半剥离纸分开,并从塑料容器中取出;将针垂直按压在已经消毒的穴位皮肤上,按压黏附固定,再除去剥离纸,将胶布压好以确保粘贴稳妥;用指腹轻轻对埋针处进行垂直的按压	10	8	6	4	埋针方法不正确扣4分;贴敷不牢固扣3分;操作手法不熟练扣4分
		起针时应平衡,一手固定埋针部位两侧皮肤,另一手先揭起两侧的胶布,然后捏住,垂直皮肤向上起针	8	6	4	5	出针方法不正确扣4分;手法不熟练扣4分;未垂直起针扣4分
		协助患者取舒适体位,整理床单位	4	2	0	0	未安置体位扣2分;未整理床单位扣2分
		再次核对	2	1	0	0	未核对扣2分;核对项目缺少扣1分
操作后处置	6	用物按《医疗机构消毒技术规范》处理	2	1	0	0	处置方法不正确扣1分/项,最高扣2分
		洗手	2	0	0	0	未洗手扣2分
		记录	2	1	0	0	未记录扣2分;记录不完扣1分

续 表

项目	分值	技术操作要求	评分等级 A	评分等级 B	评分等级 C	评分等级 D	评 分 说 明
评价	6	操作者：流程合理、技术熟练、取穴准确、固定牢固；患者：询问患者感受，局部皮肤及全身情况（局部皮肤无损伤）	6	4	2	0	1项不合格扣2分，最高扣6分
理论提问	10	皮内针的适应证、禁忌证	6	3	0	0	回答不全面扣3分/题；未答出扣6分/题
		皮内针的注意事项以及操作手法	4	2	0	0	回答不全面扣2分/题；未答出扣4分/题
得 分							

第五章
刮痧类

四十三、刮痧技术

刮痧技术是应用边缘钝滑的器具蘸取一定的介质,在患者体表一定部位或者穴位上的皮肤反复刮动,使局部出现瘀斑或痧痕,使脏腑秽浊之气经腠理通达于外,从而促进气血流畅,达到防治疾病的一种操作方法。

【适应证】

1. 内科疾病:头痛、头晕、失眠、发热、胃痛、腹痛、便秘、腹泻、中暑、痹证、痿证、面瘫、哮喘、中风后遗症、胁痛、呃逆、疲劳、肥胖等。

2. 外科疾病:落枕、颈痛、肩痛、背痛、腰痛、腿痛、膝关节痛、足跟痛、静脉曲张等。

3. 皮肤疾病:黄褐斑、痤疮、荨麻疹等。

4. 五官科疾病:耳鸣、耳聋等。

5. 妇科疾病:痛经、月经不调、带下病、闭经等。

【禁忌证】

1. 严重心脑血管疾病、肝肾功能不全等疾病出现浮肿者禁用。

2. 有出血倾向的疾病:如严重贫血、血小板减少性紫癜、白血病、血友病等禁用。

3. 感染性疾病:如急性骨髓炎、结核性关节炎、传染性皮肤病、皮肤疖肿包块等禁用。

4. 急性扭挫伤、皮肤出现肿胀破溃者禁用。

5. 刮痧不配合者:如醉酒、精神分裂症、抽搐等禁用。

6. 特殊部位:如眼睛、口唇、舌体、耳孔、鼻孔、乳头、肚脐、前后二阴以及大血管显现处等部位,孕妇的腹部、腰骶部等禁用。

【评估】

1. 主要症状、有无感觉迟钝或障碍、既往史、女性患者是否妊娠、月经期。

2. 体质及对疼痛的耐受程度。

3. 刮痧部位皮肤情况。

4. 病室环境是否光线充足、安静整洁,室温适宜。

【告知】
1. 刮痧的作用、简单的操作方法及操作时间。
2. 刮痧前嘱患者排空二便。
3. 刮痧部位的皮肤有轻微疼痛、灼热感,刮痧过程中如有不适及时告知护士。
4. 刮痧过程中产生酸、麻、胀、痛、沉重等感觉,均属正常反应。
5. 刮痧后皮肤出现潮红、紫红色等颜色变化,或出现粟粒状、丘疹样斑点,或片状、条索状斑块等形态变化,并伴有局部热感或轻微疼痛,都是刮痧的正常反应,数天后即可自行消失,一般不需进行特殊处理。
6. 刮痧结束后宜饮用一杯温水,休息15～20分钟,不宜即刻食用生冷食物。出痧后30分钟以内不宜洗澡。
7. 冬季应避免感受风寒,夏季避免风扇、空调直吹刮痧部位。

【物品准备】
治疗盘、刮痧板(牛角类、砭石类等刮痧类板或匙)、介质(刮痧油、清水、润肤乳等)、毛巾、卷纸,必要时备浴巾、屏风、计时器等。

【基本操作方法】
1. 核对患者基本信息、医嘱,评估患者,做好解释。
2. 备齐用物,携用物至床旁。
3. 协助患者取合理、舒适体位。
4. 遵医嘱确定刮痧部位,充分暴露刮痧部位,注意保护隐私及保暖。
5. 取适量刮痧介质,置于消毒后的拟刮拭部位,用刮痧板涂抹均匀。
6. 根据所选刮痧板的形状和大小,使用便于操作的握板方法。一般为单手握板,将刮痧板放置掌心,由拇指和示指、中指夹住刮痧板,环指和小指紧贴刮痧板边角,从刮痧板的两侧和底部三个角度固定刮痧板。刮痧时利用指力和腕力调整刮痧板角度,使刮痧板与皮肤之间夹角约45°,以肘关节为轴心,前臂做有规律的移动。
7. 刮痧顺序总原则为先头面后手足,先背腰后胸腹,先上肢后下肢,逐步按顺序刮痧。全身刮痧者,顺序为头、颈、肩、背腰、上肢、胸腹及下肢;局部刮痧者,如颈部刮痧顺序为头、颈、肩、上肢;肩部刮痧顺序为头、颈、肩上、肩前、肩后、上肢;背腰部刮痧顺序为背腰部正中、脊柱两侧、双下肢。
8. 刮痧方向总原则为由上向下、由内向外,单方向刮拭,尽可能拉长距离。头部一般采用梳头法,由前向后,或采用散射法,由头顶中心向四周;面部一般由正中向两侧,下颌向外上刮拭;颈肩背腰部正中、两侧由上往下,肩上由内向外,肩前、肩外、肩后由上向下;胸部正中应由上向下,肋间则应由内向外;腹部则应由上向下,逐步由内向外扩展;四肢宜向末梢方向刮拭。
9. 每个部位一般刮拭20～30次,局部刮痧一般10～20分钟,全身刮痧一般20～30分钟。
10. 刮痧时用力要均匀,由轻到重,先轻刮6～10次,然后力量逐渐加重,尤其是经过穴位部位,以患者能够耐受为度,刮拭6～10次后,再逐渐减力,轻刮6～10次。每个部位刮拭约20～30次,使患者局部放松,有舒适的感觉为宜;一般刮至皮肤出现潮红、紫红色等颜色变化,或出现粟粒状、丘疹样斑点,或片状、条索状斑块等形态变化,并伴有局部热感或轻微疼痛。对一些不易出痧或出痧较少的患者，不可强求出痧。

11. 观察患者局部皮肤颜色变化，询问患者有无不适，适当调节手法力度。

12. 刮痧后用干净纸巾、毛巾或消毒棉球将刮拭部位的刮痧介质擦拭干净。协助患者穿衣，安置舒适体位，整理床单位。

【注意事项】

1. 刮痧时应注意室内保暖，尤其是在冬季应避免感受风寒；夏季刮痧时，应避免风扇、空调直接吹刮拭部位。

2. 年迈体弱、儿童、对疼痛较敏感的患者宜用轻刮法刮拭。

3. 凡肌肉丰满处（如背部、臀部、胸部、腹部、四肢）宜用刮痧板的横面（薄面、厚面均可）刮拭。对一些关节处、四肢末端、头面部等肌肉较少、凹凸较多的部位宜用刮痧板的棱角刮拭。

4. 下肢静脉曲张或下肢肿胀者，宜采用逆刮法，由下向上刮拭。

5. 若出现头晕、目眩、心慌、出冷汗、面色苍白、恶心欲吐，甚至神昏仆倒等晕刮现象，应立即停止刮痧，使患者呈头低脚高平卧位，饮用一杯温开水或温糖水，并注意保温，或用刮痧板点按患者百会穴、人中、内关、足三里、涌泉穴。

【附：常用刮痧手法】

1. 按力量大小分类

（1）轻刮法：刮痧时刮痧板接触皮肤下压刮拭的力量小，被刮者无疼痛及其他不适感觉。轻刮后皮肤仅出现微红，无痧斑。此法宜用于老年体弱者以及辨证属于虚证的患者。

（2）重刮法：刮痧时刮痧板接触皮肤下压刮拭的力量较大，以患者能承受为度。此法宜用于腰背部脊柱双侧、下肢软组织较丰富处、青壮年体质较强者以及辨证属于实证、热证的患者。

2. 按移动速度分类

（1）快刮法：刮拭的频率在30次/分以上。此法宜用于体质强壮者，主要用于刮拭背部、四肢以及辨证属于急性、外感病症的患者。

（2）慢刮法：刮拭的频率在30次/分以内。此法宜用于体质虚弱者，主要用于刮拭头面部、胸部、腹部、下肢内侧等部位以及辨证属于慢性、体虚内伤病症的患者。

（3）颤刮法：用刮痧板的边角与体表接触，向下按压，并做快速有节奏的颤动，100次/分以上；或在颤动时逐渐移动刮痧板。此法宜用于痉挛性疼痛的病症，如胁痛、胃痛、小腹痛和小腿抽筋等。

3. 按刮拭方向分类

（1）直线刮法：又称直板刮法。用刮痧板在人体体表进行有一定长度的直线刮拭。此法宜用于身体比较平坦的部位，如背部、胸腹部、四肢部位。

（2）弧线刮法：刮拭方向呈弧线形，刮拭后体表出现弧线形的痧痕，操作时刮痧方向多循肌肉走行或骨骼结构特点而定。此法宜用于胸背部肋间隙、肩关节和膝关节周围等部位。

（3）逆刮法：指与常规的刮拭方向相反，从远心端开始向近心端方向刮拭。此法宜用于下肢静脉曲张、下肢浮肿患者或按常规方向刮痧效果不理想的部位。

（4）旋转法：刮痧时做有规律的顺时针、逆时针方向旋转刮拭，力量适中，不快不慢，有节奏感。此法宜用于腹部肚脐周围、女性乳房周围和膝关节髌骨周围。

(5)推刮法:刮痧时,刮拭的方向与术者站立位置的方向相反。如术者在患者的右侧前方,刮拭患者左侧颈肩部时,宜采用此法。

4. 按刮痧板接触体表部位分类

(1)摩擦法:将刮痧板与皮肤直接紧贴,或隔衣布进行有规律的旋转移动,或直线式往返移动,使皮肤产生热感。此法宜用于麻木、发凉或绵绵隐痛的部位,如肩胛内侧、腰部和腹部;也可用于刮痧前,使患者放松。

(2)梳刮法:使用刮痧板或刮痧梳从前额发际处及双侧太阳穴处向后发际处做有规律的单方向刮拭,刮痧板或刮痧梳与头皮呈45°角,动作宜轻柔和缓,如梳头状,故名梳刮法。此法宜用于头痛、头晕、疲劳、失眠和精神紧张等病症。

(3)点压法:又称点穴手法。用刮痧板的边角直接点压穴位,力量逐渐加重,以患者能承受为度,保持数秒后快速抬起,重复操作5~10次。此法宜用于肌肉丰满处的穴位,或刮痧力量不能深达,或不宜直接刮拭的骨骼关节凹陷部位,如环跳、委中、犊鼻、水沟和背部脊柱棘突之间等。

(4)按揉法:刮痧板在体表经络穴位处作点压按揉,点下后做往返来回或顺逆旋转。操作时刮痧板应紧贴皮肤而不移动,每分钟按揉50~100次。此法宜用于太阳、曲池、足三里、内关、太冲、涌泉、三阴交等穴位。

(5)角刮法:使用角形刮痧板或使刮痧板的棱角接触皮肤,与体表成45°角,自上而下或由里向外刮拭。手法要灵活,不宜生硬,避免用力过猛而损伤皮肤。此法宜用于四肢关节、脊柱双侧经筋部位、骨突周围、肩部穴位,如风池、内关、合谷、中府等。

(6)边刮法:将刮痧板的长条棱边与体表接触成45°角进行刮拭。此法宜用于对大面积部位的刮拭,如腹部、背部和下肢等。

5. 面部常用手法

(1)平抹法:刮痧板平面接触皮肤,使用腕力作单方向刮拭,也可以双手持板向两侧刮拭。注意手法平稳、力量均匀、移动平滑、接触面积大。此法宜用于面部的额部、颧部以及颈部等。

(2)平推法:刮痧板与体表形成5°~15°角,单方向推动皮肤。可单手持板,推动过程中用另一只手固定被推皮肤,或双手持板,用另一板压住皮肤,防止牵拉皮肤。注意手法柔和、力量一致。此法宜用于面部的额部以及颈部等,如推鱼纹尾。

(3)平压法:用板的端面或平面接触皮肤,压一下松一下,宜连续压4~6次。此法特点是着力即起、压而不实、力到即止,与点压法不同。此法宜用于区域较小、不适合刮拭的穴区,如迎香、四白等穴周围。

6. 刮痧特殊手法

(1)弹拨法:用刮痧板的边角在人体肌腱、经筋附着处或特定的穴位处,利用腕力进行有规律的点压、按揉,并迅速向外弹拨,状如弹拨琴弦,故名弹拨法。操作时手法轻柔,力量适中,速度较快,每个部位宜弹拨3~5次。此法宜用于治疗骨关节、韧带等处的疼痛。

(2)拍打法:又称击打法、叩击法。握住刮痧板一端,利用腕力或肘部关节之活动,使刮痧板另一端平面在体表上进行有规律的击打,速度均匀,力度和缓。此法宜用于腰背部、前臂、腘窝及其以下部位。

(3)双刮法:又称双板刮痧法。双手各握一板,在同一部位双手交替刮拭,或同时刮拭两个部位。双手均匀用力,平稳操作。此法宜用于脊柱双侧和双下肢。

(4)揪痧法:又称扯痧法、挤痧法。五指屈曲,用示指、中指的第二指节或示指、大拇指夹持施术部位,把皮肤与肌肉揪起,或撕扯特定部位,迅速用力向外滑动再松开,一揪一放,直到皮肤出现紫红色或瘀点。此法宜用于头面部的印堂、颈部天突和背部夹脊穴等部位。

【刮痧技术操作流程图】

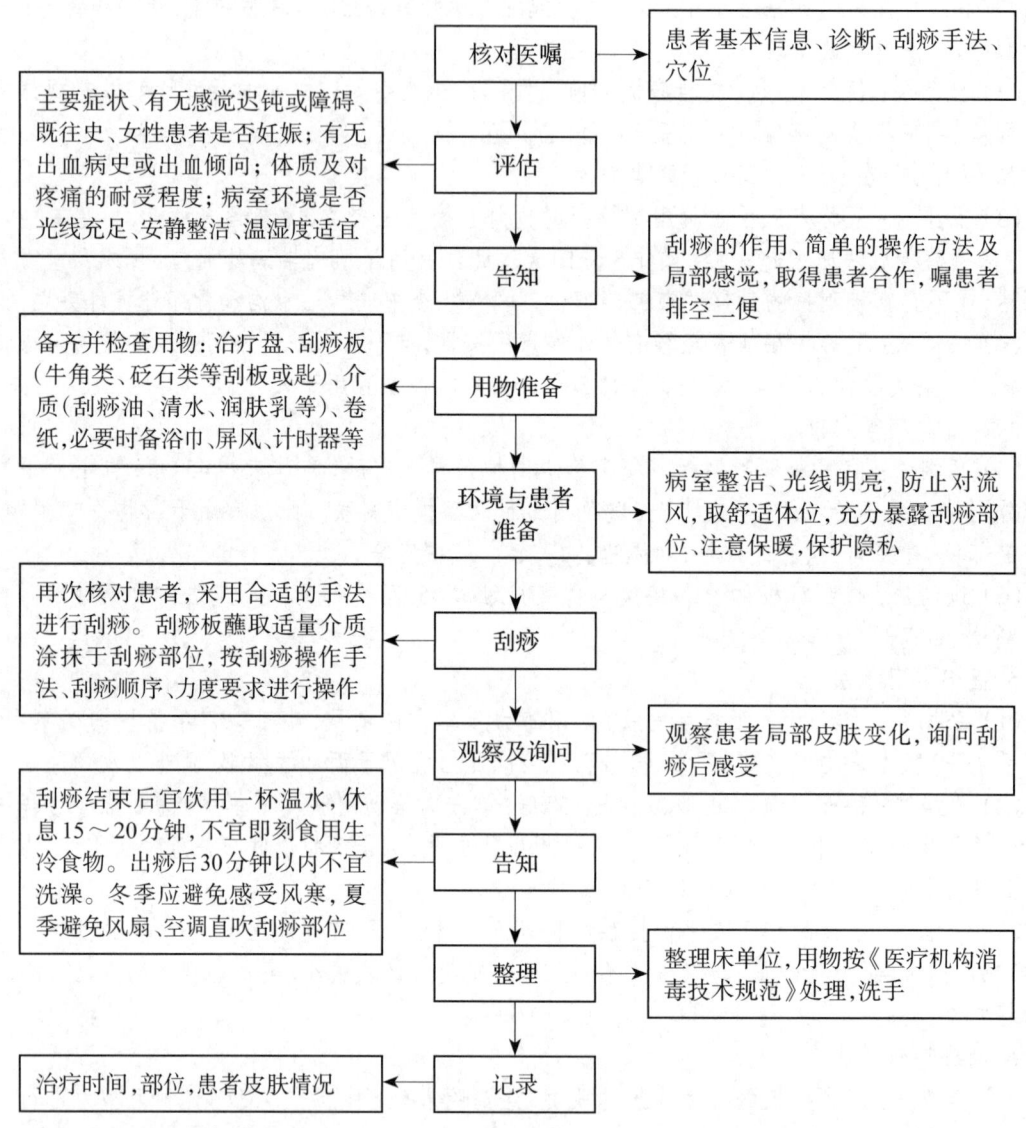

【刮痧技术操作考核评分标准】

项目	分值	技术操作要求	评分等级				评分说明
			A	B	C	D	
仪表	2	仪表端庄	2	1	0	0	1项未完成扣1分
核对	2	核对医嘱	2	1	0	0	未核对扣2分;内容不全面扣1分

续 表

项目	分值	技术操作要求	评分等级 A	评分等级 B	评分等级 C	评分等级 D	评 分 说 明
评估	7	主要症状、有无感觉迟钝或障碍、既往史、女性患者是否妊娠、月经期、出血性疾病	4	3	2	1	1项未完成扣1分
		刮痧部位皮肤情况,体质及对疼痛的耐受程度	3	2	1	0	1项未完成扣1分
告知	3	解释作用、操作方法、局部感受,取得患者配合	3	2	1	0	1项未完成扣1分
用物准备	5	洗手,戴口罩	2	1	0	0	未洗手扣1分;未戴口罩扣1分
		备齐并检查用物	3	2	1	0	少备1项扣1分;未检查1项扣1分,最高扣3分
环境与患者准备	7	病室整洁、光线明亮,避免对流风	2	1	0	0	未进行环境准备扣2分;准备不全扣1分
		协助患者取舒适体位	2	1	0	0	未进行体位摆放扣2分;体位不舒适扣1分
		暴露刮痧部位皮肤,注意保暖,保护隐私	3	2	1	0	未充分暴露刮痧部位扣1分;未保暖扣1分;未保护隐私扣1分
操作过程	52	核对医嘱	2	1	0	0	未核对扣2分;内容不全面扣1分
		确定刮痧部位	4	2	0	0	未确定刮痧部位扣4分;穴位不准确扣2分
		刮痧板蘸取适量介质涂抹于刮痧部位	6	4	2	0	未蘸取刮痧介质扣4分;介质量过多或过少扣2分;部位不准确扣2分
		拇指、示指和中指夹住刮板,环指、小指紧贴刮板边角,从三个角度固定,刮板与皮肤之间夹角约为45°	4	2	0	0	握板不正确扣2分;刮板与皮肤之间夹角过大或过小扣2分
		刮痧顺序:先头面后手足,先背腰后胸腹,先上肢后下肢;刮痧方向:由上向下、由内向外,单方向刮拭,尽可能拉长距离	6	4	2	0	刮痧顺序、方向1项不正确扣2分
		用力均匀,由轻到重,以患者能耐受为度	6	4	2	0	用力不均匀扣2分;未由轻到重扣2分;皮肤受损扣6分
		观察皮肤出痧情况,询问患者感受,调节手法力度	8	6	4	2	未观察皮肤扣2分;未询问患者感受扣2分;未调整手法力度扣4分
		每部位刮20~30次,局部刮痧10~20分钟,不可强求出痧	4	2	0	0	刮痧方法1项不正确扣2分
		告知相关注意事项	4	2	0	0	未告知扣4分;告知不全扣2分
		清洁皮肤	2	1	0	0	未清洁皮肤扣2分;清洁不彻底扣1分
		协助患者取舒适体位,整理床单位	4	2	0	0	未安置体位扣2分;未整理床单位扣2分
		洗手、再次核对	2	1	0	0	未洗手扣1分;未核对扣1分

续 表

项目	分值	技术操作要求	评分等级 A	B	C	D	评 分 说 明
操作后处置	6	用物按《医疗机构消毒技术规范》处理	2	1	0	0	处置方法不正确扣1分/项,最高扣2分
		洗手	2	0	0	0	未洗手扣2分
		记录	2	1	0	0	未记录扣2分；记录不完全扣1分
评价	6	流程合理、技术熟练、局部皮肤无损伤、询问患者感受	6	4	2	0	1项不合格扣2分,最高扣6分；出现烫伤扣6分
理论提问	10	刮痧的适应证、禁忌证	6	3	0	0	回答不全面扣3分/题；未答出扣6分/题
		刮痧的注意事项以及操作手法	4	2	0	0	回答不全面扣2分/题；未答出扣4分/题
得 分							

四十四、耳穴刮痧技术

耳穴刮痧技术是刮痧疗法的一种,是采用刮痧器具蘸取介质后,在选定的耳部穴位或反射区之上进行刮拭,通过刮痧的良性刺激和经络传导作用调动人体气血,达到疏通经络、调和气血、活血化瘀、排除毒素、调节阴阳平衡、防治疾病的一种操作方法。

【适应证】

适用于经络阻滞、气血失调及脏腑功能紊乱类疾病。

1. 内科疾病:失眠、神经衰弱、眩晕、焦虑、头痛、偏头痛等神经系统疾病;便秘、腹胀、消化不良、慢性胃炎、腹痛、虚寒腹泻等消化系统疾病;风寒感冒、咳嗽、哮喘、过敏性鼻炎等呼吸系统疾病;高血压、高血脂、绝经期综合征、甲亢等代谢内分泌疾病。
2. 外科疾病:颈椎病、肩周炎、腰痛、关节痛等急慢性疼痛、术后疼痛;急性扭挫伤、慢性劳损、肢体麻木等软组织损伤;咽喉炎、扁桃体炎、末梢神经炎等炎症性疾病。
3. 妇科疾病:痛经、月经不调、带下病、盆腔炎、围绝经期综合征等。

【禁忌证】

1. 耳部有炎症、冻疮或表面皮肤破溃者禁用。
2. 过饱或过饥状态下慎用。
3. 醉酒者禁用。
4. 女性患者是否妊娠期禁用,哺乳期刮痧后五天内不能哺乳。

【评估】

1. 主要症状、有无感觉迟钝或障碍、既往史、女性患者是否妊娠。
2. 患者体质及耳部刮痧部位皮肤情况、当前心理状态。
3. 对疼痛的耐受程度。
4. 病室环境是否光线充足、安静整洁,温度适宜。

【告知】

1. 耳穴刮痧的作用、简单的操作方法及操作时间。
2. 刮痧前嘱患者排空二便。
3. 刮痧部位的皮肤有轻微疼痛、灼热感,刮痧过程中如有不适及时告知护士。
4. 刮痧过程中产生酸、麻、胀、痛、沉重等感觉,均属正常反应。
5. 刮痧结束后宜饮用一杯温水,休息15~20分钟,不宜即刻食用生冷食物。出痧后30分钟以内不宜洗澡。
6. 冬季应避免感受风寒,夏季避免风扇、空调直吹刮痧部位。

【物品准备】

治疗盘、刮痧板、刮痧油、一次性治疗巾、纱布,必要时备计时器。

【基本操作方法】

1. 核对患者基本信息、医嘱,评估患者,做好解释。
2. 备齐用物,携用物至床旁。
3. 协助患者取仰卧位,头部垫一次性治疗巾,头偏向一侧,暴露耳部刮痧部位。
4. 涂刮痧油,循环按摩耳部,把两只手掌放在耳朵上,从后到前和从前到后各十遍,打开耳部小周天、大周天,促进全身气血运行。
5. 检查刮痧板边缘,确定光滑无缺损后,一手固定耳部周围皮肤,一手持刮痧板,与耳部皮肤呈45°角。
6. 根据医嘱选取相应的穴位或反射区进行刮痧,刮痧顺序先耳郭正面再耳郭背面。耳郭正面从耳垂开始,依次刮拭耳轮、耳舟、对耳轮、耳甲腔、耳甲艇、三角窝,最后刮拭耳前的耳门、听宫、听会等穴位。耳郭背面先刮拭耳垂背面,接着是耳轮尾背面、耳轮背面、对耳轮后沟、对耳屏后沟,然后是耳甲腔后隆起、耳轮脚后沟、耳甲艇后隆起、对耳轮下脚后沟、三角窝后隆起,最后刮拭至耳后至胸锁乳突肌部位。
7. 刮痧完毕后再次对耳部循环按摩。
8. 观察患者耳部皮肤颜色变化,询问患者有无不适,适当调节手法力度。
9. 刮痧后用干净纸巾、毛巾或消毒棉球将刮拭部位的刮痧介质擦拭干净,整理床单位。

【注意事项】

1. 刮痧力度由轻到重,用力均匀,快慢适中。
2. 给儿童刮痧时,动作应轻柔,以免造成小儿耳郭皮肤及软骨损伤。
3. 上一次刮痧部位的痧斑未退之前,不宜在原处再次刮痧;两次刮痧时间需间隔5~7天,以皮肤痧退为标准。
4. 刮痧过程中,如患者出现晕刮现象,可让患者平躺,头部垫高,点按内关穴或极泉穴即可缓解。

【耳穴刮痧技术操作流程图】

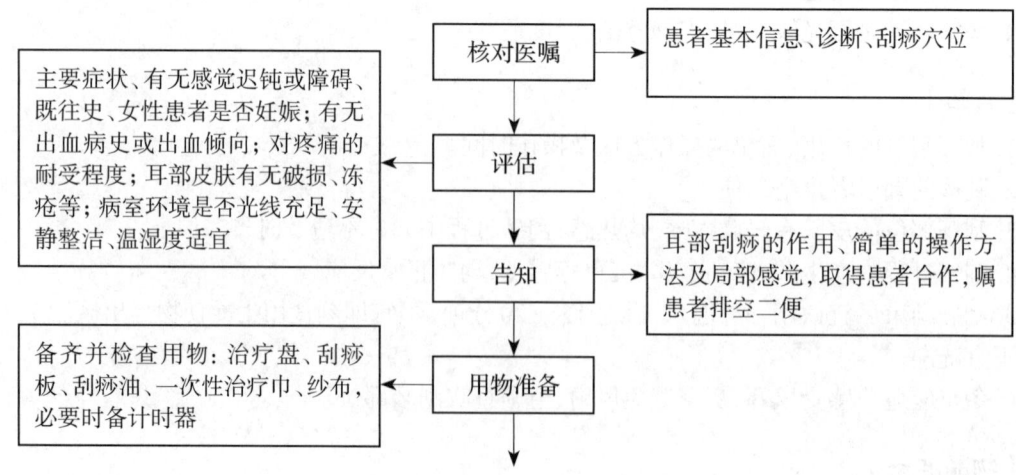

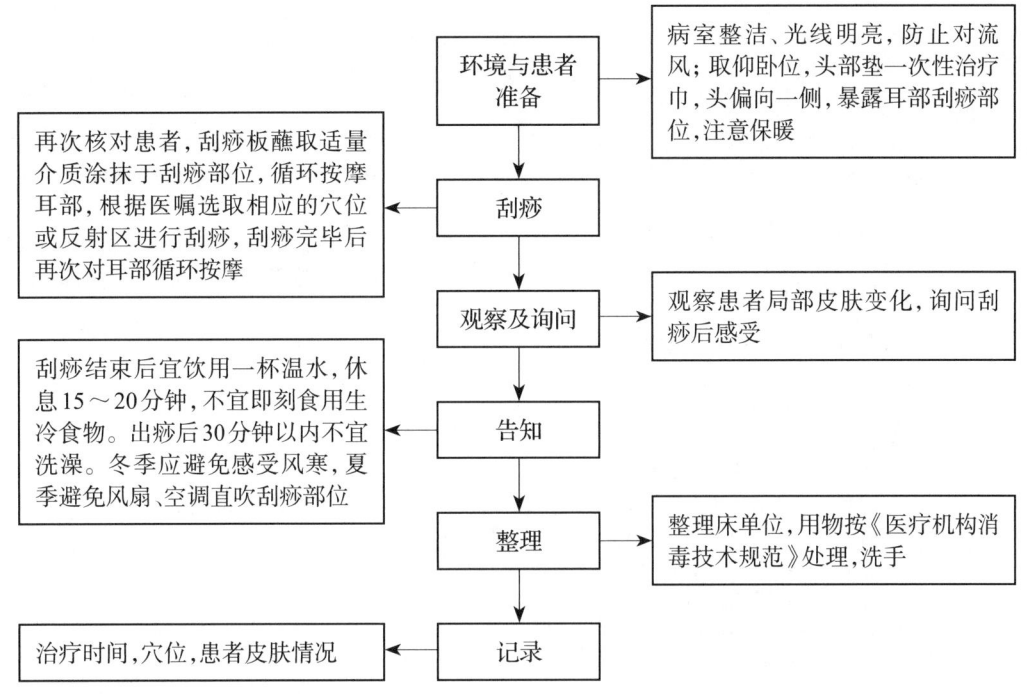

【耳穴刮痧技术操作考核评分标准】

项目	分值	技术操作要求	A	B	C	D	评分说明
仪表	2	仪表端庄	2	1	0	0	1项未完成扣1分
核对	2	核对医嘱	2	1	0	0	未核对扣2分；内容不全面扣1分
评估	7	主要症状、有无感觉迟钝或障碍、既往史、女性患者是否妊娠、耳部有无有炎症、冻疮或表面皮肤破溃	4	3	2	1	1项未完成扣1分
		刮痧部位皮肤情况，对热、气味的耐受程度	3	2	1	0	1项未完成扣1分
告知	3	解释作用、操作方法、局部感受，取得患者配合	3	2	1	0	1项未完成扣1分
用物准备	5	洗手，戴口罩	2	1	0	0	未洗手扣1分；未戴口罩扣1分
		备齐并检查用物	3	2	1	0	少备1项扣1分；未检查1项扣1分，最高扣3分
环境与患者准备	7	病室整洁、光线明亮、避免对流风	2	1	0	0	未进行环境准备扣2分；准备不全扣1分
		协助患者取仰卧位，头部垫一次性治疗巾，头偏向一侧	3	2	0	0	体位不正确扣2分；未垫治疗巾扣1分
		暴露耳部刮痧部位，注意保暖，保护隐私	2	0	0	0	未充分暴露刮痧部位扣2分

续 表

项目	分值	技术操作要求	评分等级 A	B	C	D	评分说明
操作过程	52	核对医嘱	2	1	0	0	未核对扣2分；内容不全面扣1分
		检查刮痧板边缘，确定光滑无缺损后，一手固定耳部周围皮肤，一手持刮痧板，与耳部皮肤呈45°角	14	10	6	4	穴位不准确扣2分/穴位，最高扣8分；拿刮痧板姿势不正确扣2分/穴位，最高扣4分
		刮痧顺序先耳郭正面再耳郭背面。耳郭正面从耳垂开始，依次刮拭耳轮、耳舟、对耳轮、耳甲腔、耳甲艇、三角窝，最后刮拭耳前的耳门、听宫、听会等穴位。耳郭背面先刮拭耳垂背面，接着是耳轮尾背面、耳轮背面、对耳轮后沟、对耳屏后沟，然后是耳甲腔后隆起、耳轮脚后沟、耳甲艇后隆起、对耳轮下脚后沟、三角窝后隆起，最后刮拭至耳后至胸锁乳突肌部位	14	10	6	4	顺序不正确每次扣2分
		刮痧完毕后再次对耳部循环按摩，询问患者感受	8	6	4	2	按压力度过轻或过重扣2分，最高扣4分；未询问患者感受扣4分
		观察局部皮肤有无红肿、皮疹、破溃	4	0	0	0	未观察皮肤扣4分
		告知相关注意事项	8	6	4	2	注意事项内容少1项扣2分，最高扣8分
		洗手，再次核对	2	1	0	0	未洗手扣1分；未核对扣1分
操作后处置	6	用物按《医疗机构消毒技术规范》处理	2	1	0	0	处置方法不正确扣1分/项，最高扣2分
		洗手	2	0	0	0	未洗手扣2分
		记录	2	1	0	0	未记录扣2分；记录不完全扣1分
评价	6	流程合理、技术熟练、耳部皮肤无损伤、询问患者感受	6	4	2	0	1项不合格扣2分，最高扣6分；出现耳部皮肤破损扣6分
理论提问	10	耳部刮痧的适应证、禁忌证	6	3	0	0	回答不全面扣3分/题；未答出扣6分/题
		耳部刮痧的注意事项	4	2	0	0	回答不全面扣2分/题；未答出扣4分/题
得 分							

四十五、温通刮痧技术

温通刮痧技术是刮痧疗法的一种创新形式,是采用特制艾灸杯等工具在经络或病痛部位之上进行刮拭,通过艾的温热效应与刮痧的良性刺激协同作用,达到温通经络、活血化瘀、调和气血、防治疾病的一种操作方法。

【适应证】

适用于风寒痹阻、气滞血瘀、气血亏虚、痰湿阻络及虚实夹杂型疾病。

1. 内科疾病:风寒感冒、咳嗽、哮喘、过敏性鼻炎、虚寒型胃痛、腹胀、慢性腹泻、便秘、消化不良、头痛、眩晕、失眠、中风后肢体麻木、高血脂等。

2. 外科疾病:颈椎病、肩周炎、落枕、网球肘、腰椎间盘突出症、急性腰扭伤、风湿性关节炎、慢性腰肌劳损、强直性脊柱炎、肢体酸麻、末梢神经炎、筋膜炎等。

3. 妇科疾病:宫寒不孕、痛经、月经不调、盆腔炎、更年期综合征、卵巢早衰等。

【禁忌证】

1. 女性患者月经期、孕妇的腹部和腰骶部、妇女的乳头、石门穴禁用。
2. 出血性疾病、心脏病、肝肾功能衰竭、全身重度水肿者禁用。
3. 皮肤有溃烂、损伤、炎症等禁用。
4. 对疼痛敏感、无法耐受刮痧者慎用。
5. 过饱、过饥、酒后慎用。
6. 各种实热证、高热、阴虚火旺者慎用。

【评估】

1. 主要症状、有无感觉迟钝或障碍、既往史、女性患者是否妊娠。
2. 有无出血病史或出血倾向、哮喘病史或艾绒过敏史。
3. 对热、气味的耐受程度。
4. 刮痧部位皮肤情况。
5. 病室环境是否光线充足、安静整洁,有无吸氧装置及易燃物品。

【告知】

1. 温通刮痧的作用、简单的操作方法及操作时间。
2. 刮痧前嘱患者排空二便。
3. 刮痧过程中出现头昏、眼花、恶心、颜面苍白、心慌出汗等不适现象,及时告知护士。
4. 刮痧后若皮肤出现微红灼热属正常现象。刮痧后注意保暖,刮痧前后勿过饥过饱,饮食宜清淡。
5. 刮痧结束后宜饮用一杯温水,休息15～20分钟,不宜即刻食用生冷食物。出痧后30分钟以内不宜洗澡。

6.冬季应避免感受风寒,夏季避免风扇、空调直吹刮痧部位。

【物品准备】

治疗盘、弯盘、温通刮痧杯(五行扶阳杯)、防烫布套、艾炷、润滑油、打火机、弯钳、镊子、广口瓶、纱布、治疗巾,必要时备浴巾、屏风、计时器。

【基本操作方法】

1. 核对患者基本信息、医嘱,评估患者,做好解释。
2. 备齐用物,携用物至床旁。
3. 协助患者取合理、舒适体位。
4. 遵照医嘱确定刮痧部位,充分暴露刮痧部位,注意保护隐私及保暖。
5. 将艾炷插入温通刮痧杯中央的钢针内固定好并点燃艾炷。
6. 将温通刮痧杯口贴近皮肤,对患处穴位进行艾灸,打开毛孔。
7. 在刮痧部位涂上润滑油,用温通刮痧杯边缘对患处进行刮拭。
8. 待杯身发热时,把杯子打横,用杯身快速在患处进行滚动或用凸起面做推拿按摩。
9. 温通刮痧的顺序和方向:基本顺序为背部、腹部、四肢。基本方向为从上往下刮,从内往外刮,从左到右;肢体水肿、静脉曲张、内脏下垂的患者从下往上刮。
10. 刮痧过程中询问患者有无不适,观察患者皮肤情况,及时将艾灰弹入弯盘,防止灼伤皮肤。
11. 治疗完毕后擦拭治疗部位的皮肤,协助患者穿衣,取舒适卧位。
12. 酌情开窗通风,注意保暖,避免吹对流风、开空调。

【注意事项】

1. 患者如反馈温度过高、有热烫感,应及时停止操作,以免灼伤。
2. 刮痧时应注意室内保暖,尤其在冬季,应避免寒冷与风口;夏季刮痧,应回避风扇直吹刮痧部位。
3. 注意观察皮肤情况,对糖尿病、肢体麻木及感觉迟钝的患者,尤应注意防止烧伤。
4. 如局部皮肤出现水疱,直径≤1 cm,局部表皮完整,无明显渗液时,应注意保持水疱完整性,使其自然吸收,可在3小时内进行冷疗,冷疗时间不低于20分钟;如水疱直径>1 cm,或表皮破损、渗液明显,宜用无菌针头刺破水疱,无菌剪刀修剪疱皮,保留水疱边缘皮肤,创面可涂抹抗生素软膏防止感染,定期换药,直至结痂自愈。

【温通刮痧技术操作流程图】

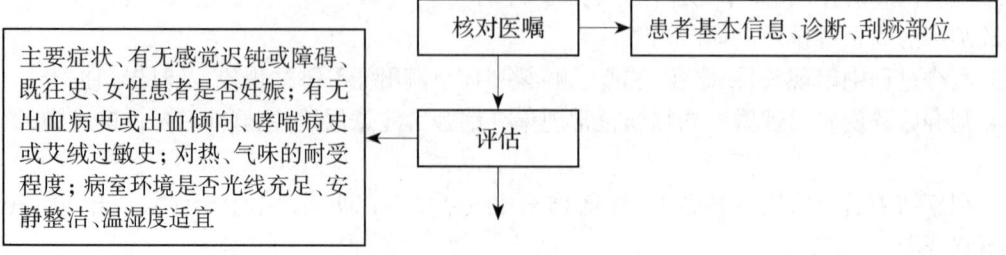

四十五、温通刮痧技术

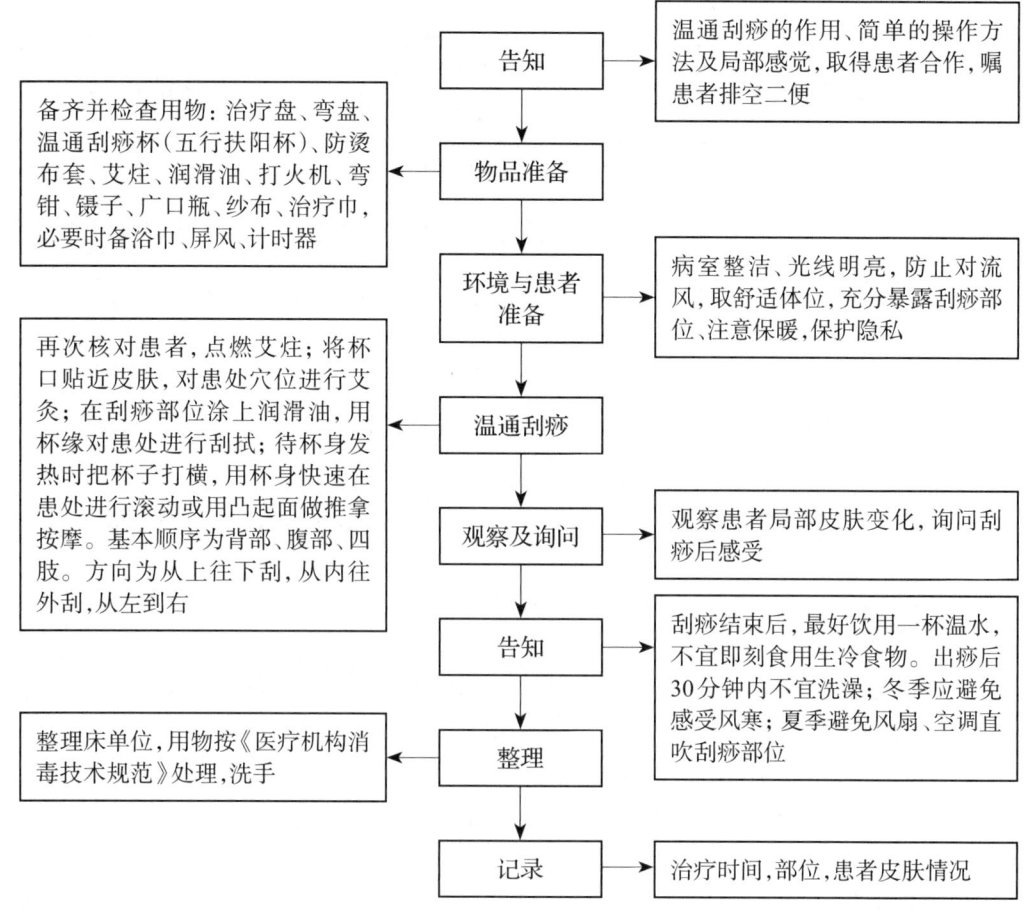

【温通刮痧技术操作考核评分标准】

项目	分值	技术操作要求	评分等级 A	B	C	D	评分说明
仪表	2	仪表端庄	2	1	0	0	1项未完成扣1分
核对	2	核对医嘱	2	1	0	0	未核对扣2分;内容不全面扣1分
评估	7	主要症状、有无感觉迟钝或障碍、既往史、是否妊娠、出血性疾病	4	3	2	1	1项未完成扣1分
		刮痧部位皮肤情况,对热、气味的耐受程度	3	2	1	0	1项未完成扣1分
告知	3	解释作用、操作方法、局部感受,取得患者配合	3	2	1	0	1项未完成扣1分
用物准备	5	洗手,戴口罩	2	1	0	0	未洗手扣1分;未戴口罩扣1分
		备齐并检查用物	3	2	1	0	少备1项扣1分;未检查1项扣1分,最高扣3分

续表

项目	分值	技术操作要求	评分等级 A	B	C	D	评分说明
环境与患者准备	7	病室整洁、光线明亮,避免对流风	2	1	0	0	未进行环境准备扣2分;准备不全扣1分
		协助患者取舒适体位	3	2	0	0	未进行体位摆放扣2分;体位不舒适扣1分
		暴露刮痧部位,注意保暖,保护隐私	2	0	0	0	未充分暴露刮痧部位扣2分
操作过程	52	核对医嘱	2	1	0	0	未核对扣2分;内容不全面扣1分
		确定刮痧部位	2	0	0	0	未确定刮痧部位扣2分;穴位不准确扣2分
		将艾炷插入温通刮痧杯中央的钢针中,点燃艾炷,将温通刮痧杯口贴近皮肤,对患处穴位进行艾灸,打开毛孔	4	2	0	0	未做艾灸扣4分;部位不准确扣2分
		刮痧部位涂上润滑油,用杯缘对患处进行刮拭;待杯身发热,把杯子打横,用杯身快速在患处进行滚动或用凸起面做推拿按摩	6	4	2	0	手法不正确扣4分;刮板与皮肤之间夹角过大或过小扣2分;介质量过多或过少扣2分
		刮痧顺序:先头面后手足,先腰背后胸腹,先上肢后下肢,先内侧后外侧,从左到右	4	3	2	1	刮痧顺序1项不正确扣1分
		用力均匀,由轻到重,以患者能耐受为度	10	8	6	4	用力不均匀扣2分;未由轻到重扣2分;皮肤受损扣10分
		观察皮肤出痧情况,询问患者感受,调节手法力度	8	6	4	2	未观察皮肤扣2分;未询问患者感受扣2分;未调整手法力度扣4分
		每部位刮20~30次,局部刮痧5~10分钟,至局部出现红紫色痧点或瘀斑,不可强求出痧	4	2	0	0	刮痧方法1项不正确扣2分
		告知相关注意事项	4	2	0	0	未告知扣4分;告知不全扣2分
		清洁皮肤	2	1	0	0	未清洁皮肤扣2分;清洁不彻底扣1分
		协助患者取舒适体位,整理床单位	4	2	0	0	未安置体位扣2分;未整理床单位扣2分
		洗手、再次核对	2	1	0	0	未洗手扣1分;未核对扣1分
操作后处置	6	用物按《医疗机构消毒技术规范》处理	2	1	0	0	处置方法不正确扣1分/项,最高扣2分
		洗手	2	0	0	0	未洗手扣2分
		记录	2	1	0	0	未记录扣2分;记录不完扣1分

续 表

项目	分值	技术操作要求	评分等级				评分说明
			A	B	C	D	
评价	6	流程合理、技术熟练、耳部皮肤无损伤、询问患者感受	6	4	2	0	1项不合格扣2分,最高扣6分;出现耳部皮肤破损扣6分
理论提问	10	温通刮痧的适应证、禁忌证	6	3	0	0	回答不全面扣3分/题;未答出扣6分/题
		温通刮痧的注意事项	4	2	0	0	回答不全面扣2分/题;未答出扣4分/题
		得　分					

四十六、擀筋刮痧技术

擀筋刮痧技术是采用铜制或者木制擀筋刮痧棒在选定的经络或病痛部位之上进行滚动刮拭,配合润滑介质,通过机械刺激与经络传导的协同作用,达到疏通经络、调和气血、活血化瘀、防治疾病的一种操作方法。

【适应证】
1. 内科疾病:感冒咳嗽、头晕头痛、失眠多梦。
2. 妇科疾病:月经不调。
3. 外科疾病:关节肿痛、颈肩疼痛、肝胆不通、腰酸腰疼、腿部抽筋、各种软组织疼痛、风湿性关节炎及骨关节痛。

【禁忌证】
1. 严重心血管疾病、肝肾功能不全、出血倾向疾病、感染性疾病、极度虚弱、皮肤疖肿包块、皮肤过敏者禁用。
2. 急性扭挫伤、皮肤出现肿胀破溃者禁用。
3. 醉酒、精神分裂症、抽搐者禁用。
4. 孕妇的腹部、腰骶部禁用。

【评估】
1. 主要症状、有无感觉迟钝或障碍、既往史、女性患者是否妊娠。
2. 有无出血病史或出血倾向。
3. 对疼痛的耐受程度。
4. 刮痧部位皮肤情况。
5. 病室环境是否光线充足、安静整洁,温度适宜。

【告知】
1. 擀筋刮痧的作用、简单的操作方法及操作时间。
2. 擀筋刮痧前嘱患者排空二便。
3. 擀筋刮痧部位的皮肤有疼痛、灼热感,擀筋刮痧过程中如有不适及时告知护士。
4. 擀筋刮痧部位出现红紫色痧点或瘀斑,为正常表现,数日可消除。
5. 擀筋刮痧后若皮肤出现微红灼热属正常现象。刮痧后注意保暖,刮痧前后勿过饥过饱,饮食宜清淡。
6. 擀筋刮痧结束后最好饮用一杯温水,不宜即刻食用生冷食物,出痧后30分钟内不宜洗澡。
7. 冬季应避免感受风寒;夏季避免风扇、空调直吹擀筋刮痧部位。

四十六、擀筋刮痧技术

【物品准备】

治疗盘、弯盘、治疗巾、擀筋刮痧棒、介质（擀筋油、白凡士林等），必要时备毛毯、屏风、计时器。

【基本操作方法】

1. 核对患者基本信息、医嘱，评估患者，做好解释。
2. 备齐用物，携用物至床旁。
3. 协助患者取合理、舒适体位。
4. 遵照医嘱确定刮痧部位，充分暴露刮痧部位，注意保护隐私及保暖。
5. 清洁皮肤，铺治疗巾，清洁皮肤。
6. 用擀筋刮痧棒板蘸取适量介质涂抹于施治部位。
7. 根据不同部位，选择合适的擀筋刮痧棒进行刮拭，双手握棒，擀筋刮痧时利用腕力调整擀筋刮痧棒角度，呈45°夹角，前臂做有规律的移动。
8. 擀筋刮痧时用力要均匀，由轻到重，以患者能耐受为度，按照行经方向进行擀筋，一般刮至皮肤出现红紫为度，或出现粟粒状、丘疹样斑点，或条索状斑块等形态变化，并伴有局部热感或轻微疼痛。
9. 观察病情及局部皮肤颜色变化，询问患者有无不适，调节手法力度。
10. 擀筋刮痧一般10～20分钟。
11. 操作完毕后清洁局部皮肤，协助患者穿衣，安置舒适体位，整理床单位。

【注意事项】

1. 擀筋刮痧时应注意室内保暖，尤其在冬季，应避免寒冷与风口；夏季擀筋刮痧，应回避风扇直吹擀筋刮痧部位。
2. 擀筋刮痧过程中若出现头晕、目眩、心慌、出冷汗、面色苍白、恶心欲吐，甚至神昏扑倒等晕刮现象，应立即停止擀筋刮痧，取平卧位，遵医嘱进行处理。

【擀筋刮痧技术操作流程图】

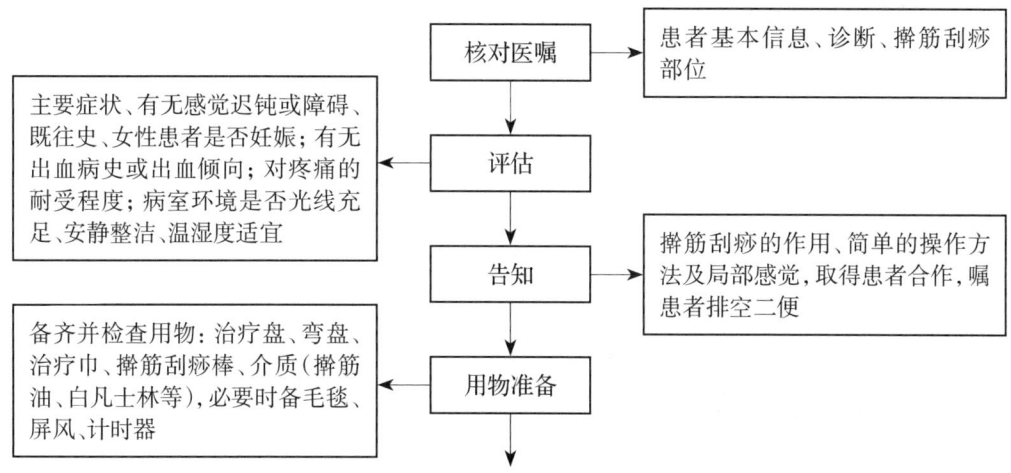

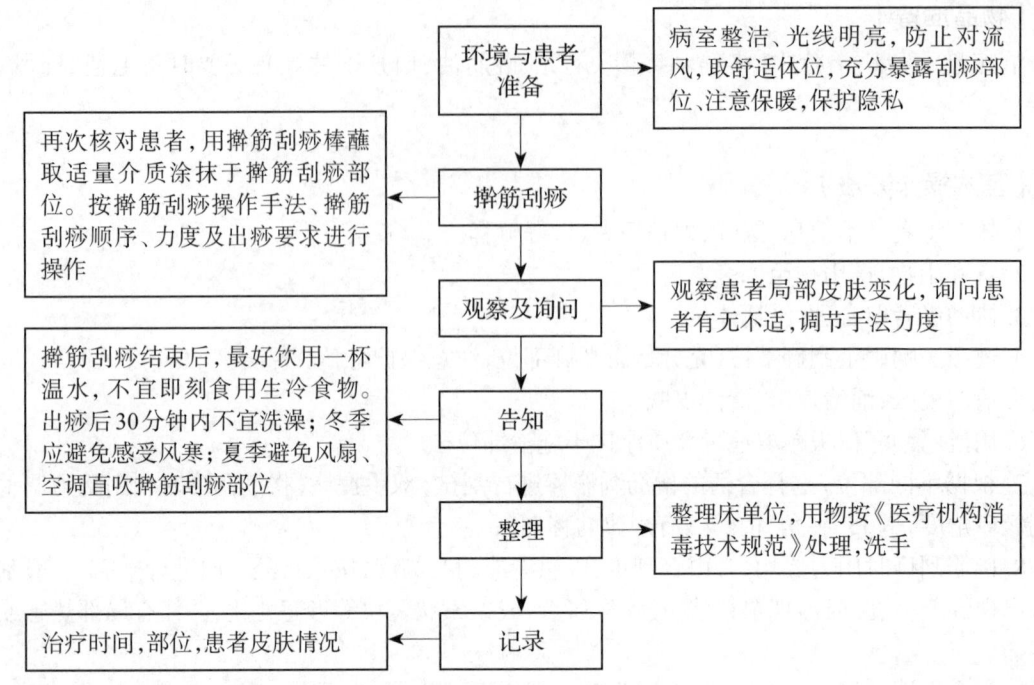

【擀筋刮痧技术操作考核评分标准】

项目	分值	技术操作要求	评分等级 A	B	C	D	评分说明
仪表	2	仪表端庄	2	1	0	0	1项未完成扣1分
核对	2	核对医嘱	2	1	0	0	未核对扣2分；内容不全面扣1分
评估	7	主要症状、有无感觉迟钝或障碍、既往史、女性患者是否妊娠、出血性疾病	4	3	2	1	1项未完成扣1分
		擀筋刮痧部位皮肤情况、对疼痛的耐受程度	3	2	1	0	1项未完成扣1分
告知	3	解释作用、操作方法、局部感受，取得患者配合	3	2	1	0	1项未完成扣1分
用物准备	5	洗手，戴口罩	2	1	0	0	未洗手扣1分；未戴口罩扣1分
		备齐并检查用物	3	2	1	0	少备1项扣1分；未检查1项扣1分，最高扣3分
环境与患者准备	7	病室整洁、光线明亮、避免对流风	2	1	0	0	未进行环境准备扣2分；准备不全扣1分
		协助患者取舒适体位	3	2	0	0	未进行体位摆放扣2分；体位不舒适扣1分
		暴露擀筋刮痧部位，注意保暖，保护隐私	2	0	0	0	未充分暴露擀筋刮痧部位扣2分

续 表

项目	分值	技术操作要求	评分等级 A	评分等级 B	评分等级 C	评分等级 D	评 分 说 明
操作过程	52	核对医嘱	2	1	0	0	未核对扣2分；内容不全面扣1分
		擀筋刮痧棒蘸取适量介质涂抹于擀筋刮痧部位	6	4	2	0	未蘸取擀筋刮痧介质扣4分；介质过多或过少扣2分；部位不准确扣2分
		双手握住擀筋刮痧棒，擀筋刮痧棒与皮肤之间夹角约为45°	6	4	2	0	握棒不正确扣4分；擀筋刮痧棒与皮肤之间夹角过大或过小扣2分
		擀筋刮痧顺序：先腰背后胸腹，先上肢后下肢，先内侧后外侧	8	6	4	2	擀筋刮痧顺序1项不正确扣2分
		用力均匀，由轻到重，以患者能耐受为度，按照行经方向刮拭；观察皮肤出痧情况，询问患者感受，调节手法力度	10	8	6	4	用力不均匀扣2分；未由轻到重扣2分；未按行经方向扣2分；皮肤受损扣10分；未观察皮肤扣2分；未询问患者感受扣2分；未调整手法力度扣4分
		局部擀筋刮痧10~20分钟，至局部出现红紫色痧点或瘀斑	8	6	4	2	擀筋刮痧方法1项不正确扣2分
		告知相关注意事项	4	2	0	0	未告知扣4分；告知不全扣2分
		清洁皮肤	2	1	0	0	未清洁皮肤扣2分；清洁不彻底扣1分
		协助患者取舒适体位，整理床单位	4	2	0	0	未安置体位扣2分；未整理床单位扣2分
		洗手、再次核对	2	1	0	0	未洗手扣1分；未核对扣1分
操作后处置	6	用物按《医疗机构消毒技术规范》处理	2	1	0	0	处置方法不正确扣1分/项，最高扣2分
		洗手	2	0	0	0	未洗手扣2分
		记录	2	1	0	0	未记录扣2分；记录不完全扣1分
评价	6	流程合理、技术熟练、局部皮肤无损伤、询问患者感受	6	4	2	0	1项不合格扣2分，最高扣6分；出现局部皮肤破损扣6分
理论提问	10	擀筋刮痧的适应证、禁忌证	6	3	0	0	回答不全面扣3分/题；未答出扣6分/题
		擀筋刮痧的注意事项	4	2	0	0	回答不全面扣2分/题；未答出扣4分/题
		得 分					

第六章
敷熨熏浴类

四十七、砭石温熨技术

砭石温熨技术是中医砭术疗法的一种,指采用加热的砭石,以特定温度推熨或点按于人体经络穴位及病变部位,通过砭石远红外辐射与热传导协同作用,深部透达组织,达到温阳散寒、通痹止痛、调和气血、防治疾病的一种操作方法。

【适应证】

适用于寒湿瘀滞、气血失调及经络痹阻类疾病。

1. 内科疾病:胃脘痛、腹痛、腹胀、虚寒腹泻、慢性便秘、消化不良、纳呆、呕吐、食积、慢性胃炎等消化系统疾病;风寒感冒、咳嗽等呼吸系统疾病。
2. 外科疾病:各类痹症与痛症、软组织损伤、术后瘢痕粘连、头痛等。
3. 妇科疾病:痛经、月经不调、带下病、盆底肌功能障碍等。

【禁忌证】

1. 出血及凝血功能障碍类疾病禁用。
2. 颜面部、大血管处、孕妇腹部及腰骶部禁用。
3. 感染及皮肤损伤或病变禁用。
4. 糖尿病患者、老年人、婴幼儿等温度感知迟钝人群慎用。

【评估】

1. 主要症状、有无感觉迟钝或障碍、既往史、女性患者是否妊娠。
2. 有无出血病史或出血倾向。
3. 对热的耐受程度。
4. 温熨部位皮肤情况。
5. 病室环境是否光线充足、安静整洁,温度适宜。

【告知】

1. 砭石温熨的作用、简单的操作方法及操作时间。
2. 温熨前嘱患者排空二便。

3. 温熨过程中感觉局部温度过高或出现红肿、瘙痒等情况,应及时告知护士。
4. 温熨后若皮肤出现微红属正常现象,温熨后注意保暖,温熨前后勿过饥过饱,饮食宜清淡。

【物品准备】

砭石、治疗盘、润滑剂、治疗巾、砭石加热锅、纱布,必要时备屏风、毛毯、温度计、计时器等。

【基本操作方法】

1. 核对患者基本信息、医嘱,评估患者,做好解释。
2. 备齐用物,携用物至床旁。
3. 协助患者取合理、舒适体位。
4. 遵照医嘱确定温熨部位,充分暴露温熨部位,注意保护隐私及保暖。
5. 根据医嘱,将砭石加热至50℃,备用。
6. 在温熨部位涂刮痧油或润滑剂,先用推熨法:沿着经络穴位走向推熨,力量适中,开始时用力要轻,速度可稍快,随着温度的降低,力量可增大,同时速度减慢,穴位处可点按,每个部位可操作15~20分钟。以局部皮肤发红,或有微微出痧为度。温度过低时,及时更换砭石。再用热敷法:将砭石热敷于患处,注意温度,避免烫伤,一般保持20~30分钟。
7. 顺序一般为先腰背后胸腹,先上肢后下肢,先内侧后外侧。
8. 温熨操作过程中注意观察局部皮肤的颜色情况,及时询问患者感受。
9. 操作完毕后擦净局部皮肤,协助患者着衣,安排舒适体位。嘱患者避风保暖,多饮温开水。

【注意事项】

1. 操作过程中应保持砭石温度,温度过低则需及时更换或加热。
2. 保持砭石温度适宜,一般保持在40~50℃,不宜超过50℃,年老、婴幼儿及感觉障碍者,温熨温度不宜超过40℃。操作中注意保暖。
3. 温熨过程中应随时听取患者对温度的感受,观察皮肤颜色变化,一旦出现烫伤时应立即停止,并给予适当处理。
4. 如局部皮肤出现水疱,直径≤1 cm,局部表皮完整,无明显渗液时,应注意保持水疱完整性,使其自然吸收,可在3小时内进行冷疗,冷疗时间不低于20分钟;如水疱直径>1 cm,或表皮破损、渗液明显,宜用无菌针头刺破水疱,无菌剪刀修剪疱皮,保留水疱边缘皮肤,创面可涂抹抗生素软膏防止感染,定期换药,直至结痂自愈。

【砭石温熨技术操作流程图】

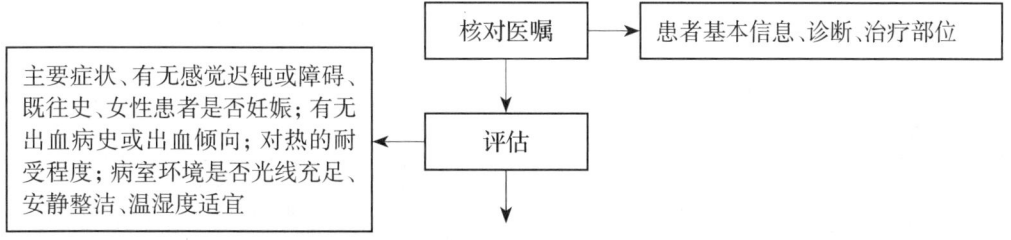

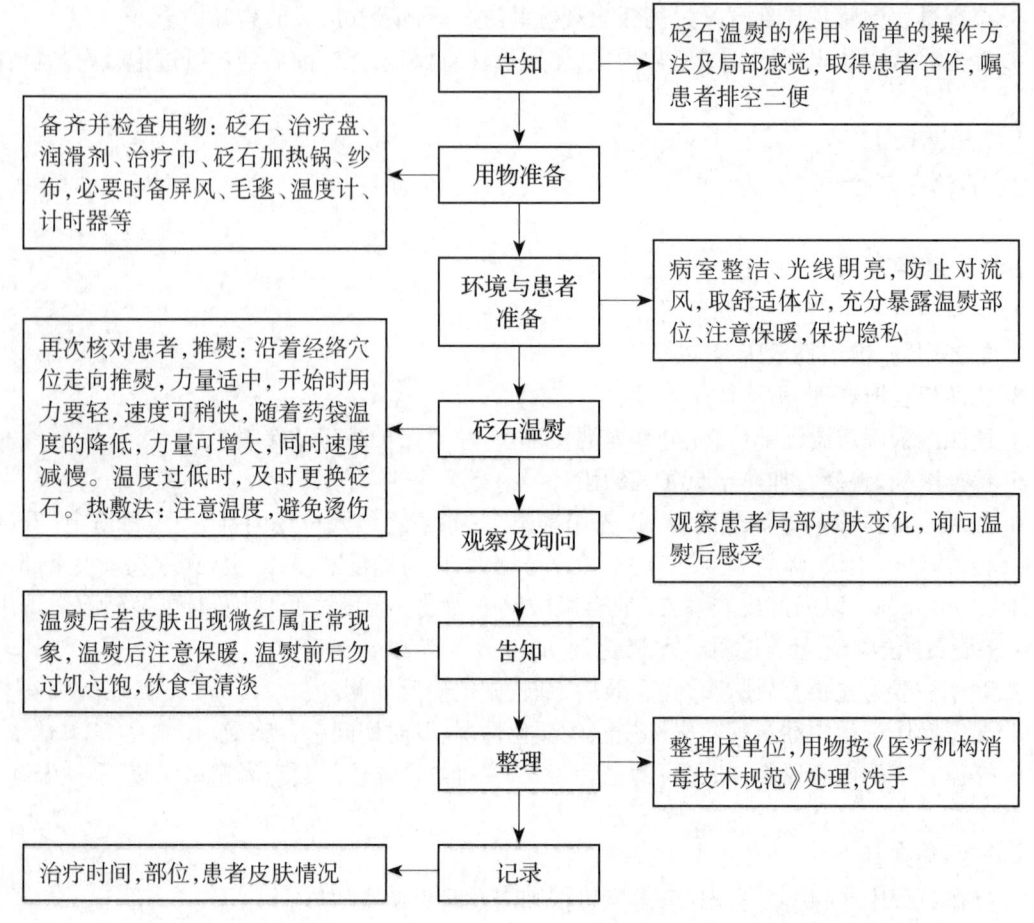

【砭石温熨技术操作考核评分标准】

项目	分值	技术操作要求	评分等级 A	B	C	D	评 分 说 明
仪表	2	仪表端庄	2	1	0	0	1项未完成扣1分
核对	2	核对医嘱	2	1	0	0	未核对扣2分；内容不全面扣1分
评估	7	主要症状、有无感觉迟钝或障碍、既往史、女性患者是否妊娠、出血性疾病	4	3	2	1	1项未完成扣1分
		温熨部位皮肤情况、对热的耐受程度	3	2	1	0	1项未完成扣1分
告知	3	解释作用、操作方法、局部感受，取得患者配合	3	2	1	0	1项未完成扣1分
用物准备	5	洗手，戴口罩	2	1	0	0	未洗手扣1分；未戴口罩扣1分
		备齐并检查用物	3	2	1	0	少备1项扣1分；未检查1项扣1分，最高扣3分

续 表

项目	分值	技术操作要求	评分等级 A	B	C	D	评 分 说 明
环境与患者准备	7	病室整洁、光线明亮,避免对流风	2	1	0	0	未进行环境准备扣2分;准备不全扣1分
		协助患者取舒适体位	2	1	0	0	未进行体位摆放扣2分;体位不舒适扣1分
		暴露温熨部位皮肤,注意保暖,保护隐私	3	2	1	0	未充分暴露温熨部位扣1分;未保暖扣1分;未保护隐私扣1分
操作过程	52	核对医嘱	2	1	0	0	未核对扣2分;内容不全面扣1分
		确定温熨部位	4	2	0	0	未确定温熨部位扣4分;穴位不准确扣2分
		将砭石加热至50℃备用	4	0	0	0	温度不符合要求扣4分
		温熨部位涂少量润滑剂	2	1	0	0	未涂抹扣2分;涂抹不均匀扣1分
		温熨温度保持在40～50℃,不宜超过50℃,年老、婴幼儿及感觉障碍者,温度不超过40℃	2	0	0	0	温度不正确扣2分
		推熨:沿着经络穴位走向推熨,力量适中,开始时用力要轻,速度可稍快,随着药袋温度的降低,力量可增大,同时速度减慢。温度过低时,及时更换砭石 热敷:注意温度,避免烫伤 治疗时间15～30分钟	16	12	8	4	操作方法不正确扣8分;力度过轻或过重扣4分;未及时加温扣4分;时间过短或过长扣4分
		观察局部皮肤,询问患者对温度的感受,及时调整速度、温度或停止操作,防止烫伤	12	8	4	0	未观察皮肤扣4分;未询问患者扣4分;发现异常未及时处理扣4分
		操作完毕后擦净局部皮肤,协助患者着衣,安排舒适体位,整理床单位	4	3	2	1	未清洁皮肤扣1分;未协助着衣扣1分;体位不舒适扣1分;未整理床单位扣1分
		询问患者对操作的感受,告知注意事项	4	2	0	0	未询问患者感受扣2分;未告知注意事项扣2分
		洗手,再次核对	2	1	0	0	未洗手扣1分;未核对扣1分
操作后处置	6	用物按《医疗机构消毒技术规范》处理	2	1	0	0	处置方法不正确扣1分/项,最高扣2分
		洗手	2	0	0	0	未洗手扣2分
		记录	2	1	0	0	未记录扣2分;记录不完全扣1分
评价	6	流程合理、技术熟练、局部皮肤无损伤、询问患者感受	6	4	2	0	1项不合格扣2分,最高扣6分;出现烫伤扣6分
理论提问	10	砭石温熨的适应证、禁忌证	6	3	0	0	回答不全面扣3分/题;未答出扣6分/题
		砭石温熨的注意事项	4	2	0	0	回答不全面扣2分/题;未答出扣4分/题
		得 分					

四十八、中药膏摩技术

中药膏摩通过将多种中药用植物油浸泡,高温熬煮,加入黄丹制成膏状,摊涂于裱褙材料上,厚度1~3 mm,使用时放在小火上加热烊化,贴敷于体表局部或特定的穴位上,借助热力使中药透皮吸收,达到温通经脉、调和气血,疏肝健脾,益气养阴的一种操作方法。

【适应证】
1. 内科疾病:风湿痛、神经痛、痛风;肢体麻木,酸胀,活动受限;脾胃虚寒;便秘;胃胀,反酸,嗳气等。
2. 外科疾病:伤筋与劳损;颈、肩、腰腿部疼痛,关节疼痛。

【禁忌证】
1. 糖尿病较重有皮损不易愈合者、当日做胃镜患者。
2. 肝硬化失代偿期(门静脉高压)、肝肿瘤患者。
3. 严重度皮肤疾病及过敏体质者慎用。
4. 月经期、妊娠期。
5. 出血性疾病患者。

【评估】
1. 主要症状、既往史、过敏史、女性患者是否妊娠或处于月经期。
2. 有无出血病史或出血倾向。
3. 对热的耐受程度。
4. 操作部位皮肤情况。
5. 病室环境是否光线充足、安静整洁。

【告知】
1. 中药膏摩的作用、简单的操作方法及操作时间。
2. 操作前嘱患者排空二便。
3. 中药可导致局部皮肤着色,数日后可自行消退。
4. 操作过程中出现皮肤瘙痒、皮疹、水疱等过敏反应,及时告知护士。
5. 操作后局部皮肤出现微红灼热属正常现象。

【物品准备】
准备垫单、生理盐水棉球、硬膏贴、酒精灯、打火机、胶布、绷带,必要时准备大毛巾、屏风、计时器。

【基本操作方法】
1. 核对患者基本信息、医嘱,评估患者,做好解释。
2. 备齐用物,携用物至床旁。

3. 协助患者取合理、舒适体位。
4. 遵照医嘱确定操作部位,充分暴露操作部位,注意保护隐私及保暖。
5. 用生理盐水棉球清洁局部皮肤。
6. 根据病灶范围,选择大小合适的膏药,将膏药背面放酒精灯上加温,使之完全烊化。
7. 贴敷前用患者手背试温,以患者耐受为度,将膏药贴敷在局部皮肤上轻轻按压一下,用胶布固定。
8. 操作过程中询问患者有无不适,观察患者皮肤情况。
9. 协助患者整理衣物,安置舒适体位,整理床单位。
10. 整理用物,洗手,记录。

【注意事项】

1. 毛发浓密者先剃除局部毛发。
2. 对于残留在皮肤上的药物不宜采用肥皂或刺激性物品擦洗。
3. 膏药应逐渐加温,以烊化为度,烘烤过久易烫伤皮肤或造成膏药泥外溢。
4. 贴敷后观察局部及全身的情况,如出现丘疹、瘙痒、水疱等过敏现象,立即停止操作并告知医生,及时处理。
5. 关节或易摩擦部位,可用绷带固定。

【中药膏摩技术操作流程图】

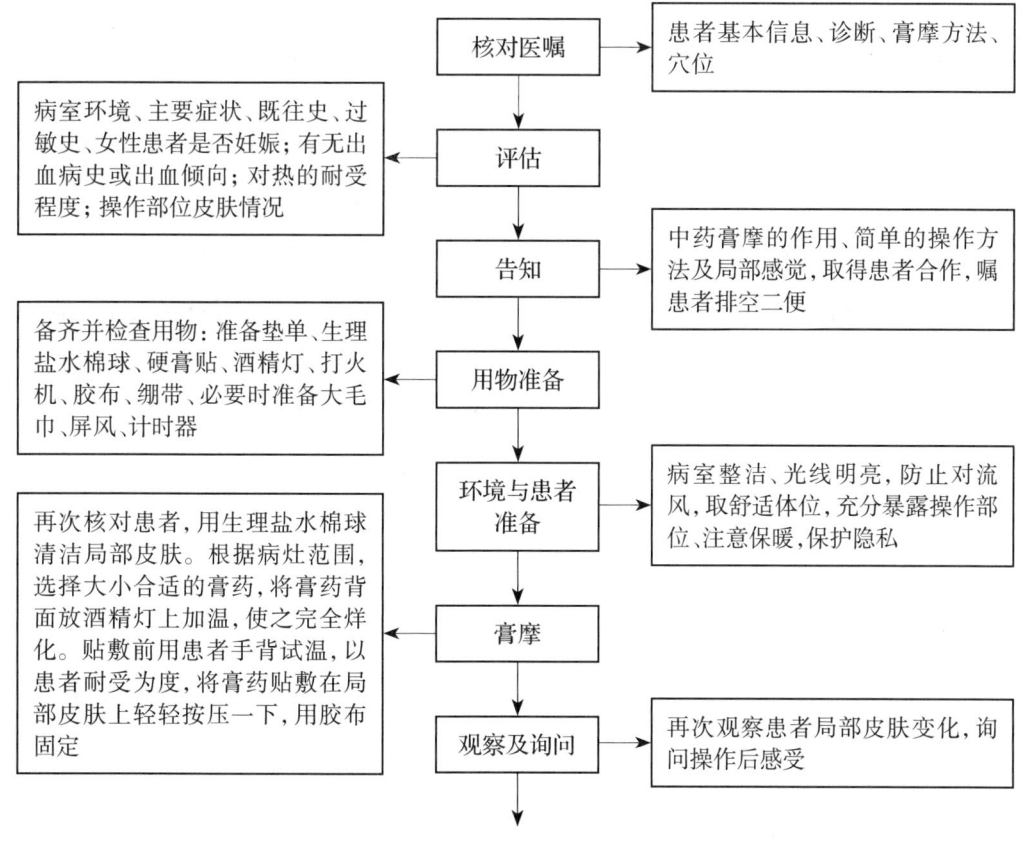

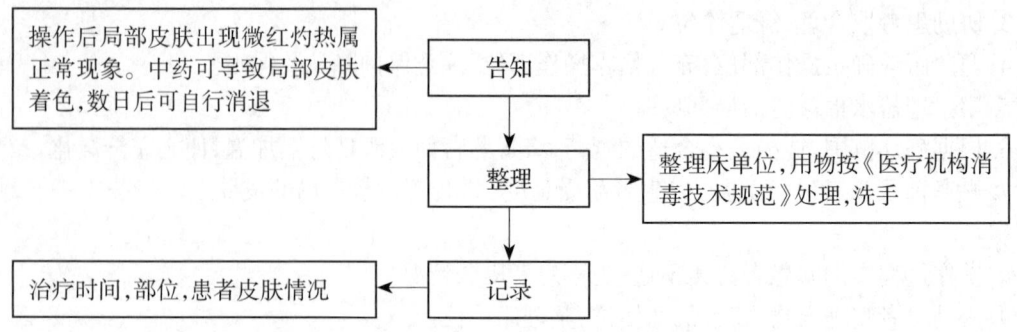

【中药膏摩技术操作考核评分标准】

项目	分值	技术操作要求	评分等级 A	B	C	D	评 分 说 明
仪表	2	仪表端庄	2	1	0	0	1项未完成扣1分
核对	2	核对医嘱	2	1	0	0	未核对扣2分；内容不全面扣1分
评估	7	主要症状、既往史、女性患者是否妊娠、出血性疾病	4	3	2	1	1项未完成扣1分
		膏摩部位皮肤情况，对热、气味的耐受程度	3	2	1	0	1项未完成扣1分
告知	3	解释作用、操作方法、局部感受，取得患者配合	3	2	1	0	1项未完成扣1分
用物准备	5	洗手，戴口罩	2	1	0	0	未洗手扣1分；未戴口罩扣1分
		备齐并检查用物	3	2	1	0	少备1项扣1分；未检查1项扣1分，最高扣3分
环境与患者准备	7	病室整洁、光线明亮，防止对流风	2	1	0	0	未进行环境准备扣2分；准备不全扣1分
		协助患者取舒适体位	2	1	0	0	未进行体位摆放扣2分；体位不舒适扣1分
		暴露操作部位皮肤，注意保暖，保护隐私	3	2	1	0	未充分暴露部位扣1分；未保暖扣1分；未保护隐私扣1分
操作过程	52	核对医嘱	2	1	0	0	未核对扣2分；内容不全面扣1分
		用生理盐水棉球清洁局部皮肤	4	2	0	0	未清洁皮肤扣4分；清洁皮肤不到位扣2分
		根据病灶范围，选择大小合适的膏药，将膏药背面放酒精灯上加温，使之完全烊化	8	4	2	0	膏药大小不合适扣4分；烊化不全扣4分
		贴敷前用患者手背试温，以患者耐受为度，将膏药贴敷在局部皮肤上轻轻按压一下，用胶布固定	8	4	2	0	未试温扣4分；温度过高或过低扣2分；胶布未固定扣4分
		询问患者感受	4	0	0	0	未询问患者感受扣4分

续 表

项目	分值	技术操作要求	评分等级 A	B	C	D	评 分 说 明
操作过程	52	观察操作部位皮肤	5	0	0	0	未观察皮肤扣5分
		操作结束,清洁局部皮肤	3	0	0	0	未清洁皮肤扣3分
		协助患者取舒适体位,整理床单位	4	2	0	0	未安置体位扣2分;未整理床单位扣2分
		操作后再次观察患者局部皮肤变化,询问患者感受	6	3	0	0	未观察皮肤扣3分;未询问患者感受扣3分
		告知相关注意事项	6	4	2	0	未告知扣4分;告知内容不全扣2分
		洗手,再次核对	2	1	0	0	未洗手扣1分;未核对扣1分
操作后处置	6	用物按《医疗机构消毒技术规范》处理	2	1	0	0	处置方法不正确扣1分/项,最高扣2分
		洗手	2	0	0	0	未洗手扣2分
		记录	2	1	0	0	未记录扣2分;记录不完全扣1分
评价	6	流程合理、技术熟练、局部皮肤无损伤、询问患者感受	6	4	2	0	1项不合格扣2分,最高扣6分;出现烫伤扣6分
理论提问	10	中药膏摩的适应证、禁忌证	6	3	0	0	回答不全面扣3分/题;未答出扣6分/题
		中药膏摩的注意事项	4	2	0	0	回答不全面扣2分/题;未答出扣4分/题
		得 分					

四十九、中药塌渍技术

中药塌渍技术是将塌法与渍法相结合,根据不同的病症,选择相应的中药制剂,塌渍于治疗部位,通过药物的经皮吸收或对体表部位及穴位的刺激,来调节人体气血津液,达到活血化瘀、舒筋通络、祛风除湿、消肿止痛作用的一种操作方法。

【适应证】

1. 外科疾病:多种疼痛性疾病,如类风湿性关节炎、骨关节炎、急性网状淋巴管炎、颈腰椎间盘病变、肌肉劳损及各种跌打损伤等。
2. 内科疾病:咳嗽、喘促等肺系疾病;胃痛、腹痛等脾胃系疾病;中风偏瘫、下肢麻木等病证。

【禁忌证】

1. 治疗部位皮肤有水疱、瘢痕、破溃、活动性出血或有出血倾向者禁用。
2. 腹部疼痛或包块不明者,孕妇腹部、腰骶部禁用。

【评估】

1. 主要症状、有无感觉迟钝或障碍、既往史、有无中药过敏史,女性患者是否妊娠。
2. 塌渍部位皮肤情况。
3. 对气味、温度的耐受程度。
4. 病室环境是否光线充足、安静整洁,温湿度适宜。

【告知】

1. 中药塌渍的作用、简单的操作方法及操作时间。
2. 操作前嘱患者排空二便。
3. 塌渍过程中若敷料脱落或包扎松紧不适宜,应及时告知护士。
4. 塌渍过程中可能出现水疱,如出现小水疱不必处理,可自行吸收,如水疱较大,遵医嘱处理。
5. 塌渍后如出现痛、痒、胀等不适,应及时告知护士,勿擅自触碰或抓挠局部皮肤。
6. 塌渍后可能出现药渍等污染衣物的情况。
7. 中药可致皮肤着色,数日后可自行消退。

【物品准备】

治疗盘、中药、弯盘、治疗巾、敷布(4~5层纱布或毛巾)、水温计、一次性橡胶手套、计时器,必要时备屏风。

【基本操作方法】

1. 核对患者基本信息、医嘱,评估患者,做好解释。

2. 备齐用物,携用物至床旁。
3. 协助患者取合理、舒适体位。
4. 遵照医嘱确定塌渍部位,充分暴露塌渍部位,注意保护隐私及保暖。
5. 洗手,戴一次性橡胶手套,再次评估治疗部位皮肤、塌渍范围等。
6. 根据患者病症及患病部位的不同,选择塌法将所选药物煎汁去渣后,用4～5层纱布或毛巾浸透药液,轻拧至不滴水,塌敷患处,并随时将药液淋洗于敷布上,以保持敷布湿润为度;或选择渍法将中药药液直接浸渍于患部。操作时间:15～30分钟,每天1～2次。
7. 治疗过程中随时询问患者感觉,治疗结束协助患者擦干皮肤,观察局部皮肤情况。
8. 操作完毕后,清洁皮肤,协助患者整理衣物,整理床单位。

【注意事项】
1. 塌渍前需清洁局部皮肤。
2. 塌渍不宜过厚以防毛孔闭塞。
3. 塌渍后,观察局部及全身的情况,如出现丘疹、瘙痒、水疱或局部肿胀等过敏现象,停止用药,将药物擦洗干净并报告医生,配合处理。
4. 患处若有敷料,不可强行撕脱,可用生理盐水棉球沾湿敷料后再揭,并擦去药迹。
5. 对老年人、神经末梢感觉迟钝的患者需注意温度不宜过高(40～50℃),以免烫伤。

【附:塌渍手法】
1. 冷塌渍:待药液凉后(10～20℃)塌敷患处,时间为15～30分钟。适用于热证、阳证。
2. 热塌渍:药液煎成后,测温在45～60℃,趁热溻敷患处,时间为15～30分钟,稍凉即换,适用于寒证、阴证。
3. 罨敷:在冷塌或热塌的同时,外用油纸或塑料薄膜包扎,可减缓药液挥发,延长药效。

【中药塌渍技术操作流程图】

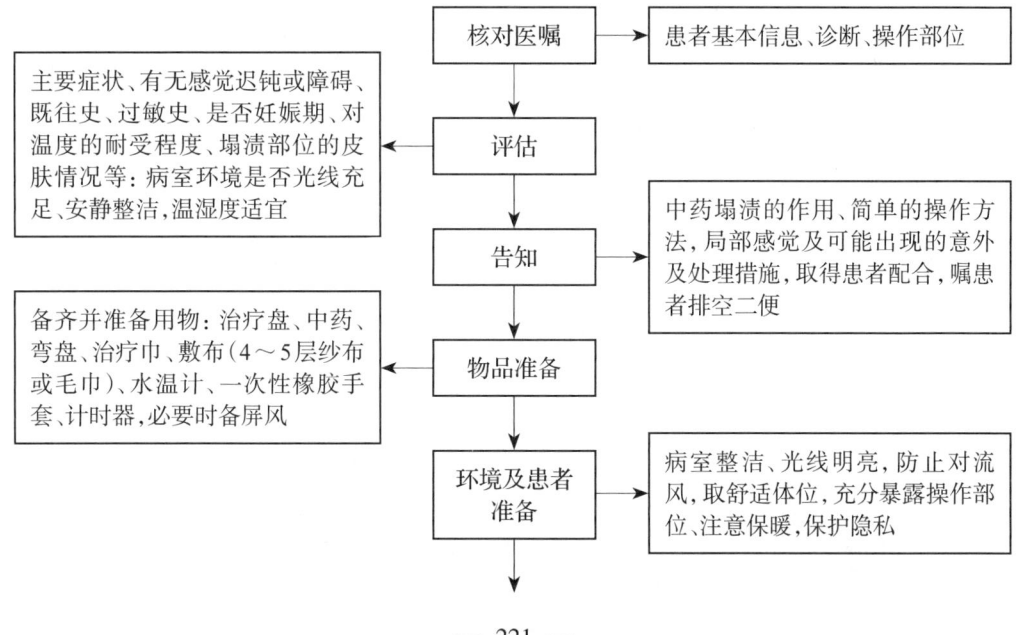

第六章 敷熨熏浴类

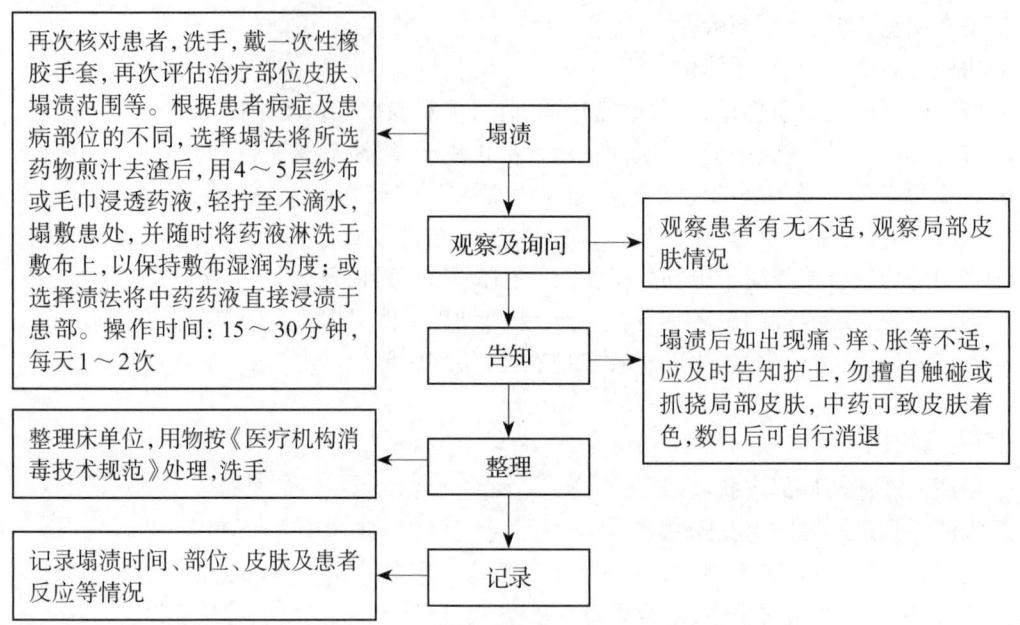

【中药塌渍技术操作考核评分标准】

项目	分值	技术操作要求	评分等级 A	评分等级 B	评分等级 C	评分等级 D	评 分 说 明
仪表	2	仪表端庄	2	1	0	0	1项未完成扣1分
核对	2	核对医嘱	2	1	0	0	未核对扣2分；内容不全面扣1分
评估	10	主要症状、有无感觉迟钝或障碍、既往史、有无中药过敏史、女性患者是否妊娠	6	3	2	1	1项未完成扣1分，最高扣6分
		塌渍部位皮肤情况、对温度的耐受程度	4	1	0	0	1项未完成扣3分
告知	4	中药塌渍的作用、简单的操作方法，局部感觉及可能出现的意外及处理措施，取得患者配合，嘱患者排空二便	4	3	2	1	1项未完成扣1分
用物准备	6	洗手,戴口罩	2	1	0	0	未洗手扣1分；未戴口罩扣1分
		备齐并检查用物	4	3	2	1	少备1项扣2分；未检查扣2分，最高扣4分
环境与患者准备	7	病室环境是否光线充足、安静整洁，温湿度适宜	2	1	0	0	未进行环境准备扣2分；准备不全扣1分
		协助患者取舒适体位	2	1	0	0	未进行体位摆放扣2分；体位不舒适扣1分
		暴露治疗部位皮肤,保暖,注意保护隐私	3	2	1	0	未充分暴露部位扣1分；未保暖扣1分；未保护隐私扣1分

续 表

项目	分值	技术操作要求	评分等级 A	B	C	D	评 分 说 明
操作过程		核对医嘱	2	1	0	0	未核对扣2分；内容不全面扣1分
		洗手,戴一次性橡胶手套,再次评估治疗部位皮肤、塌渍范围	10	5	2	0	未评估皮肤扣5分；未评估塌渍范围扣5分；未洗手扣2分；涂未戴一次性橡胶手套扣2分
	塌渍 24	根据患者病症及患病部位的不同,选择塌法将所选药物煎汁去渣后,用4～5层纱布或毛巾浸透药液,轻拧至不滴水,塌敷患处,将药液淋洗于敷布上,保持敷布湿润；或选择渍法将中药药液直接浸渍于患部	10	8	6	4	动作生硬扣4分；选择方法不正确扣10分；敷贴面积不合适扣6分；未清洁皮肤扣4分
		遵医嘱确定塌渍时间,操作时间：15～30分钟,每天1～2次	8	0	0	0	塌渍时间不准确扣8分
观察	16	询问患者感受	2	0	0	0	未询问患者感受扣2分
		观察患者全身情况：面色、呼吸、汗出及局部皮肤情况	8	6	4	2	未观察扣2分/项,最高扣8分
		询问患者有无不适,体位舒适度	4	2	0	0	未询问扣2分/项；体位不舒适扣2分
		告知相关注意事项,酌情开窗通风	2	1	0	0	未告知扣2分；内容不全扣1分；未酌情开窗通风扣1分
操作后处置	13	清洁并擦干皮肤	2	1	0	0	未清洁皮肤扣1分；未擦干扣1分
		协助患者整理衣物,整理床单位	3	2	1	0	未协助患者整理衣物扣1分；未整理床单位扣2分
		洗手,再次核对	2	1	0	0	未洗手扣1分；未核对扣1分
		用物按《医疗机构消毒技术规范》处理	2	1	0	0	处置方法不正确扣1分/项,最高扣2分
		洗手	2	0	0	0	未洗手扣2分
		记录	2	1	0	0	未记录扣2分；记录不完全扣1分
评价	6	流程合理、技术熟练、局部皮肤无损伤、询问患者感受	6	4	2	0	1项不合格扣2分,最高扣6分；出现烫伤扣6分
理论提问	10	中药塌渍技术的适应证、禁忌证	6	3	0	0	回答不全面扣3分/题；未答出扣6分/题
		中药塌渍技术的注意事项	4	2	0	0	回答不全面扣2分/题；未答出扣4分/题
		得 分					

五十、中药冷敷技术

中药冷敷技术是将中药洗剂、散剂、酊剂冷敷于患处,通过中药透皮吸收,同时应用低于皮温的物理因子刺激机体,达到降温、止痛、止血、消肿、减轻炎性渗出的一种操作方法。

【适应证】

1. 内科疾病:中暑、高热等。
2. 外科疾病:外伤、骨折、脱位、蜇伤等早期肿胀,软组织损伤的初期,皮炎,静脉炎等。
3. 眼科疾病:电光性眼炎、结膜炎等。
4. 五官科疾病:衄血等。

【禁忌证】

1. 阴寒证及皮肤感觉减退的患者不宜冷敷。
2. 水肿、慢性炎症、深部有化脓灶、枕后、耳郭、阴囊处,对冷敏感、体质虚弱者禁用。

【评估】

1. 主要症状、有无感觉迟钝或障碍、既往史及药物过敏史,女性患者是否妊娠。
2. 体质是否适宜中药冷敷。
3. 冷敷部位的皮肤情况。
4. 病室环境是否光线充足、安静整洁,温湿度适宜。

【告知】

1. 中药冷敷的作用、简单的操作方法及操作时间。
2. 操作前嘱患者排空二便。
3. 操作冷敷时间为20～30分钟。
4. 操作中局部皮肤出现不适时,及时告知护士。
5. 操作后中药可致皮肤着色,数日后可自行消退。

【物品准备】

治疗盘、中药汤剂(8～15℃)、敷料(或其他合适材料)、水温计、纱布、治疗巾、计时器,必要时备冰敷袋、凉性介质贴膏、屏风等。

【基本操作方法】

1. 核对患者基本信息、医嘱,评估患者,做好解释。
2. 备齐用物,携用物至床旁。
3. 协助患者取合理、舒适体位。
4. 遵照医嘱确定冷敷部位,充分暴露冷敷部位,注意保护隐私及保暖。

5. 用水温计测试药液的温度（温度在8～15℃），用剪刀剪开中药液的包装袋，并将中药倒在弯盘中。

6. 根据局部的皮肤情况选择合适的敷料。

7. 用敷料浸取药液，以不滴水为宜，直接外敷患处，每隔5分钟更换1次；或用塑料薄膜包裹，薄膜外覆盖毛巾，以保持中药冷敷的湿度及温度；一般持续冷敷20～30分钟。

8. 随时观察患者的皮肤情况及测量温度（红外线测温仪），询问患者有无不适感。

9. 操作完毕，清洁皮肤，协助患者穿衣，整理床单位。

【注意事项】

1. 操作过程中观察皮肤变化，特别是创伤靠近关节、皮下脂肪少的患者，注意观察患肢末梢血运，定时询问患者局部感受。如发现皮肤苍白、青紫，应停止冷敷。

2. 冰袋不能与皮肤直接接触。

【附：其他湿冷敷方法】

1. 中药冰敷：将中药散剂敷于患处，一般面积大于病变部位1～2 cm。用敷料覆盖，并将冰敷袋放置于敷料上保持低温。

2. 中药酊剂凉涂法：将中药喷剂喷涂于患处，喷2～3遍，面积需大于病变部位1～2 cm。用敷料覆盖，并将冰敷袋放置于敷料上保持低温。

3. 中药散剂冷敷法：将中药粉剂揉于患处或均匀地撒在有凉性物理介质的膏贴上，敷于患处，面积应大于病变部位1～2 cm，需保留膏贴1小时。

【中药冷敷技术操作流程图】

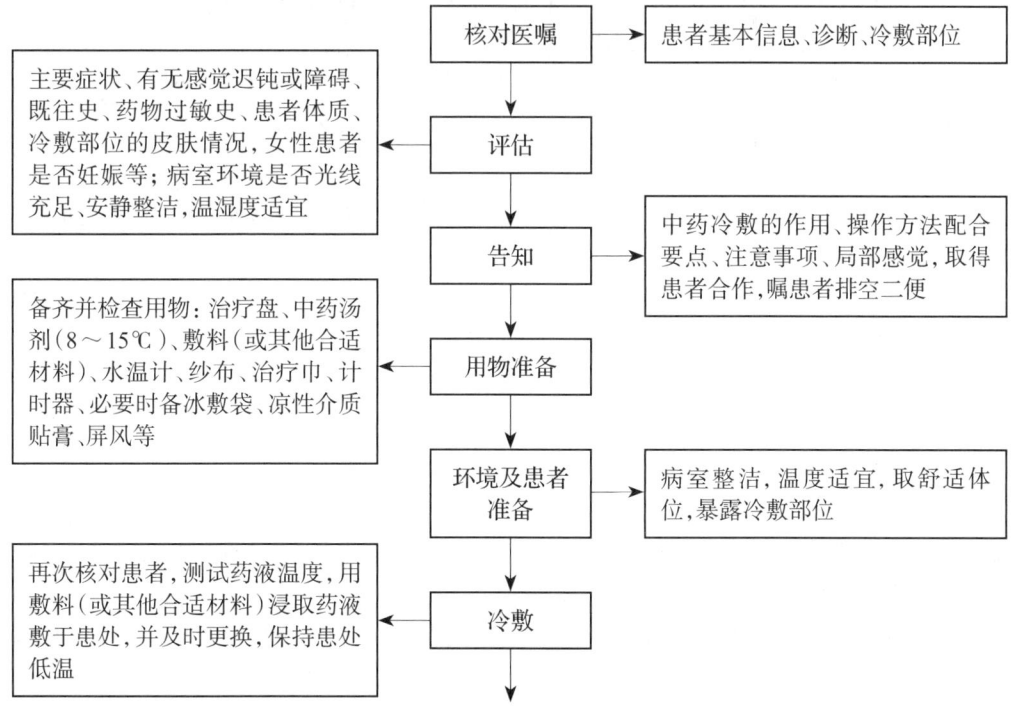

第六章 敷熨熏浴类

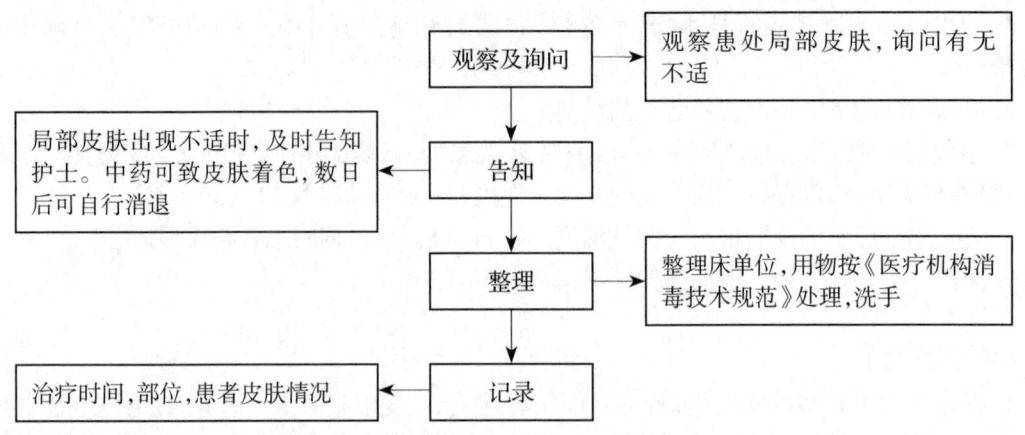

【中药冷敷技术操作考核评分标准】

项目	分值	技术操作要求	评分等级 A	B	C	D	评分说明
仪表	2	仪表端庄	2	1	0	0	1项未完成扣1分
核对	2	核对医嘱	2	1	0	0	未核对扣2分；内容不全面扣1分
评估	6	主要症状、有无感觉迟钝或障碍、既往史、过敏史、女性患者是否妊娠	4	3	2	1	1项未完成扣1分
		患者体质、冷敷部位皮肤情况	2	1	0	0	1项未完成扣1分
告知	4	解释目的、操作方法、时间、局部感受，取得患者配合	4	3	2	1	1项未完成扣1分
用物准备	6	洗手、戴口罩	2	1	0	0	未洗手扣1分；未戴口罩扣1分
		备齐并检查用物	4	3	2	1	少备1项扣1分；未检查1项扣1分，最高扣4分
环境与患者准备	6	病室整洁，光线明亮	2	1	0	0	未进行环境准备扣2分；环境准备不全扣1分
		协助患者取舒适体位	2	1	0	0	未进行体位摆放扣2分；体位不舒适扣1分
		暴露部位，保护隐私	2	1	0	0	未充分暴露部位扣1分；未保护隐私扣1分
操作过程 冷敷	42	核对医嘱	2	1	0	0	未核对扣2分；内容不全面扣1分
		测试药液温度8～15℃，用敷料浸取药液敷于患处	12	8	4	0	温度过高或过低扣4分；药液量过多或过少扣4分；位置不准确扣4分
		每5分钟重复操作1次，持续20～30分钟，保持患处低温	6	3	0	0	未及时更换扣6分；未保持药液温度扣3分
		询问患者有无不适，注意保暖，保护患者隐私	8	6	4	2	未询问患者感受扣4分；未保暖扣2分；未保护隐私扣2分

续 表

项目	分值	技术操作要求	A	B	C	D	评分说明
操作过程	冷敷 42	观察：局部皮肤有无红肿、过敏；贴敷是否妥帖	4	2	0	0	未观察皮肤扣4分；观察不全面扣2分
		告知相关注意事项，未酌情开窗通风	6	4	2	0	未告知扣2分/项；未酌情开窗通风扣2分
		洗手，再次核对	4	2	0	0	未洗手扣2分；未核对扣2分
	去除敷料 10	将敷料取下	2	0	0	0	未撤除敷料扣2分
		观察、清洁皮肤	4	2	0	0	未观察皮肤扣2分；未清洁皮肤扣2分
		协助患者穿衣，整理床单位	2	1	0	0	未安置体位扣1分；未整理床单位扣1分
		洗手，再次核对	2	1	0	0	未洗手扣1分；未核对扣1分
操作后处置	6	用物按《医疗机构消毒技术规范》处理	2	1	0	0	处置方法不正确扣1分/项，最高扣2分
		洗手	2	0	0	0	未洗手扣2分
		记录	2	1	0	0	未记录扣2分；记录不完全扣1分
评价	6	流程合理、技术熟练、询问患者感受	6	4	2	0	1项不合格扣2分
理论提问	10	中药冷敷技术的适应证、禁忌证	6	3	0	0	回答不全面扣3分/题；未答出扣6分/题
		中药冷敷技术的注意事项	4	2	0	0	回答不全面扣2分/题；未答出扣4分/题
得 分							

五十一、中药湿热敷技术

中药湿热敷技术是将中药煎汤或其他溶媒浸泡,根据治疗需要选择常温或加热,将中药浸泡的敷料敷于患处,通过疏通气机、调节气血、平衡阴阳,达到疏通腠理、清热解毒、消肿止痛的一种操作方法。

【适应证】
1. 外科疾病:乳腺疼痛、疖、痈、骨折临床愈合后肢体功能障碍、软组织损伤、颈、肩、腰、腿、膝关节痛、肋痛等。
2. 内科疾病:失眠等。

【禁忌证】
1. 局部皮肤破损、溃疡、湿疹渗液、烧烫伤、大疱性皮肤病及表皮剥脱松解等不宜使用。
2. 疮疡脓肿迅速扩散者不宜使用。
3. 外伤后患处有伤口、皮肤急性传染病等禁用。
4. 女性患者妊娠禁用。
5. 有出血性疾病,如血小板减少、血友病或正在服用抗凝药物者禁用。
6. 急性扭伤初期(48小时内)、化脓性感染、丹毒、蜂窝织炎等禁用。
7. 空腹或饱餐时不宜进行此项操作。

【评估】
1. 主要症状、有无感觉迟钝或障碍、既往史、药物过敏史及女性患者是否妊娠。
2. 对热的耐受程度。
3. 局部皮肤情况。
4. 病室环境是否光线充足、安静整洁、温湿度适宜。

【告知】
1. 中药湿热敷的作用、简单的操作方法及操作时间。
2. 操作前排空二便。
3. 操作时间20～30分钟。
4. 操作后如皮肤感觉不适,如过热、瘙痒等,及时告知。
5. 操作后中药可致皮肤着色,数日后可自行消退。

【物品准备】
治疗盘、药液、敷料、水温计、镊子2把、纱布、计时器,必要时备中单、屏风等。

【基本操作方法】
1. 核对患者基本信息、医嘱,评估患者,做好解释。

2. 备齐用物,携用物至床旁。
3. 协助患者取合理、舒适体位。
4. 遵照医嘱确定中药湿热敷部位,充分暴露中药湿热敷部位,注意保护隐私及保暖。
5. 测试温度,将敷料浸于38～43℃药液中,将敷料拧至不滴水即可,敷于患处。
6. 及时更换敷料或频淋药液于敷料上,以保持湿度及温度,持续20～30分钟。
7. 观察患者皮肤反应,询问患者的感受。
8. 操作完毕,清洁皮肤,协助患者穿衣,取舒适体位,整理床单位。

【注意事项】

1. 冬季注意保暖,防止受凉。
2. 注意药液温度,纱布不宜过湿,防止烫伤。
3. 治疗过程中观察患者局部皮肤反应,如出现水疱、痒痛或破溃等症状时,立即停止治疗,报告医生。
4. 敷料必须与皮肤密切贴附,湿敷面积不可过大,应随着季节、室温而定,一般不超过全身面积的1/3,以免过度的体表蒸发造成脱水。对老人、幼儿以及皮损在颈、胸等部位的患者应特别注意。
5. 治疗结束可饮一杯温水,不宜即刻食用生冷食物,注意保暖,4～6小时内不宜洗澡,冬季应避免感受风寒,夏季避免风扇、空调直吹湿热敷部位。

【中药湿热敷技术操作流程图】

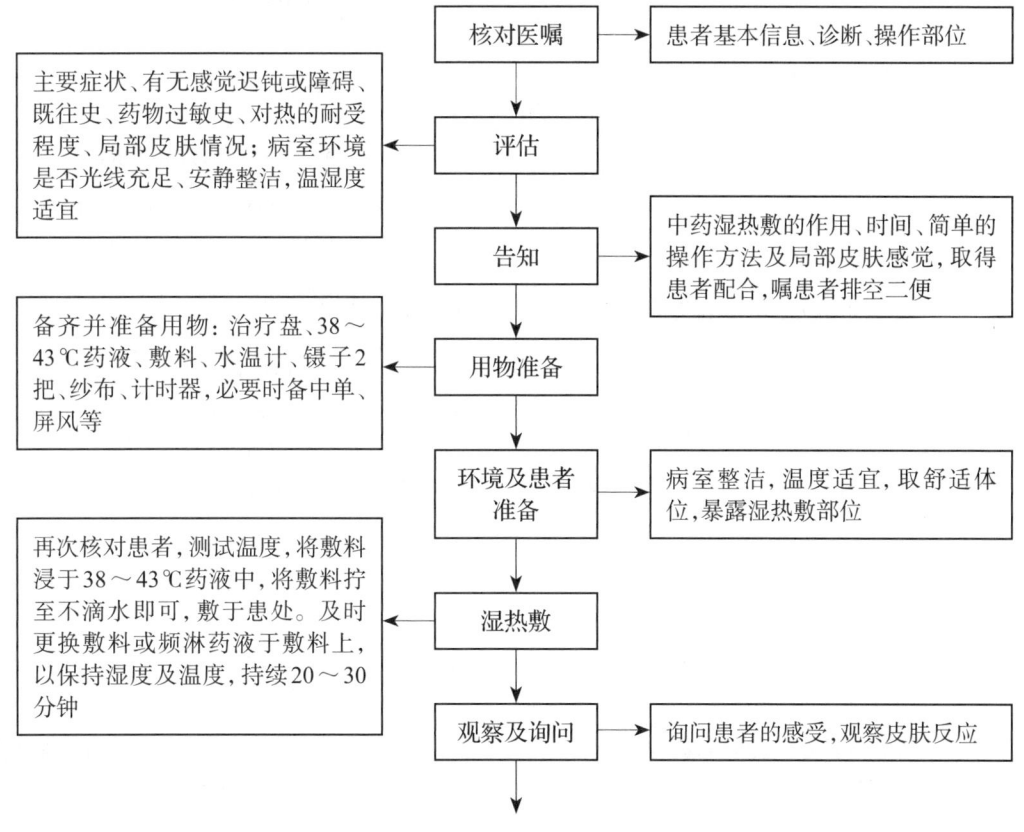

第六章 敷熨熏浴类

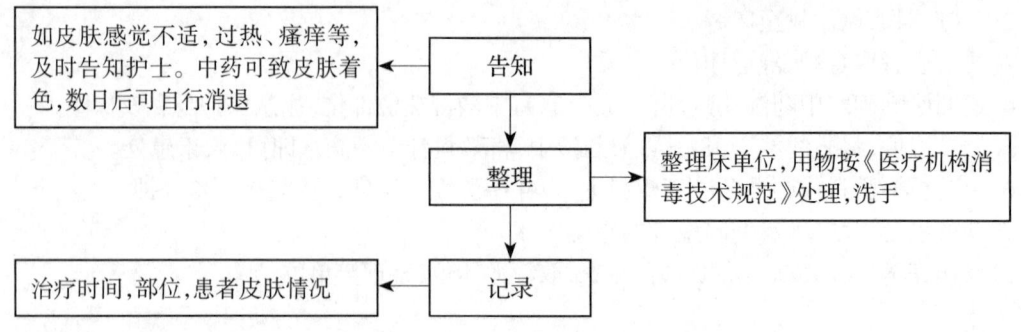

【中药湿热敷技术操作考核评分标准】

项目	分值	技术操作要求	评分等级 A	B	C	D	评分说明
仪表	2	仪表端庄	2	1	0	0	1项未完成扣1分
核对	2	核对医嘱	2	1	0	0	未核对扣2分；内容不全面扣1分
评估	6	主要症状、有无感觉迟钝或障碍、既往史、过敏史、女性患者是否妊娠	4	3	2	1	1项未完成扣1分
		患者对热的耐受程度、局部皮肤情况	2	1	0	0	1项未完成扣1分
告知	4	解释目的、操作方法、局部感受，取得患者配合	4	3	2	1	1项未完成扣1分
用物准备	6	洗手、戴口罩	2	1	0	0	未洗手扣1分；未戴口罩扣1分
		备齐并检查用物	4	3	2	1	少备1项扣1分；未检查1项扣1分，最高扣4分
环境与患者准备	5	病室整洁、光线明亮、温度适宜	2	1	0	0	未进行环境准备扣2分；环境准备不全扣1分
		协助患者取舒适体位，暴露湿热敷部位，注意保暖和保护患者隐私	3	2	1	0	未进行体位摆放扣2分；体位不舒适扣1分；未充分暴露部位扣2分；未保暖扣1分；未保护隐私扣1分，最高扣3分
操作过程 湿热敷	42	核对医嘱	2	1	0	0	未核对扣2分；内容不全面扣1分
		测试温度，将敷料浸于38～43℃药液中，拧干后敷于患处	12	8	4	0	温度过高或过低扣4分；药液量过多或过少扣4分；位置不准确扣4分
		及时更换敷料或频淋药液于敷料上，保持热敷部位的湿度及温度，持续20～30分钟	6	3	0	0	未及时更换扣3分；未保持温湿度扣3分
		询问患者感受，注意保暖，保护患者隐私	8	6	4	2	未询问患者感受扣4分；未注意保暖扣2分；未保护患者隐私扣2分

续 表

项目	分值	技术操作要求	评分等级 A	B	C	D	评 分 说 明
操作过程	湿热敷 42	观察局部皮肤	4	2	0	0	未观察皮肤扣4分;观察不全面扣2分
		告知相关注意事项,酌情开窗通风	6	4	2	0	未告知扣2分/项,最高扣6分;未酌情开窗通风扣2分
		洗手,再次核对	4	2	0	0	未洗手扣2分;未核对扣2分
	去除敷料 12	撤除敷料,观察、清洁皮肤	6	4	2	0	未撤除敷料扣2分;未观察扣2分;未清洁皮肤扣2分
		协助患者取舒适体位,整理床单位	4	2	0	0	未安置体位扣2分;未整理床单位扣2分
		洗手,再次核对	2	1	0	0	未洗手扣1分;未核对扣1分
操作后处理	5	用物按《医疗机构消毒技术规范》处理	2	1	0	0	处置方法不正确扣1分/项,最高扣2分
		洗手	1	0	0	0	未洗手扣1分
		记录	2	1	0	0	未记录扣2分;记录不完全扣1分
评价	6	流程合理、技术熟练、询问患者感受	6	4	2	0	1项不合格扣2分
理论提问	10	中药湿热敷技术的适应证、禁忌证	6	3	0	0	回答不全面扣3分/题;未答出扣6分/题
		中药湿热敷技术的注意事项	4	2	0	0	回答不全面扣2分/题;未答出扣4分/题
		得 分					

五十二、中药涂药技术

中药涂药技术是将中药制成水剂、酊剂、油剂、膏剂等剂型,涂抹于患处或涂抹于纱布外敷于患处,达到祛风除湿、解毒消肿、止痒镇痛的一种操作方法。

【适应证】

外科疾病:各种皮肤病、烧烫伤、疖、痈引起的红、肿、热、痛、瘙痒等症状的护理干预。

【禁忌证】

婴幼儿颜面部、过敏体质者及妊娠患者慎用,刺激性较强的药物,不可涂于面部。

【评估】

1. 主要症状、有无感觉迟钝或障碍、既往史、药物过敏史、女性患者是否妊娠。
2. 对疼痛的耐受程度。
3. 涂药部位的皮肤情况。
4. 病室环境是否光线充足、安静整洁、温湿度适宜。

【告知】

1. 中药涂药的目的、简单的操作方法及操作时间。
2. 操作前排空二便。
3. 操作后如出现痛、痒、胀等不适,应及时告知护士,勿擅自触碰或抓挠局部皮肤。
4. 操作后若敷料脱落或包扎松紧不适宜,应及时告知。
5. 操作后可能出现药物颜色、油渍等污染衣物的情况。
6. 操作后中药可致皮肤着色,数日后可自行消退。

【物品准备】

治疗盘、中药制剂、治疗碗、弯盘、镊子、生理盐水棉球、纱布或棉纸、胶布或弹力绷带、治疗巾等,必要时备中单、屏风、大毛巾。

【基本操作方法】

1. 核对患者基本信息、医嘱,评估患者,做好解释。
2. 备齐用物,携用物至床旁。
3. 协助患者取合理、舒适体位。
4. 遵照医嘱确定涂药部位,充分暴露涂药部位,注意保护隐私及保暖。
5. 在涂药部位下方铺治疗巾,将弯盘置患处旁边。
6. 根据患处大小,沿单方向用生理盐水棉球清洁皮肤并观察局部皮肤情况。
7. 将中药制剂均匀涂抹于患处或涂抹于纱布外敷于患处,范围超出患处1~2 cm为宜,厚度以 2～3 mm 为宜。

8. 根据涂药的位置、药物的性质，必要时选择适当的敷料覆盖并固定。
9. 涂药过程中随时询问患者有无不适。
10. 操作完毕，协助患者着衣，安排舒适体位，整理床单位。

【注意事项】

1. 涂药前需清洁局部皮肤。
2. 涂药不宜过厚以防毛孔闭塞。
3. 涂药后，观察局部及全身的情况，如出现丘疹、瘙痒、水疱或局部肿胀等过敏现象，停止用药，将药物擦洗干净并报告医生，配合处理。
4. 患处若有敷料，不可强行撕脱，可用生理盐水棉球沾湿敷料后再揭，并擦去药迹。

【附：各类剂型用法】

1. 混悬液先摇匀后再用棉签涂抹。
2. 水、酊剂类药物用镊子夹棉球蘸取药物涂擦，干湿度适宜，以不滴水为度，涂药均匀。
3. 膏状类药物用棉签或涂药板取药涂擦，涂药厚薄均匀，以 2～3 mm 为宜。
4. 霜剂应用手掌或手指反复擦抹，使之渗入肌肤。
5. 对初起有脓头或成脓阶段的肿疡，脓头部位不宜涂药。
6. 乳痈涂药时，在敷料上剪一缺口，使乳头露出，利于乳汁的排空。

【中药涂药技术操作流程图】

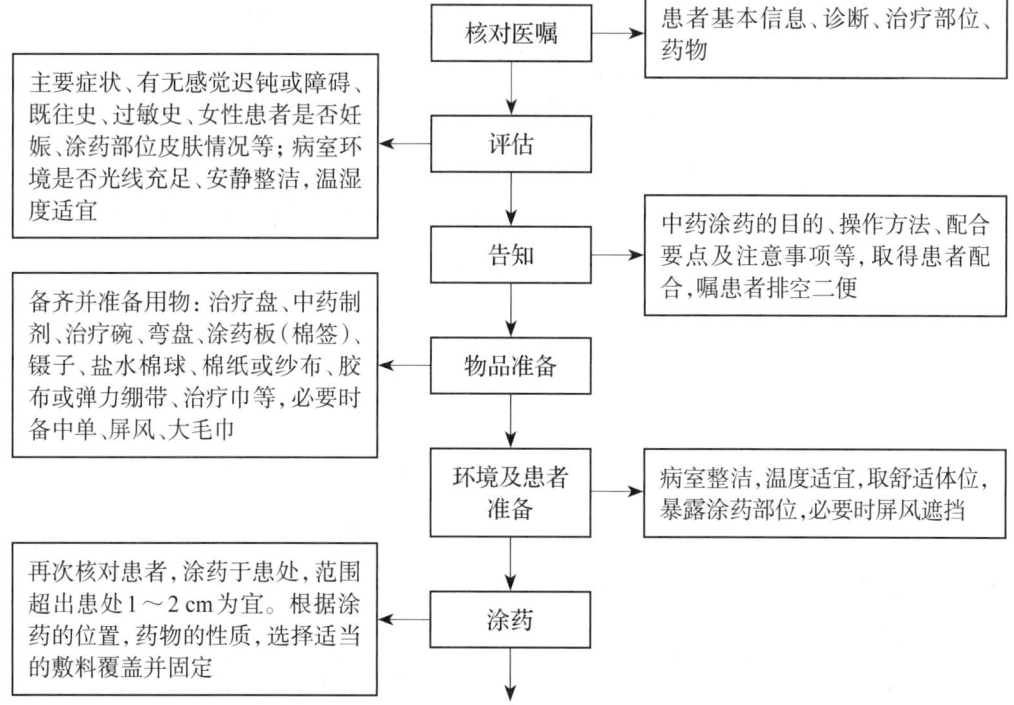

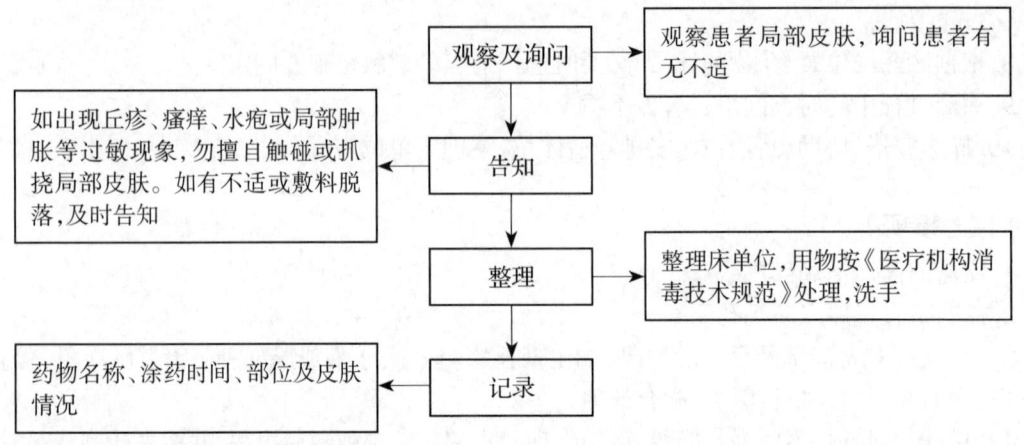

【中药涂药技术操作考核评分标准】

项目	分值	技术操作要求	评分等级 A	B	C	D	评 分 说 明
仪表	2	仪表端庄	2	1	0	0	1项未完成扣1分
核对	2	核对医嘱	2	1	0	0	未核对扣2分；内容不全面扣1分
评估	6	临床症状、有无感觉迟钝或障碍、既往史、药物过敏史、女性患者是否妊娠	4	3	2	1	1项未完成扣1分
		涂药部位皮肤情况，对疼痛的耐受程度	2	1	0	0	1项未完成扣1分
告知	4	解释作用、简单的操作方法、局部感受及配合要点，取得患者配合	4	3	2	1	1项未完成扣1分
用物准备	5	洗手，戴口罩	2	1	0	0	未洗手扣1分；未戴口罩扣1分
		备齐并检查用物	3	2	1	0	少备1项扣1分；未检查1项扣1分，最高扣3分
环境与患者准备	7	病室整洁、光线明亮、温度适宜	2	1	0	0	未进行环境准备扣2分；环境准备不全扣1分
		协助患者取舒适体位	2	1	0	0	未进行体位摆放扣2分；体位不舒适扣1分
		暴露患处，注意保暖、保护隐私	3	2	1	0	未充分暴露患处扣1分；未保暖扣1分；未保护隐私扣1分
操作过程	敷药 45	核对医嘱	2	1	0	0	未核对扣2分；内容不全面扣1分
		在涂药部位下方铺治疗巾，将弯盘置于患处旁边	6	4	2	0	未正确铺单扣2分/项；未正确放置弯盘扣2分
		根据患处大小，沿单方向清洁局部皮肤	4	2	0	0	未清洁局部皮肤扣4分；清洁方法不规范扣2分

续 表

项目	分值	技术操作要求	评分等级 A	B	C	D	评 分 说 明
操作过程	敷药 45	再次核对药物,将药物均匀涂于患处,范围:超出患处1~2 cm,厚度:以2~3 mm为宜	12	10	8	6	未再次核对扣2分;涂擦方法不准确扣4分;未超出患处1~2 cm扣4分;厚薄不均匀扣4分,最高扣12分
		覆盖敷料,妥善固定	5	3	2	0	敷料选择不适当扣3分;未妥善固定扣2分
		告知相关注意事项,酌情开窗通风	4	2	0	0	未告知扣4分;少告知1项扣2分;未酌情开窗通风扣2分
		观察局部皮肤情况,询问患者感受	6	4	2	0	未观察皮肤情况扣4分;未询问患者感受扣2分
		协助患者取舒适体位,整理床单位	4	2	0	0	未安置体位扣2分;未整理床单位扣2分
		洗手,再次核对	2	1	0	0	未洗手扣1分;未核对扣1分
	去除敷药 7	去除敷料及药物,清洁局部皮肤	1	0	0	0	未清洁扣1分
		观察皮肤情况,整理床单位	4	2	0	0	未观察扣2分;未整理床单位扣2分
		洗手,再次核对	2	1	0	0	未洗手扣1分;未核对扣1分
操作后处置	6	用物按《医疗机构消毒技术规范》处理	2	1	0	0	处置方法不正确扣1分/项,最高扣2分
		洗手	2	0	0	0	未洗手扣2分
		记录	2	1	0	0	未记录扣2分;记录不完全扣1分
评价	6	流程合理、技术熟练、局部皮肤无损伤、询问患者感受	6	4	2	0	1项不合格扣2分,最高扣6分
理论提问	10	中药涂药技术的适应证、禁忌证	6	3	0	0	回答不全面扣3分/题;未答出扣6分/题
		中药涂药技术的注意事项	4	2	0	0	回答不全面扣2分/题;未答出扣4分/题
得 分							

五十三、贴敷疗法技术

贴敷疗法技术是应用中草药制剂,施于皮肤、腧穴、孔窍及病变局部等部位,通过药物的经皮吸收或对体表部位及穴位的刺激以达到舒筋活络、活血化瘀、消肿止痛、清热解毒、拔毒等目的的一种操作方法。

【适应证】

1. 内科疾病:感冒、哮喘、咳嗽、疟疾、高血压、痹证、失眠、胃痛、呕吐、呃逆、咯血、尿潴留、恶性肿瘤、各种痈疡引起的疼痛等。
2. 外科疾病:颈淋巴结结核、前列腺炎等。
3. 妇科疾病:痛经、乳腺增生、慢性盆腔炎、习惯性流产等。
4. 儿科疾病:小儿泄泻、小儿疳积、小儿厌食症、小儿支气管炎等。
5. 五官科疾病:口腔溃疡、鼻炎、近视、副鼻窦炎、急性扁桃体炎等。
6. 骨科疾病:腰腿关节疼痛、类风湿关节炎、急性扭挫伤、腰椎间盘突出症等。

【禁忌证】

1. 孕妇腹部、腰骶部以及某些可促进子宫收缩的穴位,如合谷、三阴交等。
2. 妇女孕期禁用有堕胎及致畸作用的药物。

【评估】

1. 主要症状、有无感觉迟钝或障碍、既往史、药物及敷料过敏史,女性患者是否妊娠。
2. 贴敷部位皮肤情况。
3. 病室环境是否光线充足,安静整洁,温湿度适宜。

【告知】

1. 贴敷疗法技术的作用、简单的操作方法及操作时间。
2. 操作前排空二便。
3. 操作贴敷时间一般为6～8小时,可根据病情、年龄、药物、季节等适当调整时间,小儿酌减。
4. 操作中出现皮肤微红、局部皮肤药物着色为正常现象,若出现丘疹、皮肤瘙痒、水疱等,应及时告知。
5. 操作后若出现敷料松动或脱落,应及时告知。
6. 操作后局部贴药后可能会出现油渍、药物颜色等污染衣物。

【物品准备】

治疗盘、生理盐水棉球、药物、压舌板、无菌棉垫或纱布、棉纸、胶布或绷带;若需临时配制药物,备治疗碗、药物、赋形剂(如麻油或饴糖、水、蜜、凡士林等),必要时备屏风。

【基本操作方法】

1. 核对患者基本信息、医嘱,评估患者,做好解释。
2. 备齐用物,携用物至床旁。
3. 协助患者取合理、舒适体位。
4. 遵照医嘱确定贴敷部位,充分暴露贴敷部位,注意保护隐私及保暖。
5. 需临时调制药物时,将中药粉剂倒入碗内,用赋形剂调制成糊状。
6. 如有原敷料,取下后用生理盐水棉球擦洗皮肤上的药迹,观察局部皮肤情况及贴敷效果。
7. 根据贴敷面积,取大小合适的棉纸,用压舌板将所需药物均匀地平摊于棉纸上,厚薄适中,一般厚度以0.2~0.3 cm为宜,范围大小须以超出病变部位或穴位1~2 cm为宜。
8. 将摊好药物的棉纸四周反折后敷于患处,以免药物受热溢出而污染衣被,加盖敷料或棉垫,以胶布或绷带固定。
9. 贴敷后,清洁局部皮肤,注意观察患者局部皮肤情况。
10. 操作完毕,协助患者穿衣,取舒适体位,整理床单位。

【注意事项】

1. 贴敷药物的摊制厚薄要均匀。贴敷后,包扎固定妥善,以免药物流洒别处。
2. 对初起有脓头或成脓阶段的肿疡,以中间留空隙,围敷四周为宜,以免阻止脓毒外泄。特殊部位如乳痈贴敷时,可在敷料上剪孔或剪一缺口,使乳头外露,以免乳汁溢出污染敷料。
3. 小儿皮肤娇嫩,不宜使用刺激性强的药物,用药时间不宜过久,加强护理,防止小儿将贴敷药物抓脱。
4. 颜面五官部位慎用,药物过敏或皮肤易起丘疹、水疱的患者慎用。
5. 糖尿病、血液病、发热、严重心肝肾功能障碍等患者慎用。
6. 有过敏反应者及时对症处理。如局部皮肤出现水疱,直径≤1 cm,局部表皮完整,无明显渗液时,应注意保持水疱完整性,使其自然吸收,可在3小时内进行冷疗,冷疗时间不低于20分钟;如水疱直径>1 cm,或表皮破损、渗液明显,宜用无菌针头刺破水疱,无菌剪刀修剪疱皮,保留水疱边缘皮肤,创面可涂抹抗生素软膏防止感染,定期换药,直至结痂自愈。
7. 夏天以蜂蜜、饴糖作赋形剂时,宜现配现用或冷藏保存(时间不超过48小时)。

【贴敷疗法技术操作流程图】

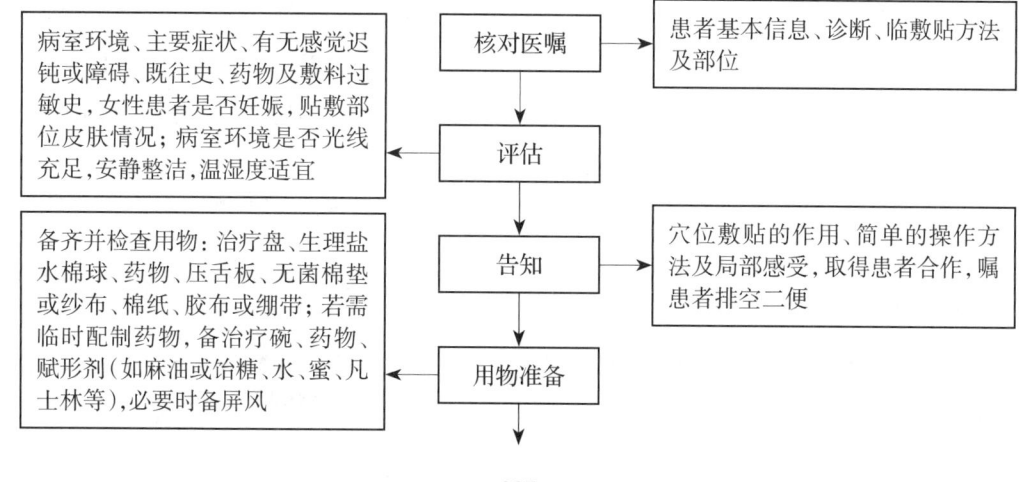

第六章 敷熨熏浴类

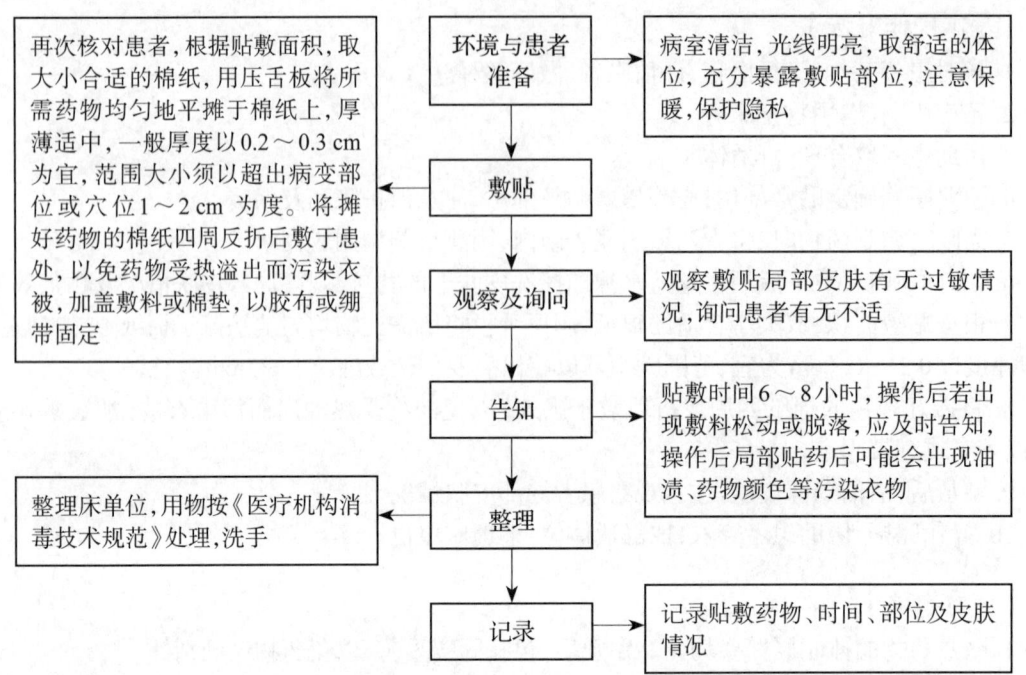

【贴敷疗法技术操作考核评分标准】

项目	分值	技术操作要求	评分等级				评 分 说 明
			A	B	C	D	
仪表	2	仪表端庄	2	1	0	0	1项未完成扣1分
核对	2	核对医嘱	2	1	0	0	未核对扣2分;内容不全面扣1分
评估	5	临床症状、有无感觉迟钝或障碍、既往史、药物及敷料过敏史、女性患者是否妊娠	4	3	2	1	1项未完成扣1分
		敷药部位皮肤情况	1	0	0	0	1项未完成扣1分
告知	4	解释作用、操作方法、敷贴时间,取得患者配合	4	3	2	1	1项未完成扣1分
用物准备	6	洗手,戴口罩	2	1	0	0	未洗手扣1分;未戴口罩扣1分
		备齐并检查用物	4	3	2	1	少备1项扣1分;未检查1项扣1分,最高扣4分
环境与患者准备	10	病室整洁、光线明亮	2	1	0	0	未进行环境准备扣2分;环境准备不全扣1分
		协助患者取舒适体位	2	1	0	0	未进行体位摆放扣2分;体位不舒适扣1分
		充分暴露治疗部位,保暖,保护隐私	6	4	2	0	未充分暴露治疗部位扣2分;未保暖扣2分;未保护隐私扣2分

— 238 —

续 表

项目	分值	技术操作要求	评分等级 A	B	C	D	评 分 说 明
操作过程	敷药 41	核对医嘱	2	1	0	0	未核对扣2分；内容不全面扣1分
		清洁局部皮肤，观察局部皮肤情况	4	3	2	0	未清洁扣2分；清洁不彻底扣1分；未观察扣2分
		根据贴敷面积，取大小合适的棉纸，用压舌板将所需药物均匀地平摊于棉纸上，厚薄适中，一般厚度以0.2～0.3 cm为宜，范围大小须以超出病变部位或穴位1～2 cm为度	12	8	4	0	棉质敷料大小不合适扣4分；摊药面积过大或过小或溢出棉质敷料外扣4分；药物过厚或过薄扣4分
		将摊好药物的棉纸四周反折后敷于患处，以免药物受热溢出而污染衣被	8	4	2	0	部位不准确扣8分；药液外溢扣4分
		使用敷料或棉垫覆盖，固定牢固	4	2	0	0	未使用敷料或棉垫覆盖扣2分；固定不牢固扣2分
		询问患者有无不适	1	0	0	0	未询问扣1分
		告知注意事项，酌情开窗通风	4	2	0	0	未告知扣4分；告知不全面扣2分；未酌情开窗通风扣1分
		协助患者取舒适体位，整理床单位	4	2	0	0	未安置体位扣2分；未整理床单位扣2分
		洗手，再次核对	2	1	0	0	未洗手扣1分；未核对扣1分
	取药 8	取下敷药，清洁皮肤	2	1	0	0	未清洁扣2分；清洁不彻底扣1分
		观察局部皮肤，询问患者有无不适	4	2	0	0	未观察皮肤扣2分；未询问扣2分
		洗手，再次核对	2	1	0	0	未洗手扣1分；未核对扣1分
操作后处置	6	用物按《医疗机构消毒技术规范》处理	2	1	0	0	处置方法不正确扣1分/项，最高扣2分
		洗手	2	0	0	0	未洗手扣2分
		记录	2	1	0	0	未记录扣2分；记录不完全扣1分
评价	6	流程合理、技术熟练、局部皮肤无损伤、询问患者感受	6	4	2	0	1项不合格扣2分，最高扣6分
理论提问	10	贴敷疗法技术的适应证、禁忌证	6	3	0	0	回答不全面扣3分/题；未答出扣6分/题
		贴敷疗法技术的注意事项	4	2	0	0	回答不全面扣2分/题；未答出扣4分/题
		得 分					

五十四、中药泡洗技术

中药泡洗技术是利用药液的温热作用及药物的透皮吸收,浸洗全身或局部皮肤,使药性进入经脉血络,输布全身而达到行气活血、通畅经络、消除疲劳、改善睡眠、缓解关节疼痛、肿胀、寒凉、屈伸不利及杀虫消毒等功效的一种操作方法。

【适应证】
1. 内科疾病:失眠、便秘、外感发热、脑性瘫痪等疾病。
2. 外科疾病:皮肤瘙痒感染、关节疼痛、肿胀、寒凉、屈伸不利等疾病。

【禁忌证】
1. 急性感染性疾病、出血性疾病,包括急性外伤出血禁用。
2. 糖尿病、心脑血管疾病患者及妇女月经期慎用。
3. 皮肤破损者禁用。

【评估】
1. 主要症状、有无感觉迟钝或障碍、既往史、过敏史、女性患者是否妊娠。
2. 体质、对温度的耐受程度。
3. 泡洗部位皮肤情况。
4. 病室环境是否光线充足、安静整洁,温湿度适宜。

【告知】
1. 中药泡洗的目的,简单的操作方法及操作时间。
2. 操作前排空二便。
3. 操作前告知餐前餐后30分钟内不宜进行全身泡洗。
4. 操作中全身泡洗时水位应在膈肌以下,以微微汗出为宜,如出现心慌等不适症状,及时告知护士。
5. 操作泡洗时间30分钟为宜。
6. 操作中应饮用温开水300~500 mL,小儿及老年人酌减,有严重心肺疾病及肝肾疾病患者饮水不宜超过150 mL,以补充体液及增加血容量以利于代谢废物的排出。
7. 操作后告知注意保暖,勿吹冷风,避风寒。

【物品准备】
治疗盘、药液、泡洗装置、一次性药浴袋、水温计、计时器、毛巾、病服。

【基本操作方法】
1. 核对患者基本信息、医嘱,评估患者,做好解释。

2. 备齐用物,携用物至床旁。
3. 根据泡洗的部位,协助患者取合理、舒适体位。
4. 遵照医嘱确定泡洗部位,充分暴露泡洗部位,注意保护隐私及保暖。
5. 将一次性药浴袋套入泡洗装置内,根据泡洗部位选择合适的药液量,药液温度在40℃左右,浸泡时间30分钟。
6. 观察及询问患者的感受,若感到不适,应立即停止,协助患者卧床休息。
7. 操作完毕,清洁局部皮肤,协助穿衣,安置舒适体位,整理床单位。

【注意事项】
1. 防烫伤,糖尿病、足部皲裂患者的泡洗温度适当降低。
2. 泡洗过程中,应关闭门窗,避免患者感受风寒。
3. 泡洗过程中护士应加强巡视,注意观察患者的面色、呼吸、汗出等情况,出现头晕、心慌等异常症状,停止泡洗,报告医师,对症处理。

【附:泡洗方法】
1. 全身泡洗技术:将药液注入泡洗装置内,药液温度保持40℃左右,水位在患者膈肌以下,全身浸泡30分钟。
2. 局部泡洗技术:将40℃左右的药液注入盛药容器内,将浸洗部位浸泡于药液中,浸泡30分钟。

【中药泡洗技术操作流程图】

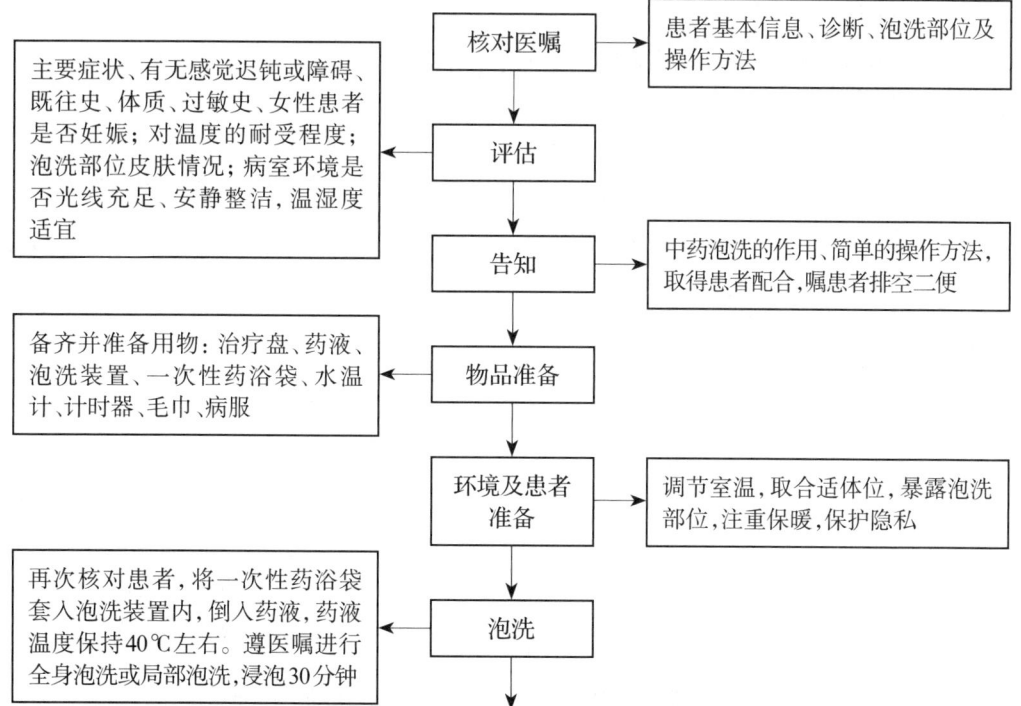

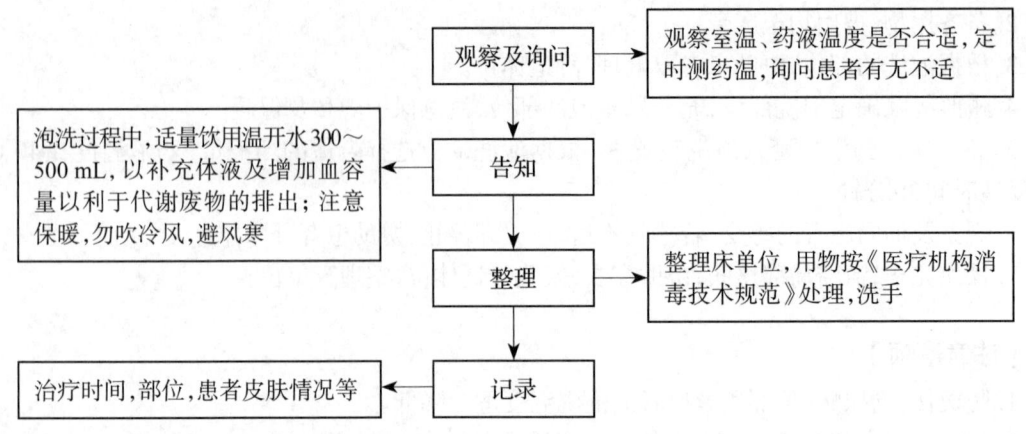

【中药泡洗技术操作考核评分标准】

项目	分值	技术操作要求	评分等级 A	B	C	D	评 分 说 明
仪表	2	仪表端庄	2	1	0	0	1项未完成扣1分
核对	2	核对医嘱	2	1	0	0	未核对扣2分；内容不全面扣1分
评估	6	主要症状、有无感觉迟钝或障碍、既往史、体质、过敏史、女性患者是否妊娠	4	3	2	1	1项未完成扣1分,最高扣4分
		泡洗部位皮肤情况、对温度的耐受程度	2	1	0	0	1项未完成扣1分
告知	4	解释作用、操作方法、局部感受,取得患者配合	4	3	2	1	1项未完成扣1分
用物准备	6	洗手,戴口罩	2	1	0	0	未洗手扣1分；未戴口罩扣1分
		备齐检查用物	4	3	2	1	少备1项扣2分；未检查扣2分,最高扣4分
环境与患者准备	7	病室整洁、调节室内温度,关闭门窗	2	1	0	0	未进行环境准备扣2分；准备不全扣1分
		协助患者取舒适体位	2	1	0	0	未进行体位摆放扣2分；体位不舒适扣1分
		暴露泡洗部位皮肤,保暖,注意保护隐私	3	2	1	0	未充分暴露部位扣1分；未保暖扣1分；未保护隐私扣1分
操作过程	22 泡洗	核对医嘱	2	1	0	0	未核对扣2分；内容不全面扣1分
		测量药液温度,在40℃左右	6	3	0	0	未测药液温度扣6分；药液温度不准确扣3分
		根据泡洗部位选择合适药液量：全身泡洗水位在膈肌以下、局部泡洗浸过患部	10	8	4	2	动作生硬扣2分；选择药液量不正确扣4分；泡洗部位不准确扣4分
		遵医嘱确定泡洗时间,一般30分钟	4	0	0	0	泡洗时间不准确扣4分

续 表

项目		分值	技术操作要求	评分等级				评 分 说 明
				A	B	C	D	
操作过程	观察	22	定时测量药液温度、询问患者感受	4	2	0	0	未测量药温扣2分；未询问患者感受扣2分
			室温适宜	4	0	0	0	未观察室温是否适宜扣4分
			观察患者全身情况：面色、呼吸、汗出及局部皮肤情况	8	6	4	2	未观察扣2分/项
			询问患者有无不适，体位舒适度	4	2	0	0	未询问扣2分/项；体位不舒适扣2分
			告知相关注意事项，酌情开窗通风	2	1	0	0	未告知扣2分；内容不全扣1分；未酌情开窗通风扣1分
操作后处置		13	清洁并擦干皮肤	2	1	0	0	未清洁皮肤扣1分；未擦干扣1分
			协助患者着衣，取舒适体位，整理床单位	3	2	1	0	未协助患者着衣扣1分；未安置体位扣1分；未整理床单位扣1分
			洗手，再次核对	2	1	0	0	未洗手扣1分；未核对扣1分
			用物按《医疗机构消毒技术规范》处理	2	1	0	0	处置方法不正确扣1分/项，最高扣2分
			洗手	2	0	0	0	未洗手扣2分
			记录	2	1	0	0	未记录扣2分；记录不完全扣1分
评价		6	流程合理、技术熟练、局部皮肤无损伤	6	4	2	0	1项不合格扣2分，最高扣6分；出现烫伤扣6分
理论提问		10	中药泡洗技术的适应证、禁忌证	6	3	0	0	回答不全面扣3分/题；未答出扣6分/题
			中药泡洗技术的注意事项	4	2	0	0	回答不全面扣2分/题；未答出扣4分/题
		得 分						

五十五、中药熏蒸技术

中药熏蒸技术是利用一定温度的中药煎汤的热蒸汽及药物的药理作用于患处,通过透皮吸收作用于机体,达到发汗解表、散寒止痛、疏通腠理、调和脉络、祛风除湿、活血化瘀的一种操作方法。

【适应证】
1. 内科疾病:周围性面瘫、面神经麻痹、肢端动脉痉挛症等。
2. 妇产科疾病:盆腔炎、痛经、阴道炎、子宫脱垂等。
3. 外科疾病:痹证引起的骨性关节炎、类风湿关节炎;腰椎间盘突出症、颈椎病、肩周炎等所致的躯体疼痛;肛门直肠周围脓肿、肛瘘、疖、痈等。
4. 皮肤科疾病:各种皮肤瘙痒症、荨麻疹类皮肤病、痤疮、湿疹、银屑病、癣疹、玫瑰糠疹、扁平疣、带状疱疹后遗神经痛等。
5. 五官科疾病:萎缩性鼻炎、干眼症、角膜炎、睑腺炎等。

【禁忌证】
1. 急性感染性疾病、出血性疾病,包括急性外伤出血禁用。
2. 皮肤破损者禁用。
3. 糖尿病、女性月经期、妊娠期慎用。

【评估】
1. 主要症状、有无感觉迟钝或障碍、既往史及过敏史、体质、女性是否妊娠。
2. 局部皮肤情况。
3. 病室环境是否光线充足、安静整洁,温湿度适宜。

【告知】
1. 中药熏蒸的目的,简单的操作方法及操作时间。
2. 操作前排空二便。
3. 操作前要饮淡盐水或温开水200 mL,避免出汗过多引起脱水。餐前餐后30分钟内,不宜熏蒸。
4. 操作熏蒸时间20~30分钟。
5. 操作中如出现不适及时告知。
6. 操作后注意保暖,避免直接吹风。

【物品准备】
治疗盘、药液、容器(根据熏蒸部位的不同选用)、水温计,治疗巾或浴巾,必要时备屏风及坐浴架(支架)、计时器。

【基本操作方法】

1. 核对患者基本信息、医嘱,评估患者,做好解释。
2. 备齐用物,携用物至床旁。
3. 协助患者取合理、舒适体位。
4. 遵照医嘱确定熏蒸部位,充分暴露熏蒸部位,注意保护隐私及保暖。
5. 测量药液温度,将43～46℃的药液倒入容器内,对准熏蒸部位。用浴巾或治疗巾盖住熏洗部位及容器,使药液蒸气熏蒸患处,待温度降至38～40℃时,将患处浸泡于药液中,时间20～30分钟。
6. 随时观察患者病情及局部皮肤变化情况,询问患者感受并及时调整药液温度。
7. 治疗结束观察并清洁患者皮肤。
8. 操作完毕,协助患者穿衣,安置舒适体位,整理床单位。

【注意事项】

1. 熏蒸时药液温度不可超过38℃。
2. 熏蒸过程中密切观察患者有无胸闷、心慌等症状,注意避风,冬季注意保暖,洗毕应及时擦干皮肤,穿好衣物。
3. 所用物品需清洁消毒,用具一人一份一消毒,避免交叉感染。
4. 施行熏蒸时,应注意防止烫伤。

【中药熏蒸技术操作流程图】

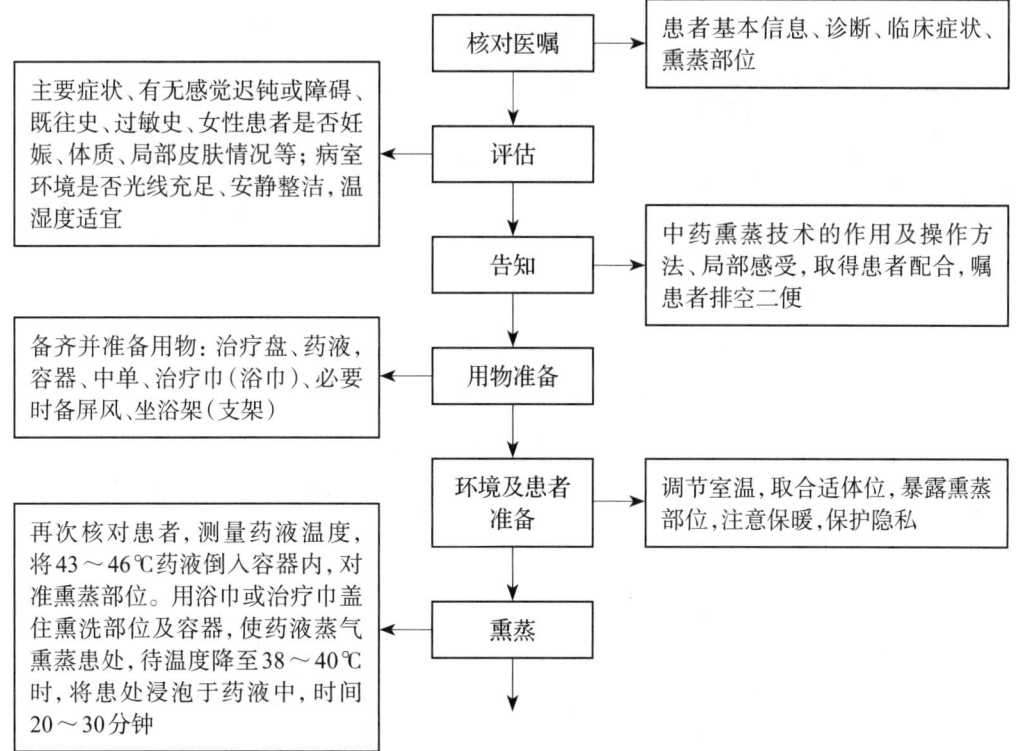

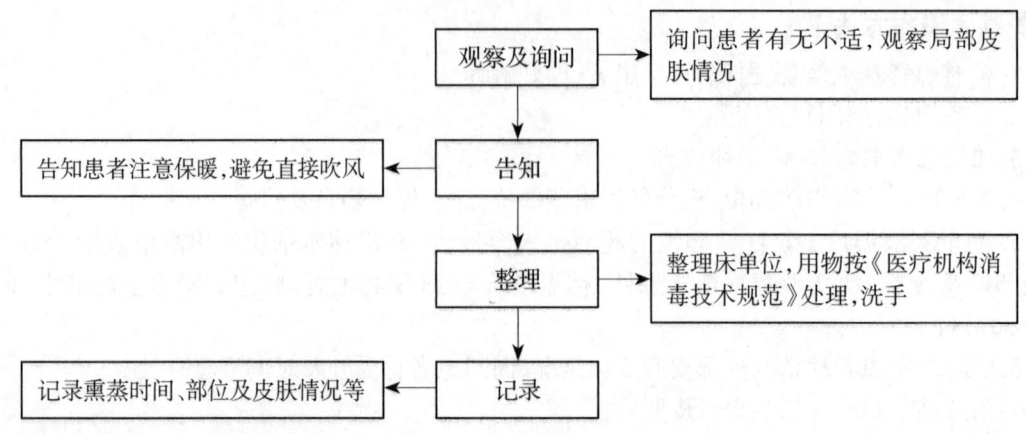

【中药熏蒸技术操作考核评分标准】

项目	分值	技术操作要求	评分等级 A	B	C	D	评分说明
仪表	2	仪表端庄	2	1	0	0	1项未完成扣1分
核对	2	核对医嘱	2	1	0	0	未核对扣2分;内容不全面扣1分
评估	6	主要症状、有无感觉迟钝或障碍、既往史、过敏史、女性患者是否妊娠	4	3	2	1	1项未完成扣1分
		体质及局部皮肤情况	2	1	0	0	1项未完成扣1分
告知	4	解释作用、操作方法、熏蒸时间、局部感受,取得患者配合	4	3	2	1	1项未完成扣1分
用物准备	6	洗手,戴口罩	2	1	0	0	未洗手扣1分;未戴口罩扣1分
		备齐并检查用物	4	3	2	1	少备1项扣1分;未检查1项扣1分,最高扣4分
环境与患者准备	6	病室整洁、温度适宜	2	1	0	0	1项未完成扣1分
		熏蒸前饮淡盐水或温开水200 mL	1	0	0	0	未饮水扣1分
		协助患者取合理、舒适体位,暴露熏蒸部位	3	2	1	0	未摆放体位扣2分;体位不合理或不舒适扣1分;未充分暴露熏蒸部位扣1分
操作过程	52	核对医嘱	2	1	0	0	未核对扣2分;内容不全面扣1分
		药液温度:43~46℃,倒入容器内,对准熏蒸部位	10	8	6	4	药液温度过高或过低扣4分;药液漏出容器扣4分;未对准熏蒸部位扣2分
		熏蒸时间:20~30分钟,观察并询问患者感受	8	6	4	2	熏蒸时间不正确扣2分;未观察病情扣2分;未询问患者感受扣4分
		观察患者局部皮肤变化,调整药液温度	8	4	0	0	未观察皮肤变化扣4分;未及时调节药温扣4分

续　表

项目	分值	技术操作要求	评分等级 A	B	C	D	评 分 说 明
操作过程	52	治疗结束,清洁患者皮肤,观察局部皮肤有无烫伤、过敏	8	4	0	0	未清洁皮肤扣4分;未观察皮肤扣4分
		操作过程保持衣服、床单位清洁	6	3	0	0	药液污染衣服扣3分;药液污染被服扣3分
		告知相关注意事项,酌情开窗通风	4	2	0	0	未告知扣2分/项;未酌情开窗通风扣1分
		协助患者取舒适体位,协助穿衣,整理床单位	4	3	2	1	未安置体位扣2分;未协助穿衣扣1分;未整理床单位扣1分
		洗手,再次核对	2	1	0	0	未洗手扣1分;未核对扣1分
操作后处置	6	用物按《医疗机构消毒技术规范》处理	2	1	0	0	处置方法不正确扣1分/项,最高扣2分
		洗手	2	0	0	0	未洗手扣2分
		记录	2	1	0	0	未记录扣2分;记录不完全扣1分
评价	6	流程合理、技术熟练、局部皮肤无损伤、询问患者感受	6	4	2	0	1项不合格扣2分,最高扣6分;出现烫伤扣6分
理论提问	10	中药熏蒸技术的适应证、禁忌证	6	3	0	0	回答不全面扣3分/题;未答出扣6分/题
		中药熏蒸技术的注意事项	4	2	0	0	回答不全面扣2分/题;未答出扣4分/题
		得　　分					

五十六、穴位敷贴技术

穴位敷贴技术是以中医经络腧穴为理论依据,将中药切碎、捣烂或研成细末,用介质(如水、醋、酒、蛋清、蜂蜜、油脂如凡士林等)制成一定剂型,敷贴于人体穴位,以达到舒筋活络、祛瘀生新、活血化瘀、治疗疾病目的的一种操作方法。

【适应证】

1. 内科疾病:感冒、哮喘、咳嗽、疟疾、高血压、痹证、失眠、胃痛、呕吐、呃逆、咯血、尿潴留、恶性肿瘤、各种痈疡引起的疼痛等。
2. 外科疾病:颈淋巴结结核、前列腺炎等。
3. 妇科疾病:痛经、乳腺增生、慢性盆腔炎、习惯性流产等。
4. 儿科疾病:小儿泄泻、小儿疳积、小儿厌食症、小儿支气管炎等。
5. 五官科疾病:口腔溃疡、鼻炎、近视、副鼻窦炎、急性扁桃体炎等。
6. 骨科疾病:腰腿关节疼痛、类风湿关节炎、急性扭挫伤、腰椎间盘突出症等。

【禁忌证】

1. 药物过敏者不宜敷贴;对橡皮膏过敏者应提前告诉医生,换用其他方式固定。
2. 重度皮肤病、疖以及皮肤破损或皮疹者禁用。
3. 血性疾病,如血友病、血小板减少性紫癜等禁用。
4. 发作期的患者,如急性化脓性关节炎之急性期、急性重症传染病、糖尿病血糖控制不良患者、慢性咳喘病的急性发展期等禁用。
5. 阴虚火旺者以及严重心肺功能疾病、肺结核患者不宜进行。
6. 孕妇胸腹部、脐部、腰骶部及敏感穴位,如合谷、三阴交等不宜敷贴;除拔毒膏外,患者有红肿及溃烂时不宜敷贴。

【评估】

1. 主要症状、有无感觉迟钝或障碍、既往史、药物及敷料过敏史,女性患者是否妊娠。
2. 敷药部位的皮肤情况。
3. 病室环境是否光线充足、安静整洁,温湿度适宜。

【告知】

1. 穴位敷贴的目的,简单的操作方法及操作时间。
2. 操作前排空二便。
3. 操作中若出现敷料松动或脱落,及时告知护士。
4. 操作后出现皮肤微红为正常现象,若出现皮肤瘙痒、丘疹、水疱等,应立即告知护士。
5. 操作后穴位敷贴时间一般为6～8小时,可根据病情、年龄、药物、季节调整时间,小儿酌减。
6. 操作后局部贴药后可出现药物颜色、油渍等污染衣物。

【物品准备】

治疗盘,棉纸或薄胶纸,遵医嘱配制的药物,压舌板,无菌棉垫或纱布,胶布或绷带,0.9%生理盐水棉球;必要时备屏风、毛毯。

【基本操作方法】

1. 核对患者基本信息、医嘱,评估患者,做好解释。
2. 备齐用物,携用物至床旁。
3. 协助患者取合理、舒适体位。
4. 遵照医嘱确定敷贴部位,充分暴露敷贴部位,注意保护隐私及保暖。
5. 用生理盐水棉球清洁局部皮肤(更换敷料者,取下原敷料,用生理盐水棉球擦洗皮肤上的药迹,观察创面情况及敷药效果)。
6. 根据敷药面积,取大小合适的棉纸或穴位贴,用压舌板将所需药物均匀地涂抹于绵纸上或穴位贴上,厚薄一般以0.2~0.5 cm为宜,覆盖敷料大小适宜,防止药物受热后溢出而污染衣被。
7. 观察患者局部皮肤情况,询问患者有无不适感觉。
8. 操作完毕,协助患者着衣,取舒适体位,整理床单位。

【注意事项】

1. 敷贴部位应交替使用,不宜单个部位连续敷贴。
2. 除拔毒膏外,患处有红肿及溃烂时不宜敷贴药物,以免发生化脓性感染。
3. 对于残留在皮肤上的药物不宜采用肥皂或刺激性物品擦洗。

【穴位敷贴技术操作流程图】

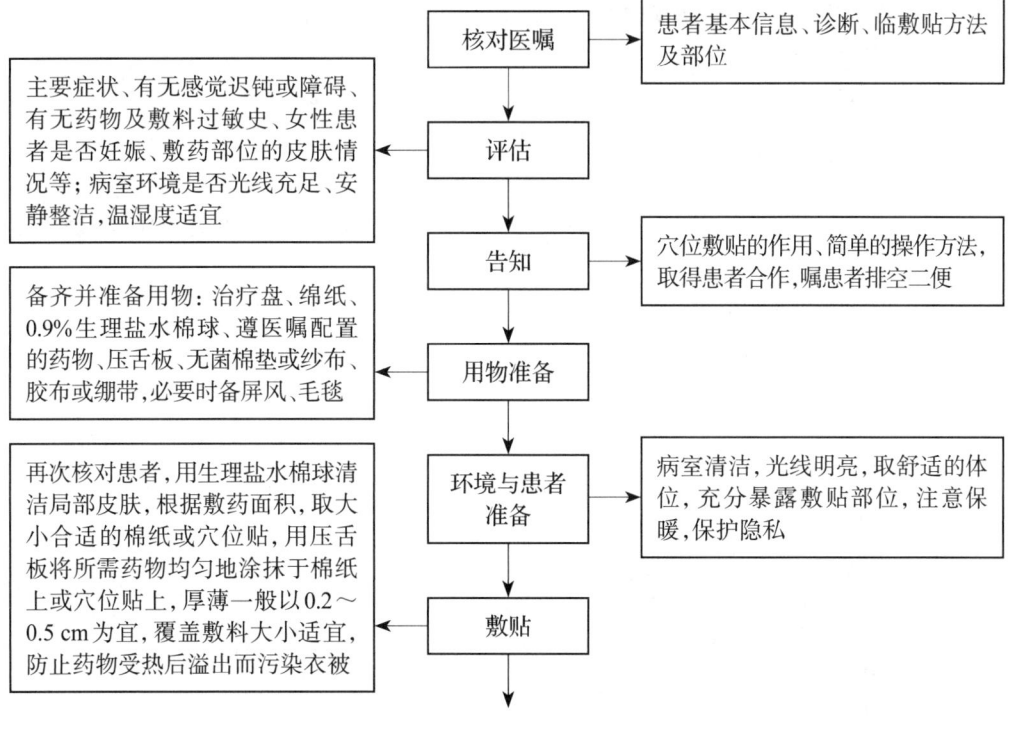

第六章 敷熨熏浴类

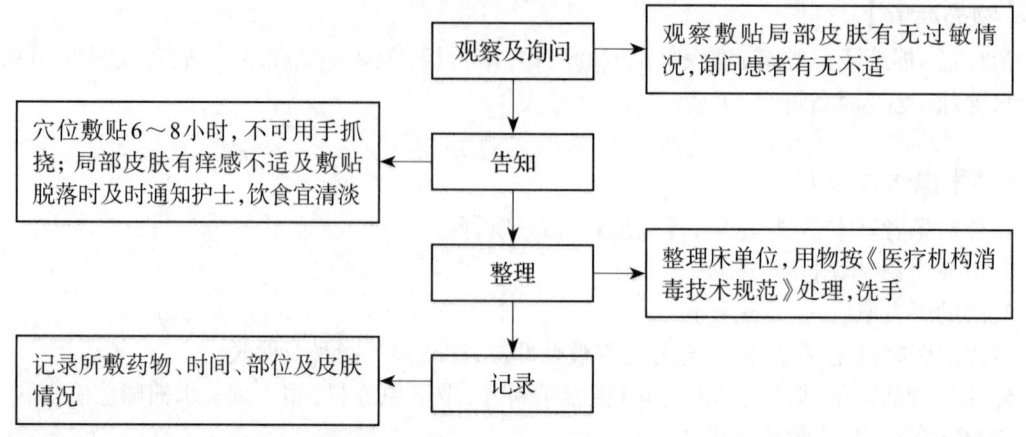

【穴位敷贴技术操作考核评分标准】

项目	分值	技术操作要求	评分等级 A	B	C	D	评分说明
仪表	2	仪表端庄	2	1	0	0	1项未完成扣1分
核对	2	核对医嘱	2	1	0	0	未核对扣2分；内容不全面扣1分
评估	5	主要症状、有无感觉迟钝或障碍、既往史、药物及敷料过敏史、女性患者是否妊娠	4	3	2	1	1项未完成扣1分
		敷药部位皮肤情况	1	0	0	0	1项未完成扣1分
告知	4	解释作用、操作方法、敷贴时间，取得患者配合	4	3	2	1	1项未完成扣1分
用物准备	6	洗手，戴口罩	2	1	0	0	未洗手扣1分；未戴口罩扣1分
		备齐并检查用物	4	3	2	1	少备1项扣1分；未检查1项扣1分，最高扣4分
环境与患者准备	10	病室整洁、光线明亮	2	1	0	0	未进行环境准备扣2分；环境准备不全扣1分
		协助患者取舒适体位	2	1	0	0	未进行体位摆放扣2分；体位不舒适扣1分
		充分暴露治疗部位，保暖，保护隐私	6	4	2	0	未充分暴露治疗部位扣2分；未保暖2分；未保护隐私扣2分
操作过程 敷药	41	核对医嘱	2	1	0	0	未核对扣2分；内容不全面扣1分
		清洁局部皮肤，观察局部皮肤情况	4	3	2	0	未清洁扣2分；清洁不彻底扣1分；未观察扣2分
		根据敷药面积，取大小合适的棉纸或穴位贴，用压舌板将所需药物均匀地涂抹于棉纸上或穴位贴上，厚薄一般以0.2～0.5 cm为宜	12	8	4	0	棉质敷料大小不合适扣4分；摊药面积过大或过小或溢出棉质敷料外扣4分；药物过厚或过薄扣4分

续 表

项目	分值	技术操作要求	评分等级 A	B	C	D	评 分 说 明
操作过程	敷药 41	将药物敷贴于穴位或患处,避免药物溢出污染衣物	10	6	4	0	部位不准确扣6分;药液外溢扣4分
		使用敷料或棉垫覆盖,固定牢固	4	2	0	0	未使用敷料或棉垫覆盖扣2分;固定不牢固扣2分
		询问患者有无不适	1	0	0	0	未询问扣1分
		告知注意事项,酌情开窗通风	2	1	0	0	未告知扣2分;告知不全面扣1分;未酌情开窗通风扣1分
		协助患者取舒适体位,整理床单位	4	2	0	0	未安置体位扣2分;未整理床单位扣2分
		洗手,再次核对	2	1	0	0	未洗手扣1分;未核对扣1分
	取药 8	取下敷药,清洁皮肤	2	1	0	0	未清洁扣2分;清洁不彻底扣1分
		观察局部皮肤,询问患者有无不适	4	2	0	0	未观察皮肤扣2分;未询问扣2分
		洗手,再次核对	2	1	0	0	未洗手扣1分;未核对扣1分
操作后处置	6	用物按《医疗机构消毒技术规范》处理	2	1	0	0	处置方法不正确扣1分/项,最高扣2分
		洗手	2	0	0	0	未洗手扣2分
		记录	2	1	0	0	未记录扣2分;记录不完全扣1分
评价	6	流程合理、技术熟练、局部皮肤无损伤、询问患者感受	6	4	2	0	1项不合格扣2分,最高扣6分
理论提问	10	穴位敷贴技术的适应证、禁忌证	6	3	0	0	回答不全面扣3分/题;未答出扣6分/题
		穴位敷贴技术的注意事项	4	2	0	0	回答不全面扣2分/题;未答出扣4分/题
得 分							

五十七、中药热熨敷技术

中药热熨敷是将中药加热后装入布袋,在人体局部或一定穴位上移动,利用温热之力使药性通过体表透入经络、血脉,从而达到温经通络、行气活血、散寒止痛、祛瘀消肿等作用的一种操作方法。

【适应证】

适用于寒湿痹阻、气血瘀滞、虚寒内生类疾病。

1. 内科疾病:虚寒型胃脘痛、寒性腹痛、腹胀、慢性腹泻、便秘等消化系统疾病;风寒感冒、慢性支气管炎、哮喘、过敏性鼻炎等呼吸系统疾病。
2. 外科疾病:颈椎病、腰椎间盘突出症、肩周炎、风湿性关节炎、类风湿关节炎等骨关节疾病;急性腰扭伤、慢性腰肌劳损等软组织损伤;痛风性关节炎、落枕、肢体酸麻等痛证。

【禁忌证】

1. 孕妇的腹部及腰骶部禁用。
2. 大血管处、皮肤破损及炎症、局部感觉障碍处禁用。
3. 热性病、神昏、谵语等患者禁用。

【评估】

1. 主要症状、有无感觉迟钝或障碍、既往史、女性患者是否妊娠。
2. 有无出血病史或出血倾向。
3. 对热的耐受程度。
4. 中药热熨敷部位皮肤情况。
5. 病室环境是否光线充足、安静整洁,温度适宜。

【告知】

1. 中药热熨敷的作用、简单的操作方法及操作时间。
2. 中药热熨敷前嘱患者排空二便。
3. 操作中感觉局部温度过高或出现红肿、丘疹、瘙痒、水疱等情况,应及时告知护士。
4. 操作后注意保暖,操作前后勿过饥过饱,饮食宜清淡。

【物品准备】

治疗盘、遵医嘱准备药物及器具、凡士林、棉签、纱布袋、大毛巾、纱布或纸巾,必要时备屏风、毛毯、温度计、计时器等。

【基本操作方法】

1. 核对患者基本信息、医嘱,评估患者,做好解释。

2. 备齐用物,携用物至床旁。
3. 协助患者取合理、舒适体位。
4. 遵照医嘱确定药熨部位,充分暴露药熨部位,注意保护隐私及保暖。
5. 根据医嘱,将药物加热至60~70℃,备用。
6. 先用棉签在药熨部位涂一层凡士林,将药袋放到患处或相应穴位处用力来回推熨,以患者能耐受为宜。力量要均匀,开始时用力要轻,速度可稍快,随着药袋温度的降低,力量可增大,同时速度减慢。药袋温度过低时,及时更换药袋或加温。
7. 药熨操作过程中注意观察局部皮肤的颜色情况,及时询问患者对温度的感受。
8. 操作完毕擦净局部皮肤,协助患者着衣,安排舒适体位。嘱患者避风保暖,饮温开水。

【注意事项】
1. 操作过程中应保持药袋温度,温度过低则需及时更换或加热。
2. 药熨温度适宜,一般保持50~60℃,不宜超过70℃,年老、婴幼儿及感觉障碍者,药熨温度不宜超过50℃。操作中注意保暖。
3. 药熨过程中应随时听取患者对温度的感受,观察皮肤颜色变化,一旦出现水疱或烫伤时应立即停止,并给予适当处理。
4. 如局部皮肤出现水疱,直径≤1 cm,局部表皮完整,无明显渗液时,应注意保持水疱完整性,使其自然吸收,可在3小时内进行冷疗,冷疗时间不低于20分钟;如水疱直径>1 cm,或表皮破损、渗液明显,宜用无菌针头刺破水疱,无菌剪刀修剪疱皮,保留水疱边缘皮肤,创面可涂抹抗生素软膏防止感染,定期换药,直至结痂自愈。

【中药热熨敷技术操作流程图】

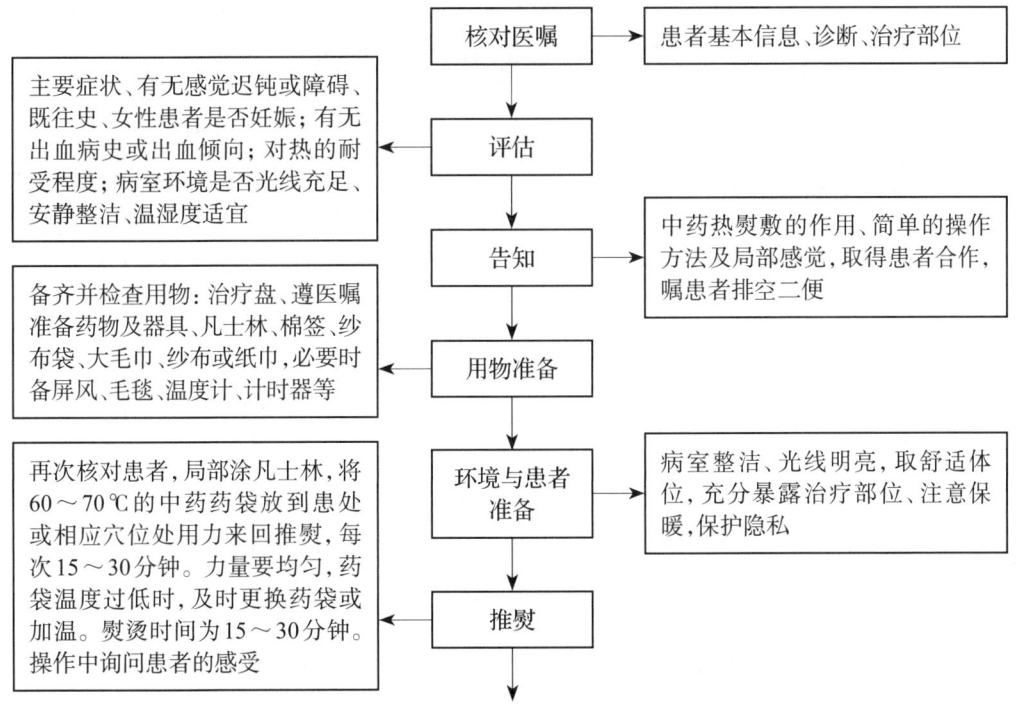

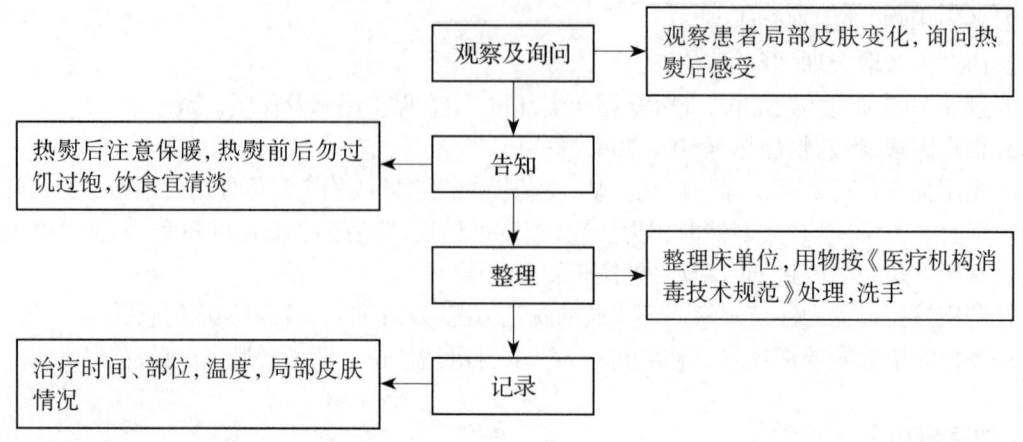

【中药热熨敷技术操作考核评分标准】

项目	分值	技术操作要求	评分等级 A	B	C	D	评分说明
仪表	2	仪表端庄	2	1	0	0	1项未完成扣1分
核对	2	核对医嘱	2	1	0	0	未核对扣2分；内容不全面扣1分
评估	6	临床症状、既往史、药物过敏史、女性患者是否妊娠	4	3	2	1	1项未完成扣1分
		热熨部位皮肤情况、对热的耐受程度	2	1	0	0	1项未完成扣1分
告知	3	解释作用、操作方法、局部感受，取得患者配合	3	2	1	0	1项未完成扣1分
用物准备	5	洗手，戴口罩	2	1	0	0	未洗手扣1分；未戴口罩扣1分
		备齐并检查用物	3	2	1	0	少备1项扣1分；未检查1项扣1分，最高扣3分
环境与患者准备	7	病室整洁、光线明亮	2	1	0	0	未进行环境准备扣2分；环境准备不全扣1分
		协助患者取舒适体位	2	1	0	0	未进行体位摆放扣2分；体位不舒适扣1分
		暴露药熨部位，用垫巾保护衣物，注意保暖，保护隐私	3	2	1	0	未充分暴露药熨部位扣1分；未保暖扣1分；未保护隐私扣1分
操作过程	53	核对医嘱	2	1	0	0	未核对扣2分；内容不全面扣1分
		确定药熨部位	4	2	0	0	未确定药熨部位扣4分；穴位不准确扣2分
		将药物加热至60~70℃备用	4	0	0	0	温度不符合要求扣4分
		药熨部位涂少量润肤露	2	1	0	0	未涂抹扣2分；涂抹不均匀扣1分

续 表

项目	分值	技术操作要求	评分等级				评 分 说 明
			A	B	C	D	
操作过程	53	药熨温度应保持在50～60℃,老人、婴幼儿及感觉障碍者不宜超过50℃	2	0	0	0	温度不正确扣2分
		推熨:力量均匀,开始时用力要轻,速度可稍快,随着药袋温度的降低,力量可增大,同时速度减慢。药袋温度过低时,及时更换药袋或加温。熨烫时间15～30分钟。操作中询问患者的感受	16	12	8	4	力度过轻或过重扣4分;未及时加温扣4分;时间过短或过长扣4分;未询问患者感受扣4分
		观察局部皮肤,询问患者对温度的感受,及时调整速度、温度或停止操作,防止烫伤	12	8	4	0	未观察皮肤扣4分;未询问患者扣4分;发现异常未及时处理扣4分
		操作完毕后擦净局部皮肤,协助患者着衣,安排舒适体位,整理床单位	4	3	2	1	未清洁皮肤扣1分;未协助着衣扣1分;体位不舒适扣1分;未整理床单位扣1分
		观察患者局部皮肤	2	0	0	0	操作后未观察皮肤扣2分
		询问患者对操作的感受,告知注意事项	3	2	1	0	未询问患者感受扣1分;未告知注意事项扣2分
		洗手,再次核对	2	1	0	0	未洗手扣1分;未核对扣1分
操作后处置	6	用物按《医疗机构消毒技术规范》处理	2	1	0	0	处置方法不正确扣1分/项,最高扣2分
		洗手	2	0	0	0	未洗手扣2分
		记录	2	1	0	0	未记录扣2分;记录不完全扣1分
评价	6	流程合理、技术熟练、局部皮肤无损伤、询问患者感受	6	4	2	0	1项不合格扣2分,最高扣6分;出现烫伤扣6分
理论提问	10	中药热熨敷的适应证、禁忌证	6	3	0	0	回答不全面扣3分/题;未答出扣6分/题
		中药热熨敷的注意事项	4	2	0	0	回答不全面扣2分/题;未答出扣4分/题
		得 分					

五十八、中药热奄包技术

中药热奄包技术是将加热好的中药包置于人体患处或穴位上，借助热力使局部毛细血管扩张，使药效渗透至皮肤，达到温经通络、散寒除湿、活血行气、消肿止痛等防治疾病目的的一种操作方法。

【适应证】
1. 内科疾病：胃脘冷痛、寒性腹泻等消化系统疾病；风寒感冒、慢性支气管炎、哮喘等呼吸系统疾病；手足冰凉、肢体麻木、中风后肢体活动障碍等疾病。
2. 外科疾病：颈椎病、腰椎间盘突出症、肩周炎、风湿性/类风湿关节炎、骨性关节炎、骨质增生、滑膜炎、腱鞘炎、跌打损伤引起的局部瘀血、肿痛等。

【禁忌证】
1. 中医辨证阴虚内热、实热证者慎用。
2. 腹部包块性质不明及孕妇腹部、腰骶部禁用。
3. 身体大血管处、皮肤有破损，活动性出血或有出血倾向者禁用。
4. 麻醉未清醒者，局部感觉障碍者禁用。
5. 严重的糖尿病、截瘫、偏瘫、脊髓空洞等感觉神经功能障碍的患者禁用。

【评估】
1. 主要症状、有无感觉迟钝或障碍、既往史、女性患者是否妊娠。
2. 有无出血病史或出血倾向。
3. 对热的耐受程度。
4. 治疗部位皮肤情况。
5. 病室环境是否光线充足、安静整洁、温度适宜。

【告知】
1. 中药热奄包的作用、简单的操作方法及操作时间。
2. 治疗前嘱患者排空二便。
3. 操作中患者出现局部温热感为正常现象。
4. 治疗过程中感觉药袋温度过高或出现红肿、丘疹、瘙痒、水疱等情况，应及时告知护士。
5. 治疗后若皮肤出现微红属正常现象。治疗后注意保暖。
6. 治疗结束后，6小时内不能吹冷风，不宜用冷水洗澡，可饮温水250 mL。

【物品准备】
治疗盘、药物、布袋、治疗巾、恒温箱或其他加热设备，必要时备屏风、毛毯、计时器等。

【基本操作方法】
1. 核对患者基本信息、医嘱,评估患者,做好解释。
2. 根据医嘱,将药物倒入布袋中,放进恒温箱里加热(一般温度为50~70℃,年老、婴幼儿患者不宜超过50℃),保温加热后的药袋。
3. 备齐用物,携用物至床旁。
4. 协助患者取合理、舒适体位。
5. 遵照医嘱确定治疗部位,充分暴露治疗部位,注意保护隐私及保暖。
6. 将加热后的热奄包用毛巾包裹,敷于患处或穴位。每次热敷20~30分钟,每天1~2次。
7. 观察患者反应及局部皮肤情况,及时询问患者对温度的感受,防止烫伤。
8. 治疗完毕擦净局部皮肤,协助患者着衣。嘱患者避风保暖,饮温开水。

【注意事项】
1. 操作过程中注意保持药袋温度,温度过低需及时更换或加热。
2. 中药热奄包温度不宜过高,一般温度为50~70℃,年老、婴幼儿患者不宜超过50℃;治疗过程中保持药袋温度,冷却后应及时更换或加热。治疗时间不宜超过30分钟。
3. 治疗过程中应随时听取患者对温度的感受,观察皮肤颜色变化,一旦出现水疱或烫伤时应立即停止,并给予适当处理。
4. 中药热奄包治疗过程中要注意观察患者情况,若患者局部皮肤出现水疱或有烧灼感、头晕、心慌等不适应停止操作,并进行适当处理。
5. 如局部皮肤出现水疱,直径≤1 cm,局部表皮完整,无明显渗液时,应注意保持水疱完整性,使其自然吸收,可在3小时内进行冷疗,冷疗时间不低于20分钟;如水疱直径>1 cm,或表皮破损、渗液明显,宜用无菌针头刺破水疱,无菌剪刀修剪疱皮,保留水疱边缘皮肤,创面可涂抹抗生素软膏防止感染,定期换药,直至结痂自愈。

【中药热奄包技术操作流程图】

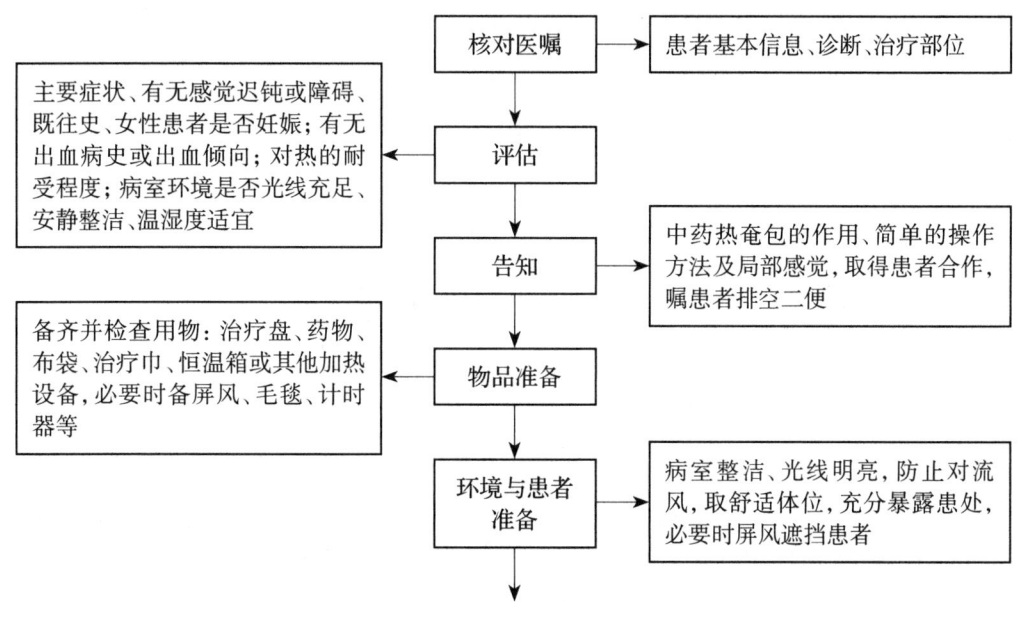

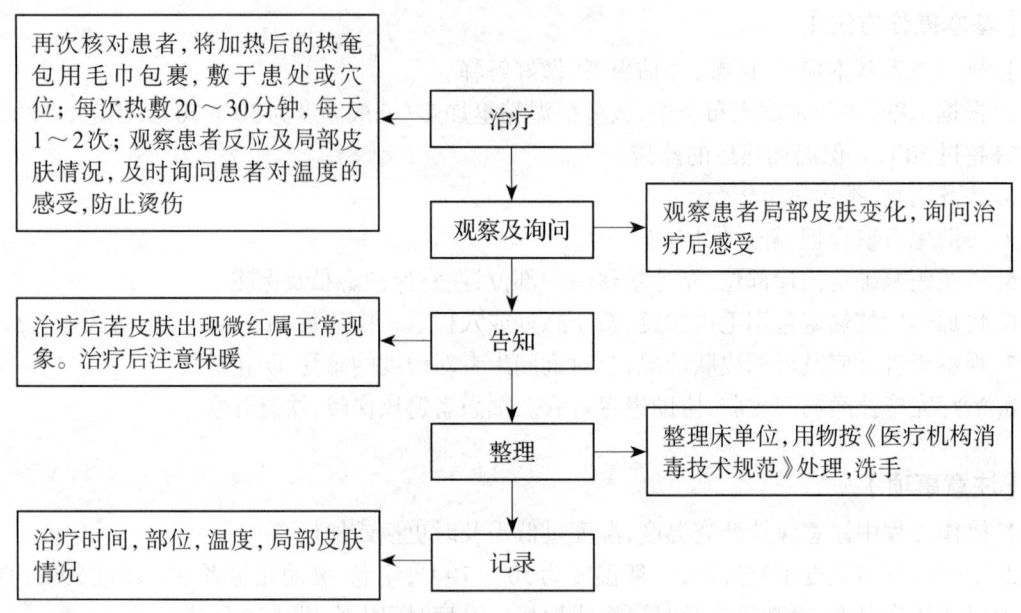

【中药热奄包技术操作考核评分标准】

项目	分值	技术操作要求	评分等级 A	B	C	D	评分说明
仪表	2	仪表端庄	2	1	0	0	1项未完成扣1分
核对	2	核对医嘱	2	1	0	0	未核对扣2分；内容不全面扣1分
评估	6	临床症状、既往史、药物过敏史、女性患者是否妊娠	4	3	2	1	1项未完成扣1分
		操作部位皮肤情况、对热的耐受程度	2	1	0	0	1项未完成扣1分
告知	4	解释作用、简单的操作方法、局部感受、操作前排空二便，取得患者配合	4	3	2	1	1项未完成扣1分
用物准备	5	洗手，戴口罩	2	1	0	0	未洗手扣1分；未戴口罩扣1分
		备齐并检查用物	3	2	1	0	少备1项扣1分；未检查1项扣1分，最高扣3分
环境与患者准备	7	病室整洁、光线明亮	2	1	0	0	未进行环境准备扣2分；环境准备不全扣1分
		协助患者取舒适体位	2	1	0	0	未进行体位摆放扣2分；体位不舒适扣1分
		暴露操作部位，用垫巾保护衣物，注意保暖，保护隐私	3	2	1	0	未保护患者衣物扣1分；未注意保暖扣1分；未保护隐私扣1分

续 表

项目	分值	技术操作要求	评分等级 A	评分等级 B	评分等级 C	评分等级 D	评 分 说 明
操作过程	52	核对医嘱	2	1	0	0	未核对扣2分；内容不全面扣1分
		确定操作部位	4	2	0	0	未确定操作部位扣4分；穴位不准确扣2分
		根据医嘱，将药物倒入布袋中，放进恒温箱里加热，保温加热后的药袋	4	0	0	0	温度不符合要求扣4分
		药熨温度应保持在50～70℃，老人、婴幼儿及感觉障碍者不宜超过50℃	2	0	0	0	温度不正确扣2分
		将加热后的热奄包用毛巾包裹，敷于患处或穴位。每次热敷20～30分钟，每天1～2次	16	12	8	4	时间过短或过长扣4分；未用毛巾包裹扣4分
		观察局部皮肤，询问患者对温度的感受，及时调整温度或停止操作，防止烫伤	14	10	6	0	未观察皮肤扣4分；未询问患者扣4分；发现异常未及时处理扣8分
		操作完毕后擦净局部皮肤，协助患者着衣，安排舒适体位，整理床单位	4	3	2	1	未清洁皮肤扣1分；未协助着衣扣1分；体位不舒适扣1分；未整理床单位扣1分
		观察患者局部皮肤，询问患者感受	4	2	0	0	未观察皮肤扣2分；未询问患者感受扣2分
		洗手，再次核对	2	1	0	0	未洗手扣1分；未核对扣1分
操作后处置	6	用物按《医疗机构消毒技术规范》处理	2	1	0	0	处置方法不正确扣1分/项，最高扣2分
		洗手	2	0	0	0	未洗手扣2分
		记录	2	1	0	0	未记录扣2分；记录不完全扣1分
评价	6	流程合理、技术熟练、局部皮肤无烫伤、询问患者感受	6	4	2	0	1项不合格扣2分，最高扣6分；出现烫伤扣6分
理论提问	10	中药热奄包的适应证、禁忌证	6	3	0	0	回答不全面扣3分/题；未答出扣6分/题
		中药热奄包的注意事项	4	2	0	0	回答不全面扣2分/题；未答出扣4分/题
		得　分					

五十九、泥疗技术

泥疗技术是利用天然矿物泥或海泥进行热敷的物理疗法,通过热疗和化学作用促进局部血液循环,消除炎症,缓解病痛,以达到治病防病的一种操作方法。

【适应证】
1. 风湿痹痛疾病:风湿性关节炎、类风湿关节炎、骨关节炎、腰椎颈椎病等。
2. 脾胃疾病:慢性胃炎、胃肠功能紊乱等。
3. 妇科疾病:痛经、月经不调等。
4. 肺部疾病:感冒咳嗽、肺气肿、慢性咳喘等。

【禁忌证】
1. 局部皮肤破损者,如湿疹、开放性疮口等禁用。
2. 有出血性倾向者,如血小板减少等禁用。
3. 腹腔有器质性病变,如肿瘤、出血、穿孔、结核等禁用。
4. 妇女妊娠期及月经期、小儿禁用。
5. 中药过敏者禁用。
6. 身体极度虚弱、过度饥饿或饭后30分钟以内禁用。
7. 糖尿病伴有周围神经病变,以及周围神经炎等感觉能力下降的患者慎用。

【评估】
1. 主要症状、有无感觉迟钝或障碍、药物过敏史、患者体质、既往史及女性患者是否妊娠等。
2. 泥疗部位皮肤情况。
3. 对热疗的耐受程度。
4. 病室环境是否光线充足、安静整洁,温湿度适宜。

【告知】
1. 泥疗的目的,简单的操作方法及操作时间。
2. 操作前排空二便。
3. 操作治疗时间15～30分钟。
4. 操作中患者不要随意改变体位,避免药泥滑落。
5. 操作中有专人负责,询问患者感受,密切观察患者皮肤情况,以免烫伤。
6. 操作后如出现痛、痒、胀等不适,应及时告知护士,勿擅自触碰或抓挠局部皮肤。
7. 操作后可能出现药物颜色、油渍等污染衣物的情况。
8. 操作后可致皮肤着色,数日后可自行消退。

【物品准备】
微波炉、药泥、保鲜膜、治疗巾、压舌板、测温仪、记录单,必要时备屏风、计时器。

【基本操作方法】

1. 核对患者基本信息、医嘱,评估患者,做好解释。
2. 备齐用物,携用物至床旁。
3. 协助患者取合理、舒适体位。
4. 遵照医嘱确定泥疗部位,充分暴露泥疗部位,注意保护隐私及保暖。
5. 泥灸需放入微波炉内加热3～5分钟,直到达到稀化状态,取出后均匀搅拌。
6. 平铺于治疗盘内一次性保鲜膜上,用测温仪测温,待温度下降至40～45℃后备用。
7. 清洁局部皮肤。
8. 将药泥敷于患处,局部治疗时间一般20～30分钟,使患者局部皮肤出现潮红,有温热感而无灼痛为宜,或以患者能耐受为度。
9. 询问患者有无不适,观察皮肤情况。
10. 治疗结束,取下药泥,评估并清洁患者皮肤。
11. 操作完毕,协助患者着衣,安排舒适体位,整理床单位。

【注意事项】

1. 操作者修剪指甲,避免损伤皮肤。
2. 药泥温度不宜过高,不超过40～45℃,应避免烫伤。
3. 操作过程中,密切观察患者有无不适及皮肤红疹、瘙痒等,若有不适,立即停止操作,并对症处理。
4. 治疗后应避风寒,注意保暖。

【泥疗技术操作流程图】

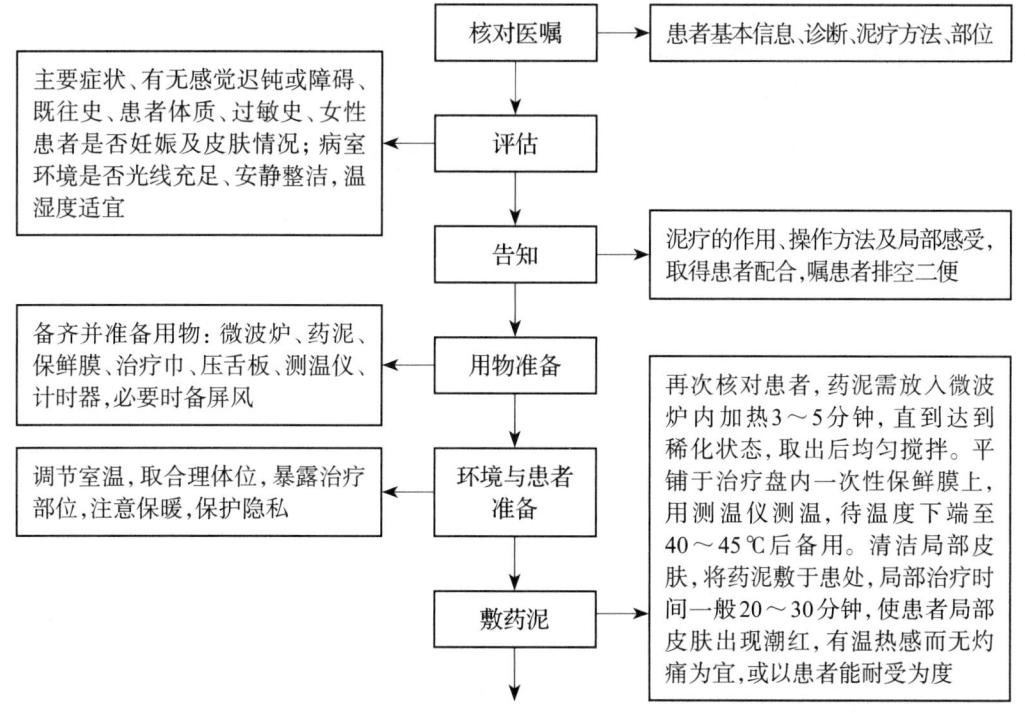

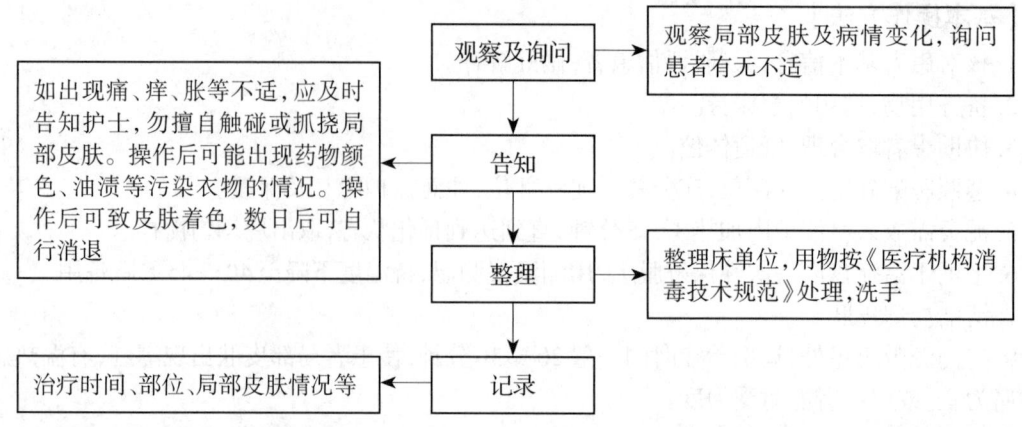

【泥疗技术操作考核评分标准】

项目	分值	技术操作要求	评分等级 A	B	C	D	评 分 说 明
仪表	2	仪表端庄	2	1	0	0	1项未完成扣1分
核对	2	核对医嘱	2	1	0	0	未核对扣2分；内容不全面扣1分
评估	6	主要症状、有无感觉迟钝或障碍、既往史、药物过敏史、体质、女性患者是否妊娠	4	3	2	1	1项未完成扣1分
		泥疗部位皮肤情况，对热疗的耐受程度	2	1	0	0	1项未完成扣1分
告知	4	解释作用、简单的操作方法、局部感受及配合要点，取得患者配合	4	3	2	1	1项未完成扣1分
用物准备	5	洗手，戴口罩	2	1	0	0	未洗手扣1分；未戴口罩扣1分
		备齐并检查用物	3	2	1	0	少备1项扣1分；未检查1项扣1分，最高扣3分
环境与患者准备	7	病室整洁、光线明亮、温度适宜	2	1	0	0	未进行环境准备扣2分；环境准备不全扣1分
		协助患者取舒适体位	2	1	0	0	未进行体位摆放扣2分；体位不舒适扣1分
		暴露患处，注意保暖、保护隐私	3	2	1	0	未充分暴露患处扣1分；未保暖扣1分；未保护隐私扣1分
操作过程	敷药 45	核对医嘱	2	1	0	0	未核对扣2分；内容不全面扣1分
		药泥需放入微波炉内加热3~5分钟，直到达到稀化状态，取出后均匀搅拌	8	4	2	0	未正确铺单扣2分/项；药泥温度不正确扣4分

续 表

项目	分值	技术操作要求	评分等级 A	B	C	D	评分说明
操作过程	敷药 45	平铺于治疗盘内一次性保鲜膜上,用测温仪测温,待温度下端至40~45℃后备用	12	10	8	6	未再次核对扣2分;涂抹方法不准确扣4分;未用保鲜膜包裹扣4分,最高扣12分
		清洁局部皮肤,将药泥敷于患处,局部治疗时间一般20~30分钟,使患者局部皮肤出现潮红,有温热感而无灼痛为宜,或以患者能耐受为度	5	3	2	0	敷料选择不适当扣3分;未妥善固定扣2分;时间不正确扣2分
		告知相关注意事项,酌情开窗通风	6	4	2	0	未告知扣6分;少告知1项扣2分;未酌情开窗通风扣2分
		观察局部皮肤情况,询问患者感受	6	4	2	0	未观察皮肤情况扣4分;未询问患者感受扣2分
		协助患者取舒适体位,整理床单位	4	2	0	0	未安置体位扣2分;未整理床单位扣2分
		洗手,再次核对	2	1	0	0	未洗手扣1分;未核对扣1分
	去除敷药 7	去除敷料及药物,清洁局部皮肤	1	0	0	0	未清洁扣1分
		观察皮肤情况,整理床单位	4	2	0	0	未观察扣2分;未整理床单位扣2分
		洗手,再次核对	2	1	0	0	未洗手扣1分;未核对扣1分
操作后处置	6	用物按《医疗机构消毒技术规范》处理	2	1	0	0	处置方法不正确扣1分/项,最高扣2分
		洗手	2	0	0	0	未洗手扣2分
		记录	2	1	0	0	未记录扣2分;记录不完扣1分
评价	6	流程合理、技术熟练、局部皮肤无损伤、询问患者感受	6	4	2	0	1项不合格扣2分,最高扣6分
理论提问	10	泥疗技术的适应证、禁忌证	6	3	0	0	回答不全面扣3分/题;未答出6分/题
		泥疗技术的注意事项	4	2	0	0	回答不全面扣2分/题;未答出4分/题
得 分							

六十、中药封包技术

中药封包技术是将相关药物均匀涂擦于患处或相应的穴位上,然后用不透水薄膜或其他材料对涂药处进行封闭式包裹,以增强药物的透皮吸收,达到清热凉血、活血消肿、软化皮损、润泽肌肤等功效的一种操作方法。

【适应证】

1. 皮肤疾病:适用于斑块银屑病、慢性湿疹、结节性痒疹、疥疮结节、淀粉样病变等肥厚性皮肤疾病及甲癣、足癣、跖疣。
2. 外科疾病:颈椎病、腰椎间盘突出症、肩周炎、风湿性/类风湿关节炎、骨性关节炎、骨质增生、滑膜炎、腱鞘炎等。

【禁忌证】

1. 妊娠期、哺乳期女性禁用。
2. 有过敏性皮肤病或其他严重的泛发性皮肤病患者;伴有糜烂、渗液的急性炎症期的皮疹禁用。
3. 对不透水薄膜过敏者禁用。

【评估】

1. 主要症状、有无感觉迟钝或障碍、既往史、药物过敏史,女性患者是否妊娠及月经期。
2. 封包部位局部皮肤情况。
3. 对热的耐受度。
4. 病室环境是否光线充足、安静整洁,温度适宜。

【告知】

1. 中药封包技术的作用、简单的操作方法及操作时间。
2. 操作前排空二便。
3. 操作封包时间以2小时为宜。
4. 操作后局部封包后可能出现皮肤着色,属正常现象,数日后可自行消退。药物颜色、赋形剂等可能造成污染衣物的情况。
5. 操作后如出现原有症状加重或局部红斑、灼热、疼痛等不适,或封包处松动、脱落,应及时告知。

【物品准备】

治疗盘、已调配的药物、棉签、不透水薄膜、计时器,必要时备屏风、浴巾。

【基本操作方法】

1. 核对患者基本信息、医嘱,评估患者,做好解释。

2. 备齐用物,携用物至床旁。
3. 协助患者取合理、舒适体位。
4. 遵照医嘱确定封包部位,充分暴露封包部位,注意保护隐私及保暖。
5. 观察患者局部皮肤情况,根据皮损面积,用棉签将所需药物均匀地涂擦于患处,厚薄适中。
6. 用不透水薄膜或其他材料对涂药处进行封闭式包裹,松紧适宜,封包时间为2小时,随时询问患者有无瘙痒、灼热等不适感受。
7. 治疗结束取下药包后,清洁皮肤,并观察患者局部皮肤情况。
8. 操作完毕,协助患者穿衣,安排舒适体位,整理床单位。

【注意事项】

1. 操作过程中患者若出现头晕、局部皮肤灼热、疼痛等不适,应立即停止用药,清洁皮肤并报告医生,积极配合处理。
2. 封包后若出现原有症状加重或局部灼热、疼痛不适,应及时告知。

【中药封包技术操作流程图】

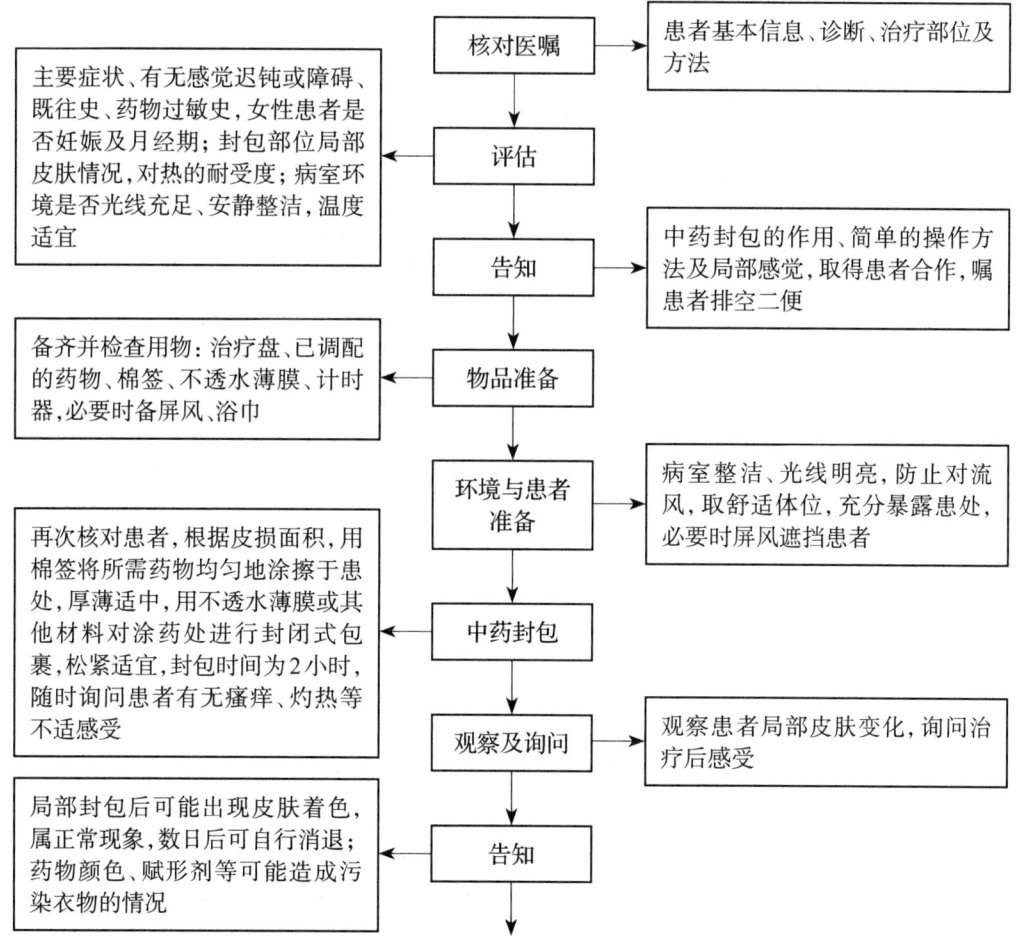

第六章 敷熨熏浴类

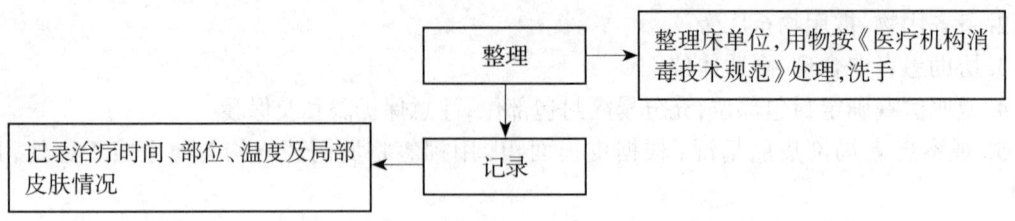

【中药封包技术操作考核评分标准】

项目	分值	技术操作要求	评分等级 A	B	C	D	评 分 说 明
仪表	2	仪表端庄	2	0	0	0	仪表不端庄扣2分
核对	2	核对医嘱	2	1	0	0	未核对扣2分；内容不全面扣1分
评估	6	临床症状、有无感觉迟钝或障碍、既往史、药物过敏史、女性患者是否妊娠及月经期	4	3	2	1	1项未完成扣1分
		操作部位皮肤情况、对热的耐受程度	2	1	0	0	1项未完成扣1分
告知	4	解释作用、简单的操作方法、局部感受、操作前排空二便，取得患者配合	4	3	2	1	1项未完成扣1分
用物准备	5	洗手，戴口罩	2	1	0	0	未洗手扣1分；未戴口罩扣1分
		备齐并检查用物	3	2	1	0	少备1项扣1分，未检查1项扣1分，最高扣3分
环境与患者准备	7	病室整洁、光线明亮	2	1	0	0	未进行环境准备扣2分；环境准备不全扣1分
		协助患者取舒适体位	2	1	0	0	未进行体位摆放扣2分；体位不舒适扣1分
		暴露操作部位，用垫巾保护衣物，注意保暖，保护隐私	3	2	1	0	未保护患者衣物扣1分；未注意保暖1分；未保护隐私扣1分
操作过程	52	核对医嘱	2	1	0	0	未核对扣2分；内容不全面扣1分
		观察患者局部皮肤情况，确定操作部位	4	2	0	0	未确定操作部位扣4分；穴位不准确扣2分
		根据皮损面积，用棉签将所需药物均匀地涂擦于患处，厚薄适中	10	5	0	0	药物未均匀扣5分；厚度不适宜扣5分
		用不透水薄膜或其他材料对涂药处进行封闭式包裹，松紧适宜，封包时间为2小时	10	5	3	0	封闭式包裹不正确扣5分；松紧不适宜扣3分；封包时间不正确扣5分
		随时询问患者有无瘙痒、灼热等不适感受	4	0	0	0	未随时询问患者感受扣4分

续 表

项目	分值	技术操作要求	评分等级 A	B	C	D	评 分 说 明
操作过程	52	观察局部皮肤,及时调整温度或停止操作,防止烫伤	12	8	4	0	未观察皮肤扣4分;发现异常未及时处理扣8分
		操作完毕后擦净局部皮肤,协助患者着衣,安排舒适体位,整理床单位	4	3	2	1	未清洁皮肤扣1分;未协助着衣扣1分;体位不舒适扣1分;未整理床单位扣1分
		观察患者局部皮肤,询问患者感受	4	2	0	0	未观察皮肤扣2分;未询问患者感受扣2分
		洗手,再次核对	2	1	0	0	未洗手扣1分;未核对扣1分
操作后处置	6	用物按《医疗机构消毒技术规范》处理	2	1	0	0	处置方法不正确扣1分/项,最高扣2分
		洗手	2	0	0	0	未洗手扣2分
		记录	2	1	0	0	未记录扣2分;记录不完全扣1分
评价	6	流程合理、技术熟练、局部皮肤无烫伤、询问患者感受	6	4	2	0	1项不合格扣2分,最高扣6分;出现烫伤扣6分
理论提问	10	中药封包技术的适应证、禁忌证	6	3	0	0	回答不全面扣3分/题;未答出扣6分/题
		中药封包技术的注意事项	4	2	0	0	回答不全面扣2分/题;未答出扣4分/题
		得 分					

第七章
其他类

六十一、中药离子导入技术

中药离子导入是利用直流电将药物离子通过皮肤或穴位导入人体,作用于病灶,达到活血化瘀、软坚散结、抗炎镇痛等作用的一种操作方法。

【适应证】

1. 内科系疾病:神经炎、神经痛、风寒湿痹、糖尿病、肾病等。
2. 外科系疾病:关节肿痛、骨质增生、乳腺炎等。
3. 皮肤科疾病:带状疱疹。

【禁忌证】

1. 受损及炎症皮肤、皮肤过敏者慎用。
2. 治疗部位有金属异物者、带有心脏起搏器者慎用。
3. 女性患者是否妊娠、心脏病患者禁用。
4. 有传染病及严重心、肝、肾、造血系统等原发疾病者禁用。

【评估】

1. 主要症状、有无感觉迟钝或障碍、既往史、女性患者是否妊娠。
2. 感知觉及局部皮肤情况。
3. 病室环境是否光线充足、安静整洁,温度适宜。

【告知】

1. 中药离子导入的作用、简单的操作方法及操作时间。
2. 操作前嘱患者排空二便。
3. 治疗时间一般为20～30分钟。
4. 治疗期间会产生正常的针刺感和蚁走感属正常现象,若局部有烧灼或针刺感不能耐受时,立即通知护士。
5. 中药可致着色,数日后可自行消退。

六十一、中药离子导入技术

【物品准备】

中药制剂、中药离子导入治疗仪、治疗盘、镊子、棉衬套（垫片）2个、绷带或松紧搭扣、隔水布、小毛巾、水温计，必要时备听诊器、沙袋、计时器。

【基本操作方法】

1. 核对患者基本信息、医嘱，评估患者，做好解释。
2. 备齐用物，携用物至床旁。
3. 协助患者取合理、舒适体位。
4. 遵照医嘱确定中药离子导入部位，充分暴露操作部位，注意保护隐私及保暖。
5. 打开电源开关，将2块棉衬套（垫片）浸入38～42℃的中药液后取出，拧至不滴水为宜，将电极板放入衬套内，平置于治疗部位，2个电极板相距2～4cm，外用隔水布覆盖，绷带或松紧搭扣固定，必要时使用沙袋，启动输出，调节电流强度，至患者耐受为宜。具体操作参照仪器说明书进行。
6. 喘证及肺痿患者电极板放在双肺部湿啰音最明显处。
7. 治疗中询问患者感受，调节电流强度，如患者主诉疼痛，立即停止治疗。
8. 治疗结束，取下电极板，清洁局部皮肤，观察皮肤情况。
9. 操作完毕，协助患者着衣，安排舒适体位，整理床单位。

【注意事项】

1. 同一输出线的两个电极不可分别放置于两侧肢体。
2. 注意操作顺序，防止电击患者。
3. 治疗时注意遮挡保护隐私，注意保暖。
4. 治疗过程中要注意观察患者的反应和机器运行情况。
5. 治疗部位皮肤出现红疹、疼痛等，应立即停止治疗并通知医生，配合处置。
6. 如局部皮肤出现水疱，直径≤1cm，局部表皮完整，无明显渗液时，应注意保持水疱完整性，使其自然吸收，可在3小时内进行冷疗，冷疗时间不低于20分钟；如水疱直径>1cm，或表皮破损、渗液明显，宜用无菌针头刺破水疱，无菌剪刀修剪疱皮，保留水疱边缘皮肤，创面可涂抹抗生素软膏防止感染，定期换药，直至结痂自愈。

【中药离子导入技术操作流程图】

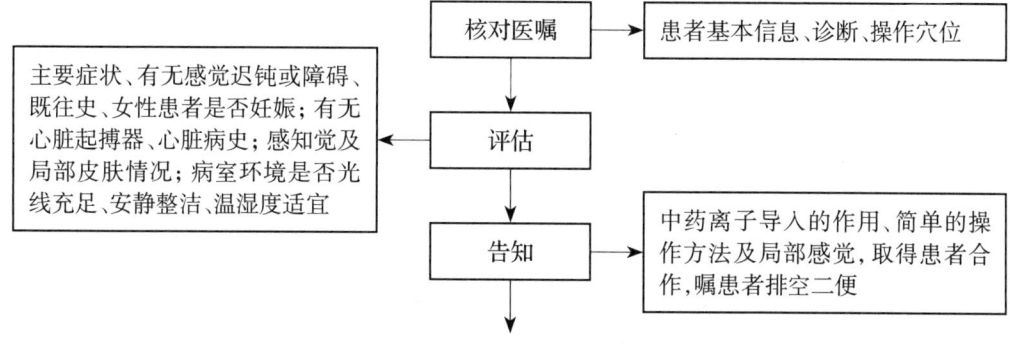

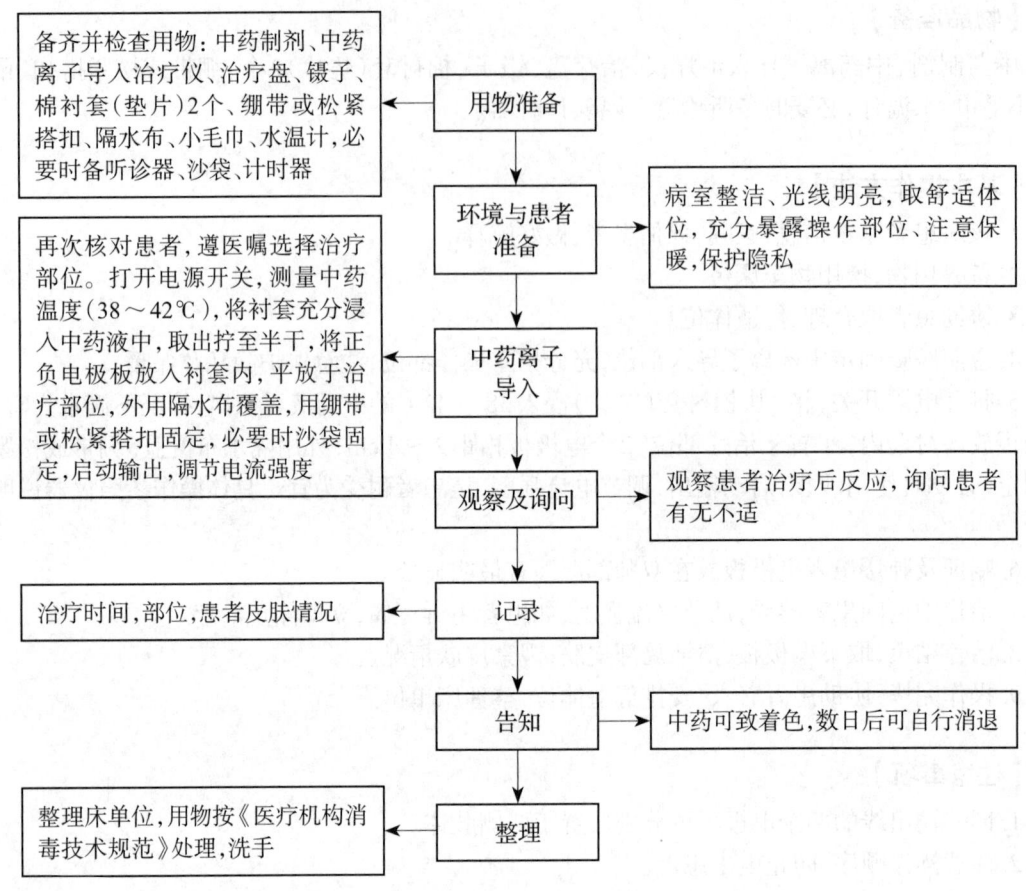

【中药离子导入技术操作考核评分标准】

项目	分值	技术操作要求	评分等级 A	B	C	D	评 分 说 明
仪表	2	仪表端庄	2	1	0	0	1项未完成扣1分
核对	2	核对医嘱	2	1	0	0	未核对扣2分；内容不全面扣1分
评估	6	主要症状、有无感觉迟钝或障碍、既往史、女性患者是否妊娠	4	3	2	1	1项未完成扣1分
		感知觉及局部皮肤情况	2	1	0	0	1项未完成扣1分
告知	3	解释作用、操作方法、局部感受，取得患者配合	3	2	1	0	1项未完成扣1分
用物准备	5	洗手、戴口罩	2	1	0	0	未洗手扣1分；未戴口罩扣1分
		备齐并检查用物	3	2	1	0	少备1项扣1分；未检查1项扣1分，最高扣3分

续 表

项目	分值	技术操作要求	评分等级 A	B	C	D	评分说明
环境与患者准备	7	病室整洁、光线明亮，避免对流风	2	1	0	0	未进行环境准备扣2分；准备不全扣1分
		协助患者取舒适体位	2	1	0	0	未进行体位摆放扣2分；体位不舒适扣1分
		暴露操作部位皮肤，注意保暖，保护隐私	3	2	1	0	未充分暴露操作部位扣1分；未保暖扣1分；未保护隐私扣1分
操作过程	53	核对医嘱	2	1	0	0	未核对扣2分；内容不全面扣1分
		确定治疗部位	4	2	0	0	未确定治疗部位扣4分；穴位不准确扣2分
		连接电源及电极输出线，检查仪器性能	4	3	2	0	未连接扣1分/项；未检查性能扣2分
		将2块棉衬套浸入中药液加热至38～42℃，取出棉衬套拧至不滴水	6	4	2	0	未测温度扣2分；温度不准确扣2分；衬套过干或过湿扣2分
		将正负电极板正确放入衬套内，平置于治疗部位，覆盖隔水布，用绷带或松紧搭扣固定	8	6	4	2	电极板放置错误扣8分；电极板裸露扣4分；衬套及隔水布不平整扣2分；固定不牢固扣2分
		启动输出，从低到高缓慢调节电流强度，询问患者感受至耐受为宜	10	5	0	0	未缓慢调节电流强度扣5分；未询问患者感受扣5分
		观察仪器运行情况，随时询问患者感受，及时调节电流强度，保暖	5	3	1	0	未观察扣2分；未询问感受扣2分；未保暖扣1分；未及时调节电流强度扣5分
		告知相关注意事项：治疗时间20～30分钟，如有不适及时通知护士	4	2	0	0	未告知扣2分/项
		取下电极板、擦干皮肤、关闭电源，协助患者取舒适体位，整理床单位	5	4	3	2	未擦干皮肤扣1分；顺序颠倒扣2分；未安置体位扣1分；未整理床单位扣1分
		观察皮肤有无红疹、烫伤、过敏	3	2	1	0	未观察扣3分；观察不全面扣1分/项
		洗手，再次核对	2	1	0	0	未洗手扣1分；未核对扣1分
操作后处置	6	用物按《医疗机构消毒技术规范》处理	2	1	0	0	处置方法不正确扣1分/项，最高扣2分
		洗手	2	0	0	0	未洗手扣2分
		记录	2	1	0	0	未记录扣2分；记录不完扣1分
评价	6	流程合理、技术熟练、局部皮肤无损伤、询问患者感受	6	4	2	0	1项不合格扣2分，最高扣6分；出现烫伤扣6分
理论提问	10	中药离子导入的适应证、禁忌证	6	3	0	0	回答不全面扣3分/题；未答出6分/题
		中药离子导入的注意事项	4	2	0	0	回答不全面扣2分/题；未答出4分/题
		得 分					

六十二、中药直肠滴入技术

中药直肠滴入技术是将中药药液从肛门滴入直肠或结肠,药液保留在肠道内,通过肠黏膜的吸收达到清热解毒、软坚散结、泄浊排毒、活血化瘀等作用的一种操作方法。

【适应证】
1. 盆腔疾病:热证所致的腹痛、泄泻、便秘、前列腺炎、泌尿系统感染、急慢性盆腔炎。
2. 肠道疾病:慢性阑尾炎、结肠炎、肠梗阻等病症。
3. 儿科疾病:小儿上呼吸道感染、小儿肺炎、小儿肠炎、支气管炎、支气管哮喘。

【禁忌证】
1. 重度水肿患者慎用。
2. 女性患者产褥期慎用。
3. 年老体弱者、女性患者是否妊娠或月经期、严重痔疮,急腹症疑有肠坏死穿孔患者、下消化道出血、肛门疾患、严重腹泻者禁用。
4. 肛门、直肠和结肠等手术或大便失禁的患者禁用。
5. 气虚、阴虚、极度衰弱、脱水者禁用。

【评估】
1. 主要症状、有无感觉迟钝或障碍、既往史、女性患者是否处于妊娠期、月经期或产褥期。
2. 患者的意识状态、心理状态、对操作的认知能力、依从性及合作程度。
3. 肛门周围皮肤情况。
4. 腹部、肛门等情况及大便的自控力。
5. 病室环境是否光线充足、安静整洁、温湿度适宜。

【告知】
1. 中药直肠滴入的作用、简单的操作方法及操作时间。
2. 操作前嘱患者排空二便。
3. 局部感觉可能有胀、满、轻微疼痛,属正常现象。
4. 治疗过程中如有腹胀或便意时可做深呼吸,以减轻不适。如有便意或不适,应及时告知护士。
5. 中药直肠滴入后一般需要抬高臀部,也可视病情而定,备好便盆。

【物品准备】
治疗盘、煎煮好的药液、一次性灌肠袋、水温计、纱布、一次性手套、垫枕、中单、石蜡油、棉签等,必要时备便盆、屏风。

【基本操作方法】

1. 核对患者基本信息、医嘱,评估患者,做好解释。
2. 备齐用物,携用物至床旁。
3. 关闭门窗,用隔帘或屏风遮挡。
4. 协助患者取左侧卧位或俯卧位,双膝屈曲(若为阿米巴痢疾则取右侧卧位,双膝屈曲),充分暴露肛门,垫中单于臀下,置垫枕以抬高臀部10 cm。
5. 将药液或药物装入灌肠装置内(药液温度控制在39～41℃),排气完成后,用石蜡油润滑灌肠管前端3～5 cm。
6. 将肛管插入肛门20～30 cm,松开调节器开关,调节滴速,缓慢滴入药液(60～80滴/分,视病情调节滴速)。
7. 滴入完毕后关闭调节器并拔除肛管,协助患者擦干肛门皮肤,用纱布轻柔擦拭肛门处,协助患者取舒适卧位,抬高臀部。
8. 药液滴注完成后嘱患者臀部适量抬高,勿过度变换体位,尽量保留1小时以上。

【注意事项】

1. 中药直肠滴入应先了解病变部位,以便掌握灌肠时的卧位和导管插入深度。做好适当的解释说明工作,防止患者精神紧张。
2. 肠道、盆腔感染患者以夜间睡眠前直肠滴入为宜,有利于药液的长时间保留吸收。
3. 导管插入肛门时不可用力过猛,以免损伤肠道。
4. 中药直肠滴入药量不宜超过200 mL。
5. 儿童及肛门松弛者,操作时应将便盆置于臀下,以免污染衣服。
6. 慢性痢疾,病变多在直肠和乙状结肠,宜采取左侧卧位,插入深度15～20 cm为宜;溃疡性结肠炎病变多在乙状结肠或降结肠,插入深度18～25 cm;阿米巴痢疾病变多在回盲部,应取右侧卧位,插入深度10～20 cm。
7. 当患者出现脉搏细速、面色苍白、出冷汗、剧烈腹痛、心慌等,应立即停止灌肠并报告医生。
8. 中药直肠滴入后需观察大便次数、颜色、质量,如有特殊臭气或挟有脓液、血液等,应留取标本。

【中药直肠滴入技术操作流程图】

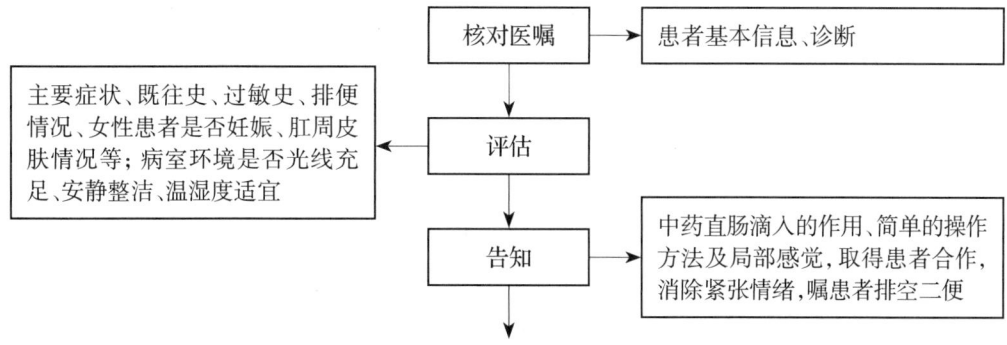

第七章 其他类

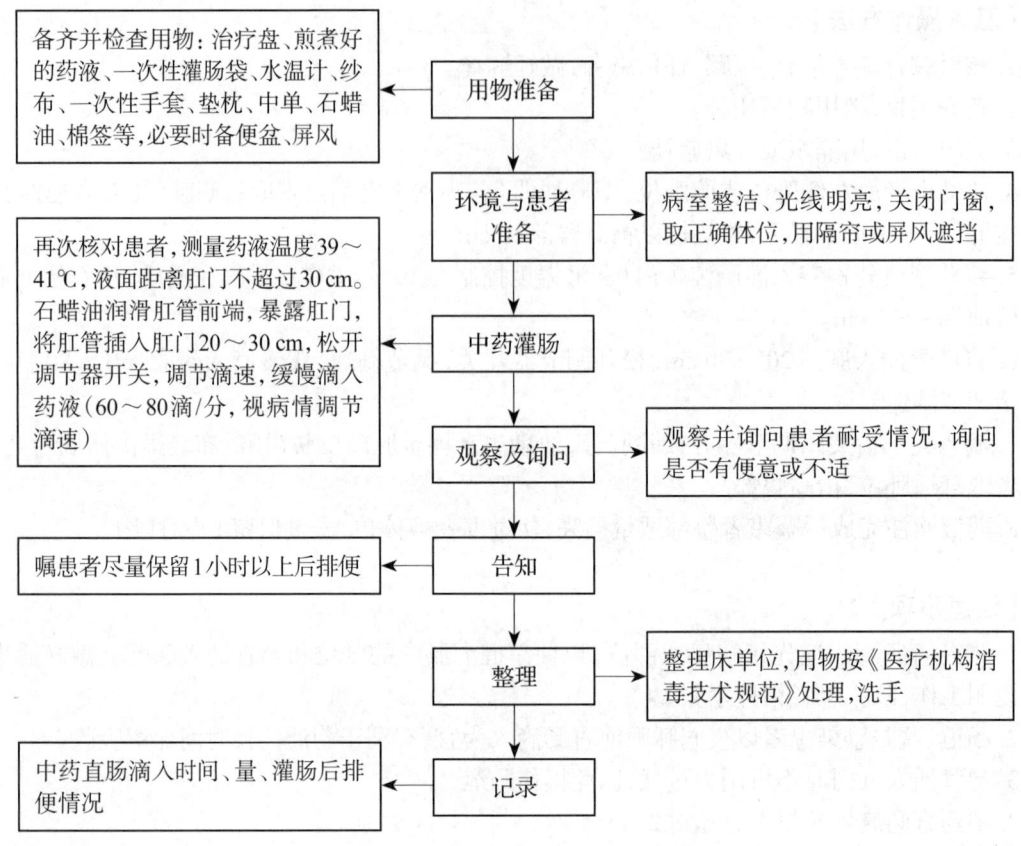

【中药直肠滴入技术操作考核评分标准】

项目	分值	技术操作要求	评分等级 A	B	C	D	评 分 说 明
仪表	2	仪表端庄	2	1	0	0	1项未完成扣1分
核对	2	核对医嘱	2	1	0	0	未核对扣2分；内容不全面扣1分
评估	7	临床症状、既往史、过敏史、女性患者是否处于妊娠期、月经期或产褥期	4	3	2	1	1项未完成扣1分
		肛周皮肤情况、排便情况及患者合作程度	3	2	1	0	1项未完成扣1分
告知	3	解释作用、操作方法、局部感受，取得患者配合	3	2	1	0	1项未完成扣1分
用物准备	5	洗手，戴口罩	2	1	0	0	未洗手扣1分；未戴口罩扣1分
		备齐并检查用物	3	2	1	0	少备1项扣1分；未检查1项扣1分，最高扣3分

六十二、中药直肠滴入技术

续 表

项目	分值	技术操作要求	评分等级 A	B	C	D	评分说明
环境与患者准备	12	病室整洁、光线明亮	2	1	0	0	未进行环境准备扣2分；环境准备不全扣1分
		嘱患者排空二便	2	0	0	0	未嘱咐扣2分
		协助患者取左侧屈膝卧位(阿米巴痢疾等特殊疾病取相应体位)	6	5	4	2	未进行体位摆放扣2分；体位不舒适扣1分；特殊疾病体位摆放错误扣4分
		充分暴露肛门，注意保暖及保护隐私	3	2	1	0	未充分暴露部位扣1分；未保暖扣1分；未保护隐私扣1分
		垫中单于臀下，垫枕以抬高臀部10 cm	3	2	1	0	未垫中单扣1分；未垫枕扣2分
操作过程	47	核对医嘱	2	1	0	0	未核对扣2分；内容不全面扣1分
		测量药液温度：39~41℃，药量不超过200 mL	6	4	2	0	温度过高或过低扣4分；药量过多或过少扣2分
		液面距肛门不超过30 cm，用石蜡油润滑肛管前端，排液	6	4	2	0	液面距肛门过高或过低扣2分；石蜡油未润滑至肛管前端扣2分；排液过多或空气未排净扣2分
		插肛管时，嘱患者深呼吸，使肛门松弛，插入20~30 cm，缓慢滴入药液(60~80滴/分，视病情调节滴速)	8	6	4	2	未与患者沟通直接插入扣2分；未嘱患者深呼吸扣2分；插入深度过浅扣2分；插入深度过深扣2分；滴注速度过快扣2分
		询问患者耐受情况，及时调节滴速，必要时终止	6	3	0	0	未询问患者耐受情况扣3分；未及时调节滴速扣3分
		药液滴完，夹紧并拔除肛管，擦干肛周皮肤，用纱布轻揉肛门	6	4	2	0	拔除肛管污染床单位扣2分；未擦干肛周皮肤扣2分；未用纱布轻揉肛门处扣2分
		协助患者取舒适体位，抬高臀部	3	2	1	0	卧位不舒适扣1分；未抬高臀部扣2分
		告知相关注意事项	6	4	2	0	未告知扣2分/项
		整理床单位，洗手，再次核对	4	3	2	1	未整理床单位扣2分；未洗手扣1分；未核对扣1分
操作后处置	6	用物按《医疗机构消毒技术规范》处理	2	1	0	0	处置方法不正确扣1分/项，最高扣2分
		洗手	2	0	0	0	未洗手扣2分
		记录	2	1	0	0	未记录扣2分；记录不全扣1分
评价	6	流程合理、技术熟练、肠道无损伤、询问患者感受	6	4	2	0	1项不合格扣2分，最高扣6分；出现肠道损伤扣6分
理论提问	10	中药直肠滴入的适应证、禁忌证	6	3	0	0	回答不全面扣3分/题；未答出扣6分/题
		中药直肠滴入的注意事项	4	2	0	0	回答不全面扣2分/题；未答出扣4分/题
		得 分					

六十三、中药灌肠技术

中药灌肠技术是将中药药液自肛门灌入直肠、结肠内,使具有清热解毒、软坚散结、泄浊排毒、活血化瘀等作用的药液保留在肠道内,用于促进排便、清洁肠道、治疗疾病的一种操作方法。

【适应证】
适用于多种常见病、多发病以及发热、各种危急重症、疑难杂病的辅助治疗。
1. 内科疾病:支气管哮喘、细菌性痢疾、卒中、便秘、急慢性肾衰竭、慢性结肠炎等。
2. 外科疾病:术后腹胀、肠痈、急性胰腺炎、胆道感染、前列腺炎和尿道感染等。
3. 妇科疾病:急慢性盆腔炎、子宫肌瘤、异位妊娠等。
4. 儿科疾病:腹泻病、功能性便秘、新生儿黄疸等。

【禁忌证】
1. 肛门、直肠、结肠术后,大便失禁者禁用。
2. 孕妇急腹症和下消化道出血的患者禁用。
3. 肛周炎患者禁用。
4. 严重脱水、电解质紊乱患者禁用。
5. 女性患者是否妊娠期、月经期、产褥期禁用。

【评估】
1. 主要症状、有无感觉迟钝或障碍、既往史、女性患者是否妊娠。
2. 体质、对温度的耐受程度。
3. 排便情况、局部皮肤情况。
4. 心理社会状况:患者对疾病的态度、认知、配合受程度。
5. 病室环境是否光线充足、安静整洁,温度适宜。

【告知】
1. 中药灌肠的作用、简单的操作方法及操作时间。
2. 操作前嘱患者排空二便。
3. 局部感觉可能有胀、满、轻微疼痛,属正常现象。
4. 治疗过程中如有腹胀或便意时可做深呼吸,以减轻不适。如有便意或不适,应及时告知护士。
5. 灌肠后一般需要抬高臀部,也可视病情而定,备好便盆。

【物品准备】
治疗盘、煎煮好的药液、一次性灌肠袋、水温计、纱布、一次性手套、垫枕、中单、石蜡油、棉签等,必要时备便盆、屏风。

【基本操作方法】

1. 核对患者基本信息、医嘱,评估患者,做好解释。
2. 备齐用物,携用物至床旁。
3. 关闭门窗,用隔帘或屏风遮挡。
4. 协助患者取左侧屈膝卧位(必要时根据病情选择右侧屈膝卧位),充分暴露肛门,垫中单于臀下,置垫枕以抬高臀部10 cm。
5. 测量药液温度(39~41℃),液面距离肛门不超过30 cm,排液,戴手套,用石蜡油润滑肛管前端。
6. 插肛管时,可嘱患者张口呼吸以使肛门松弛,便于肛管顺利插入。若患者因肛门括约肌紧张不易插入时,可用指腹按摩肛周,待放松后再插入。
7. 插入10~15 cm缓慢滴入药液(滴入的速度视病情而定),滴注时间15~20分钟。滴入过程中随时观察询问患者耐受情况,如有不适或便意,及时调节滴入速度,必要时终止滴入。
8. 药液滴完,夹紧并拔除肛管,协助患者擦干肛门皮肤,用纱布轻柔擦肛门处,协助患者取舒适卧位,抬高臀部。
9. 灌肠后嘱患者臀部适量抬高,勿过度变换体位,尽量保留20~30分钟再排便。

【注意事项】

1. 中药灌肠前应先了解病变部位,以便掌握灌肠时的卧位和导管插入深度。做好适当的解释说明工作,防止患者精神紧张。
2. 导管插入肛门时不可用力过猛,以免损伤肠道。
3. 中药灌肠药量不宜超过200 mL。
4. 儿童及肛门松弛者,操作时应将便盆置于臀下,以免污染衣服。
5. 慢性痢疾,病变多在直肠和乙状结肠,宜采取左侧卧位,插入深度15~20 cm为宜;溃疡性结肠炎病变多在乙状结肠或降结肠,插入深度18~25 cm;阿米巴痢疾病变多在回盲部,应取右侧卧位,插入深度10~20 cm。
6. 当患者出现脉搏细速、面色苍白、出冷汗、剧烈腹痛、心慌等,应立即停止灌肠并报告医生。
7. 中药灌肠后需观察大便次数、颜色、质量,如有特殊臭气或挟有脓液、血液等,应留取标本。

【中药灌肠技术操作流程图】

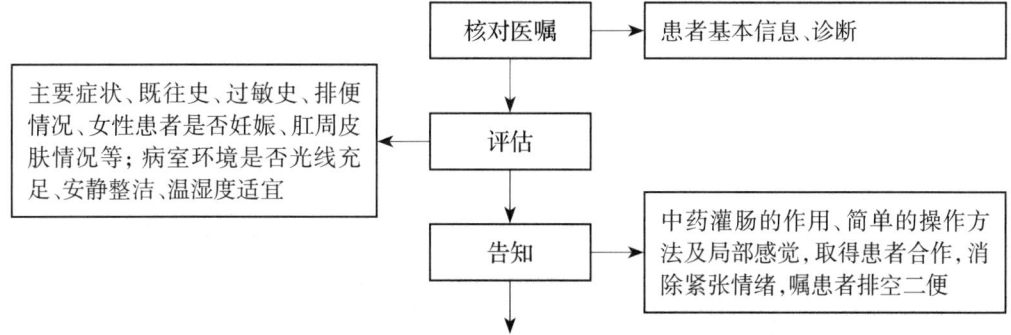

第七章 其他类

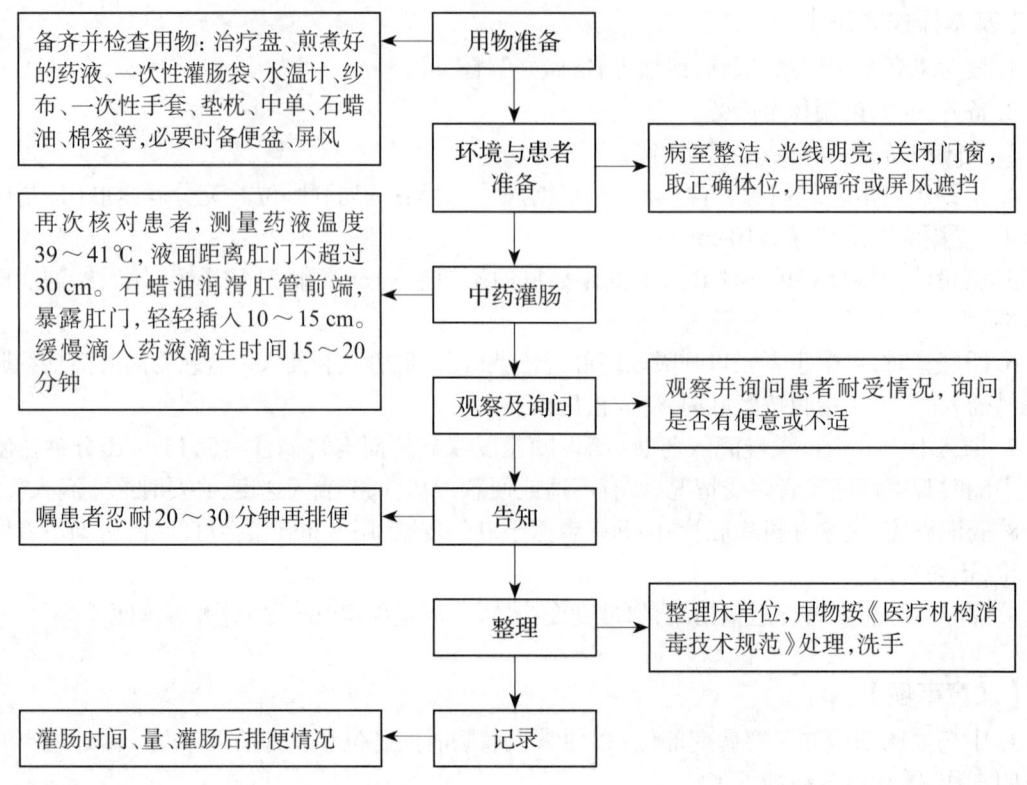

【中药灌肠技术操作考核评分标准】

项目	分值	技术操作要求	评分等级 A	B	C	D	评分说明
仪表	2	仪表端庄	2	1	0	0	1项未完成扣1分
核对	2	核对医嘱	2	1	0	0	未核对扣2分；内容不全面扣1分
评估	7	临床症状、既往史、过敏史、女性患者是否妊娠	4	3	2	1	1项未完成扣1分
		肛周皮肤情况、排便情况及患者合作程度	3	2	1	0	1项未完成扣1分
告知	3	解释作用、操作方法、局部感受，取得患者配合	3	2	1	0	1项未完成扣1分
用物准备	5	洗手，戴口罩	2	1	0	0	未洗手扣1分；未戴口罩扣1分
		备齐并检查用物	3	2	1	0	少备1项扣1分；未检查1项扣1分，最高扣3分
环境与患者准备	12	病室整洁、光线明亮	2	1	0	0	未进行环境准备扣2分；环境准备不全扣1分
		嘱患者排空二便	2	0	0	0	未嘱咐扣2分
		协助患者取左侧屈膝卧位（阿米巴痢疾等特殊疾病取相应体位）	6	5	4	2	未进行体位摆放扣2分；体位不舒适扣1分；特殊疾病体位摆放错误扣4分

续 表

项目	分值	技术操作要求	评分等级 A	评分等级 B	评分等级 C	评分等级 D	评 分 说 明
环境与患者准备	12	充分暴露肛门,注意保暖及保护隐私	3	2	1	0	未充分暴露部位扣1分;未保暖扣1分;未保护隐私扣1分
		垫中单于臀下,垫枕以抬高臀部10 cm	3	2	1	0	未垫中单扣1分;未垫枕扣2分
操作过程	47	核对医嘱	2	1	0	0	未核对扣2分;内容不全面扣1分
		测量药液温度:39~41℃,药量不超过200 mL	6	4	2	0	温度过高或过低扣4分;药量过多或过少扣2分
		液面距肛门不超过30 cm,用石蜡油润滑肛管前端,排液	6	4	2	0	液面距肛门过高或过低扣2分;石蜡油未润滑至肛管前端扣2分;排液过多或空气未排净扣2分
		插肛管时,嘱患者深呼吸,使肛门松弛,插入10~15 cm,缓慢滴入药液,滴注时间15~20分钟	8	6	4	2	未与患者沟通直接插入扣2分;未嘱患者深呼吸扣2分;插入深度<10 cm扣2分;插入深度>15 cm扣2分;滴注速度过快扣2分
		询问患者耐受情况,及时调节滴速,必要时终止	6	3	0	0	未询问患者耐受情况扣3分;未及时调节滴速扣3分
		药液滴完,夹紧并拔除肛管,擦干肛周皮肤,用纱布轻揉肛门	6	4	2	0	拔除肛管污染床单位扣2分;未擦干肛周皮肤扣2分;未用纱布轻揉肛门处扣2分
		协助患者取舒适体位,抬高臀部	3	2	1	0	卧位不舒适扣1分;未抬高臀部扣2分
		告知相关注意事项	6	4	2	0	未告知扣2分/项
		整理床单位,洗手,再次核对	4	3	2	1	未整理床单位扣2分;未洗手扣1分;未核对扣1分
操作后处置	6	用物按《医疗机构消毒技术规范》处理	2	1	0	0	处置方法不正确扣1分/项,最高扣2分
		洗手	2	0	0	0	未洗手扣2分
		记录	2	1	0	0	未记录扣2分;记录不全扣1分
评价	6	流程合理、技术熟练、肠道无损伤、询问患者感受	6	4	2	0	1项不合格扣2分,最高扣6分;出现肠道损伤扣6分
理论提问	10	中药灌肠的适应证、禁忌证	6	3	0	0	回答不全面扣3分/题;未答出扣6分/题
		中药灌肠的注意事项	4	2	0	0	回答不全面扣2分/题;未答出扣4分/题
得 分							

六十四、中药口腔护理技术

中药口腔护理技术是将辨证配伍的中药制剂作用于口腔黏膜、牙龈或患处,通过中药药效成分的直接渗透及整体调理作用,达到清热解毒、消炎止痛、生肌敛疮、平衡口腔环境等防治口腔疾病目的的一种操作方法。

【适应证】

1. 口腔黏膜疾病:复发性口腔溃疡、口腔黏膜损伤、口腔干燥综合征等。
2. 牙周组织疾病:牙龈炎、牙周炎、牙髓炎急性发作等。
3. 全身性疾病伴口腔症状:代谢性疾病相关口腔问题、肿瘤治疗并发症、系统免疫性疾病口腔表现等。

【禁忌证】

免疫功能严重低下或使用免疫抑制剂者慎用。

【评估】

1. 主要症状、有无感觉迟钝或障碍、既往史、过敏史。
2. 患者的意识状态、合作程度。
3. 病室环境是否光线充足、安静整洁,温度适宜。

【告知】

中药口腔护理的作用、简单的操作方法及操作时间。

【物品准备】

中药口腔护理液、治疗盘、弯盘、棉球、血管钳、压舌板、治疗碗、水杯、吸管、棉签、液体石蜡、纱布数块、手电筒、治疗巾,必要时备开口器。

【基本操作方法】

1. 核对患者基本信息、医嘱,评估患者,做好解释。
2. 备齐用物,携用物至床旁。
3. 移枕,协助患者头偏向护士侧。
4. 用手电筒观察口腔有无出血、溃疡等现象,口唇有干裂时先予以湿润。
5. 铺治疗巾于患者颌下,弯盘置患者口角旁,协助清醒患者漱口,如有活动义齿应取下。
6. 准备干湿度适宜的中药口腔护理棉球,用血管钳夹棉球擦拭口唇,用压舌板轻轻撑开左侧颊部,用血管钳夹棉球擦拭上下齿左外侧面,由内向外纵向擦拭至门齿,同法擦洗右外侧面,协助患者张口,纵向擦拭左上内侧面,横向擦拭左上咬合面,纵向擦拭左下内侧面,横向擦拭左下咬合面,"之"字擦拭左侧面颊部,同法擦拭右侧。"之"字擦拭硬腭部及舌面。
7. 擦洗完毕,协助清醒患者漱口,擦净口周,撤去弯盘、治疗巾。

8. 移枕,用手电筒检查口腔黏膜完整情况,口唇干燥者可涂石蜡油。
9. 整理用物,协助患者取舒适体位。

【注意事项】

1. 操作动作应当轻柔,避免血管钳端碰到牙齿,损伤黏膜及牙龈,对凝血功能差的患者应当特别注意。
2. 对于昏迷患者,应当注意棉球干湿度,禁止漱口。
3. 使用开口器时,应从臼齿处放入。
4. 擦洗时须用止血钳夹紧棉球,每次一个,防止棉球遗留在口腔内。护士操作前后应当清点棉球数量。
5. 如患者有活动性的假牙,应先取下再进行操作。

【中药口腔护理技术操作流程图】

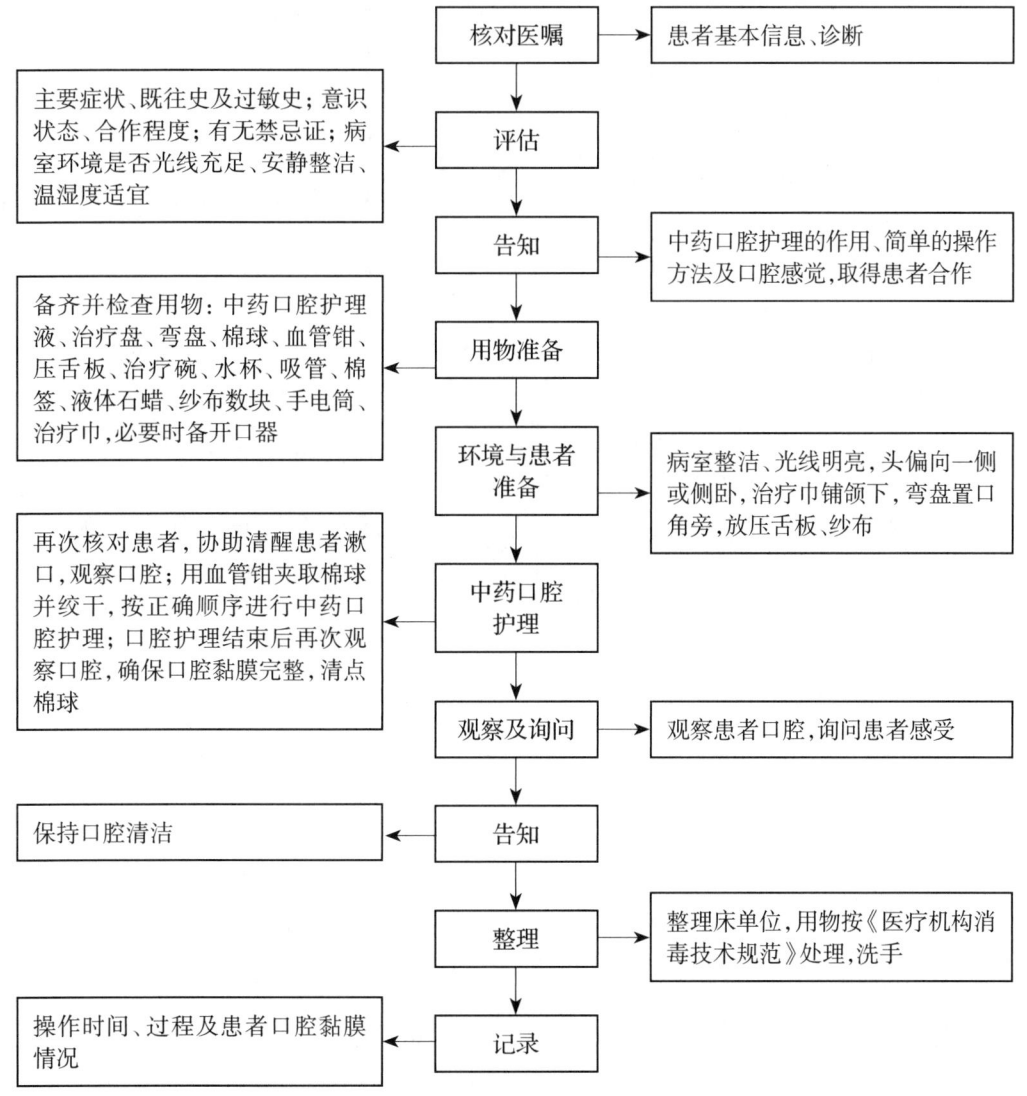

第七章 其他类

【中药口腔护理技术操作考核评分标准】

项目	分值	技术操作要求	评分等级 A	B	C	D	评分说明
仪表	2	仪表端庄	2	1	0	0	1项未完成扣1分
核对	2	核对医嘱	2	1	0	0	未核对扣2分；内容不全面扣1分
评估	5	临床症状、意识状态、合作程度	3	2	1	0	1项未完成扣1分
		患者口腔及口腔黏膜情况，有无义齿	2	1	0	0	1项未完成扣1分
告知	3	解释作用、简单的操作方法、局部感受，取得患者配合	3	2	1	0	1项未完成扣1分
用物准备	6	洗手，戴口罩	2	1	0	0	未洗手扣1分；未戴口罩扣1分
		备齐并检查用物	3	2	1	0	少备1项扣1分；未检查1项扣1分，最高扣3分
环境与患者准备	6	病室整洁、光线明亮	2	1	0	0	未进行环境准备扣2分；环境准备不全扣1分
		协助患者取舒适体位，头偏向一侧或侧卧	2	1	0	0	未进行体位摆放扣2分；体位不舒适扣1分
操作过程	54	核对医嘱	2	1	0	0	未核对扣2分；内容不全面扣1分
		擦口唇、漱口，指导正确漱口方法，避免呛咳和误吸（昏迷患者禁忌漱口）	6	4	2	0	动作生硬扣2分；最高扣6分
		观察口腔（压上看下，压左看右）有无出血溃疡、霉菌等	4	2	0	0	观察不正确扣2分/项
		义齿取下，正确处理	8	4	0	0	义齿未取下扣4分；处理不正确扣4分
		夹取及绞干棉球的方法正确（弯头对准牙齿），棉球干湿度适宜，询问患者感受	10	8	6	0	夹取及绞干棉球手法不正确扣4分；棉球干湿度不适宜扣4分；未询问患者感受扣4分；最高扣10分
		擦拭顺序正确、安全稳重	6	3	0	0	顺序不正确扣3分；动作不安全稳重扣3分
		正确处理口腔疾患	4	2	0	0	不正确扣2分/处
		避免交叉感染	4	2	0	0	无菌概念不强扣4分
		擦拭后再次清点棉球	4	3	2	1	未清点扣4分；清点不正确扣2分
		整理床单位，协助患者取舒适体位	2	1	0	0	未整理床单位扣2分；未协助患者取舒适体位扣2分
		观察病情，告知注意事项	2	1	0	0	1项未完成扣1分
		洗手，再次核对	2	1	0	0	未洗手扣1分；未核对扣1分

续 表

项目	分值	技术操作要求	A	B	C	D	评分说明
操作后处置	6	用物按《医疗机构消毒技术规范》处理	2	1	0	0	处置方法不正确扣1分/项,最高扣2分
		洗手	2	0	0	0	未洗手扣2分
		记录	2	1	0	0	未记录扣2分;记录不完全扣1分
评价	6	流程合理、技术熟练、询问患者感受;口腔清洁,无臭,无垢	6	4	2	0	1项不合格扣2分,最高扣6分;出现烫伤扣6分
理论提问	10	中药口腔护理的适应证、禁忌证	6	3	0	0	回答不全面扣3分/题;未答出扣6分/题
		中药口腔护理的注意事项	4	2	0	0	回答不全面扣2分/题;未答出扣4分/题
得 分							

六十五、蜡疗技术

蜡疗技术是将加热熔解的蜡制成蜡块、蜡束等形状敷贴于患处,或将患部浸入熔解后的蜡液中,利用加热熔解的蜡作为热导体,使患处局部组织受热,从而达到活血化瘀、温通经络、祛湿除寒的一种操作方法。

【适应证】

1. 神经性疼痛:神经炎、周围性面神经麻痹、周围神经病变、神经性皮炎、皮肤硬化症、肌炎、骨髓炎等。
2. 消化道疾病:胃脘痛、腹痛、虚寒泄泻、胃肠神经症、胃炎、胆囊炎等。
3. 妇科疾病:慢性盆腔炎、不孕症等。
4. 各种损伤及劳损:挫伤、扭伤、肌肉劳损及关节病变等,如关节强直、挛缩、慢性非特异性关节炎、肩周炎、腱鞘炎、滑囊炎等。
5. 外伤或手术后遗症:瘢痕、粘连、浸润等;愈合不良的伤口或营养性溃疡等。

【禁忌证】

1. 婴幼儿禁用。
2. 局部皮肤有创面或溃疡者禁用。
3. 高热、恶性肿瘤、温热感觉障碍者、血液循环障碍者禁用。
4. 急性化脓性感染、出血性疾病、心肾衰竭、肺结核等患者禁用。

【评估】

1. 主要症状、患者体质、有无感觉迟钝或障碍、既往史及过敏史。
2. 蜡疗部位的皮肤情况。
3. 对热的耐受程度。
4. 病室环境是否光线充足、安静整洁,温度适宜。阴虚证、热证患者病室温度宜保持在16~20℃;老年人、新生儿及阳虚证、寒证患者病室温度宜保持在20~26℃,夏季避免空调直吹,冬季注意保暖。

【告知】

1. 蜡疗的作用、简单的操作方法及操作时间。
2. 蜡疗前嘱患者排空二便。
3. 蜡疗过程中不可自行变换体位,如有需要及时通知护士协助。
4. 如见敷蜡部位瘙痒、红疹、水疱等应立即通知护士停止蜡疗。
5. 蜡疗过程中温度过高或不能耐受及时通知护士,以免烫伤皮肤。
6. 蜡屑散落在地面时,应及时通知相关人员清理,避免发生跌倒。
7. 蜡疗结束后休息半小时,注意防寒保暖,及时补充水分,可饮温开水。

【物品准备】

治疗盘、备好的蜡、纱布、搪瓷盘或铝盘、塑料布、棉垫、绷带或胶布、测温装置，必要时备屏风、毛毯、小铲刀、排笔、毛巾等。

【基本操作方法】

1. 核对患者基本信息、医嘱，评估患者，做好解释。
2. 备齐用物，携用物至床旁。
3. 协助患者取合理、舒适体位。
4. 遵照医嘱确定蜡疗部位，充分暴露蜡疗部位，注意保护隐私及保暖。
5. 清洁局部皮肤，若采取手足浸蜡法，则协助患者清洗手足。
6. 根据患处情况，选择合适的蜡疗方法。
7. 观察患者局部皮肤情况，询问有无不适感。防止蜡液流出。
8. 操作结束后，协助患者清洁局部皮肤，整理衣着，安排舒适体位。

【注意事项】

1. 准确掌握蜡温，涂布均匀，不可用力挤压，待蜡充分凝固后方可敷上。
2. 蜡疗部位每次不超过3个，操作时间一般为30～60分钟。
3. 当患者皮肤发红或出现过敏现象，应立即报告医生。
4. 如局部皮肤出现水疱，直径≤1 cm，局部表皮完整，无明显渗液时，应注意保持水疱完整性，使其自然吸收，可在3小时内进行冷疗，冷疗时间不低于20分钟；如水疱直径>1 cm，或表皮破损、渗液明显，宜用无菌针头刺破水疱，无菌剪刀修剪疱皮，保留水疱边缘皮肤，创面可涂抹抗生素软膏防止感染，定期换药，直至结痂自愈。

【附：常用蜡疗方法】

1. 蜡饼法：将加热后完全熔化的蜡液倒入治疗盘中，厚度2～3 cm，冷却至初步凝结成块时（测量表面温度45～50℃），用小铲刀将蜡块取出，敷于治疗部位，外包塑料布、棉垫保温30～60分钟。

2. 刷蜡法：熔化的蜡液冷却至55～60℃时，用排笔蘸取蜡液快速、均匀地涂于治疗局部，使蜡液在皮肤表面冷却凝成一层蜡膜；如此反复涂刷，使在治疗部位形成厚度0.5～1 cm的蜡膜，外面再覆盖一块蜡饼，或者用塑料布及棉垫包裹保温。

3. 浸蜡法：常用于手足部位。熔化的蜡液冷却至55～60℃时，在手足部位先涂薄层蜡液，待冷却形成保护膜；再将手足反复迅速浸蘸蜡液，直至蜡膜厚达0.5～1 cm成为手套或袜套样；然后将手足持续浸于蜡液中，10分钟左右取下蜡膜。

4. 蜡袋法：将熔化后的蜡液装入耐热的塑料袋内，排出空气封口。使用时需采用热水浸泡加热，蜡液处于半熔化状态，以患者能耐受的温度为宜，敷于治疗部位。

第七章 其他类

【蜡疗技术操作流程图】

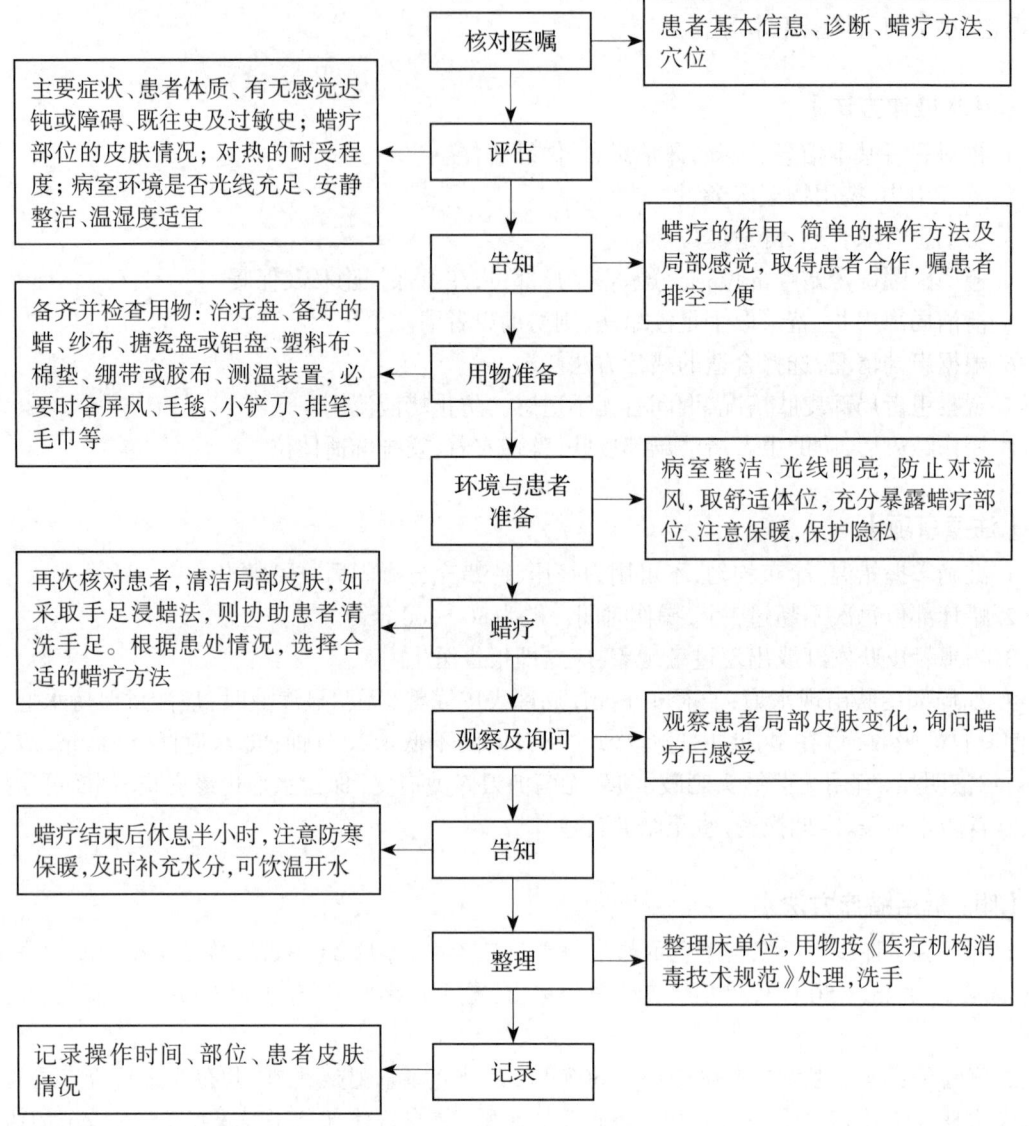

【蜡疗技术操作考核评分标准】

项目	分值	技术操作要求	评分等级				评分说明
			A	B	C	D	
仪表	2	仪表端庄	2	1	0	0	1项未完成扣1分
核对	2	核对医嘱	2	1	0	0	未核对扣2分；内容不全面扣1分
评估	6	临床症状、既往史、过敏史，女性患者是否妊娠	4	3	2	1	1项未完成扣1分

续 表

项目	分值	技术操作要求	评分等级 A	B	C	D	评 分 说 明
评估	6	蜡疗部位皮肤情况、对热的耐受程度	2	1	0	0	1项未完成扣1分
告知	3	解释作用、操作方法、局部感受,取得患者配合	3	2	1	0	1项未完成扣1分
用物准备	5	洗手,戴口罩	2	1	0	0	未洗手扣1分;未戴口罩扣1分
		备齐并检查用物	3	2	1	0	少备1项扣1分;未检查1项扣1分,最高扣3分
环境与患者准备	7	病室整洁、光线明亮,避免对流风	2	1	0	0	未进行环境准备扣2分;准备不全扣1分
		协助患者取舒适体位	2	1	0	0	未进行体位摆放扣2分;体位不舒适扣1分
		暴露蜡疗部位,注意保暖和保护隐私	3	2	1	0	未充分暴露部位扣1分;未保暖扣1分;未保护隐私扣1分
操作过程	53	核对医嘱	2	1	0	0	未核对扣2分;内容不全面扣1分
		确定蜡疗部位	2	1	0	0	未定位扣2分;定位不准扣1分
		清洁皮肤,遇体毛较多者需先备皮	2	1	0	0	未清洁皮肤扣2分;清洁不到位扣1分
		将蜡块加热5~7分钟至完全熔化,温度达到90~100℃,中途可根据蜡的熔化程度,补充加热	6	0	0	0	未按要求制作扣6分
		选择合适的蜡疗方法:蜡饼法、刷蜡法、浸蜡法、蜡袋法	6	0	0	0	选择方法不正确扣6分
		制作方法正确、大小适宜:蜡饼制成厚度为2~3cm、蜡液涂抹均匀,形成厚度0.5~1.0cm的蜡膜;制作蜡袋时防止蜡液流出	6	4	2	0	制作不规范扣2分;涂抹不规范扣2分
		温度适宜:蜡饼表面温度45~50℃、蜡液温度55~60℃;注意保温	8	4	0	0	温度不适宜扣4分;未采取保温措施扣4分
		蜡疗时间:蜡饼30~60分钟;浸蜡10分钟	6	0	0	0	时间不正确扣6分
		询问患者感受,观察局部皮肤情况,有无烫伤	6	3	0	0	未询问患者感受扣3分;未观察皮肤扣3分
		告知相关注意事项,如有不适及时通知护士	4	2	0	0	未告知扣2分/项
		治疗完毕,清洁局部皮肤,协助患者着衣,取舒适体位	3	2	1	0	未清洁皮肤扣1分;未协助着衣扣1分;未取舒适体位扣1分
		洗手,再次核对	2	1	0	0	未洗手扣1分;未核对扣1分

续 表

项目	分值	技术操作要求	评分等级 A	B	C	D	评 分 说 明
操作后处置	6	用物按《医疗机构消毒技术规范》处理	2	1	0	0	处置方法不正确扣1分/项，最高扣2分
		洗手	2	0	0	0	未洗手扣2分
		记录	2	1	0	0	未记录扣2分；记录不完全扣1分
评价	6	流程合理、技术熟练、局部皮肤无损伤、询问患者感受	6	4	2	0	1项不合格扣2分，最高扣6分；出现烫伤扣6分
理论提问	10	蜡疗的适应证、禁忌证	6	3	0	0	回答不全面扣3分/题；未答出扣6分/题
		蜡疗的注意事项以及操作手法	4	2	0	0	回答不全面扣2分/题；未答出扣4分/题
得 分							

六十六、药物滚蛋疗法技术

药物滚蛋疗法是在中医理论的指导下,将根据辨证选用的药物煎煮过的熟鸡蛋在人体特定部位循经滚动,以引出体内阴邪之气,达到诊断及治疗疾病的一种操作方法。

【适应证】

适用于风、寒、湿、瘀引起的各类病证。

1. 内科疾病:风寒感冒、风寒咳嗽、寒性腹痛、寒湿泄泻、四肢酸重麻木等。
2. 外科疾病:风湿性关节炎、急性软组织挫伤、湿疹、荨麻疹等。
3. 妇科疾病:宫寒腹痛、妇科炎症等。
4. 儿科疾病:小儿外感发热、食积腹胀等。
5. 五官科疾病:干眼症、假性近视、黑眼圈等。

【禁忌证】

1. 无绝对禁忌证,极度虚弱者慎用。
2. 开放性伤口、感染性病灶处禁用。

【评估】

1. 主要症状、既往史、过敏史。
2. 对热的耐受度,治疗部位皮肤情况。
3. 经络诊察,找出结节、结块,做好标志。
4. 病室环境是否光线充足、安静整洁,温度适宜。

【告知】

1. 药物滚蛋疗法的作用、简单的操作方法及操作时间。
2. 治疗前嘱患者排空二便。
3. 局部有灼热感等不适情况,应及时告知护士。
4. 治疗后皮肤轻微潮红为正常现象,如出现皮疹、瘙痒、水疱等不适症状应立即告知医护人员。
5. 治疗后饮温开水 100～200 mL,注意避风寒,4 小时内不洗澡。

【物品准备】

砂锅 1 个、电磁炉 1 个(或电砂锅 1 个),新鲜鸡蛋 1～2 枚,棉纱布 1～2 块,手套 1 副,测温仪 1 个,遵医嘱准备药材,必要时备屏风等。

【基本操作方法】

1. 核对患者基本信息、医嘱,评估患者,做好解释。

2. 药蛋包准备：药材放入砂锅中，武火煎煮30分钟；熟鸡蛋去壳、去蛋黄，将蛋白放入纱布内包扎好，放入煮沸的中药砂锅内加热2～3分钟，制成药蛋包。

3. 备齐用物，携用物至床旁。

4. 协助患者取合理、舒适体位。

5. 遵照医嘱确定治疗部位，充分暴露治疗部位，注意保护隐私及保暖。

6. 循经按摩：在结节、结块处手法揉按3～5分钟。

7. 循经滚蛋：戴手套取出1个药蛋包，拧至不滴水，待药蛋包表面温度降至50～60℃，持药蛋包循着经络由上往下滚蛋治疗，重点刺激经络结节、结块处及相应穴位，药蛋包转凉后放入中药汤剂中加热换另1个药蛋包继续治疗，2个药蛋包交替使用，时长15～20分钟。

8. 操作过程中询问患者感受，观察患者汗出及治疗部位皮肤情况，小儿外感发热者治疗后测量患者体温。

9. 操作完毕，清洁局部皮肤，告知注意事项，协助患者穿衣，整理床单位。

【注意事项】

1. 治疗中注意掌握药蛋包的温度，避免烫伤皮肤，汗出及时擦干。
2. 治疗所用的鸡蛋不可食用。

【药物滚蛋疗法技术操作流程图】

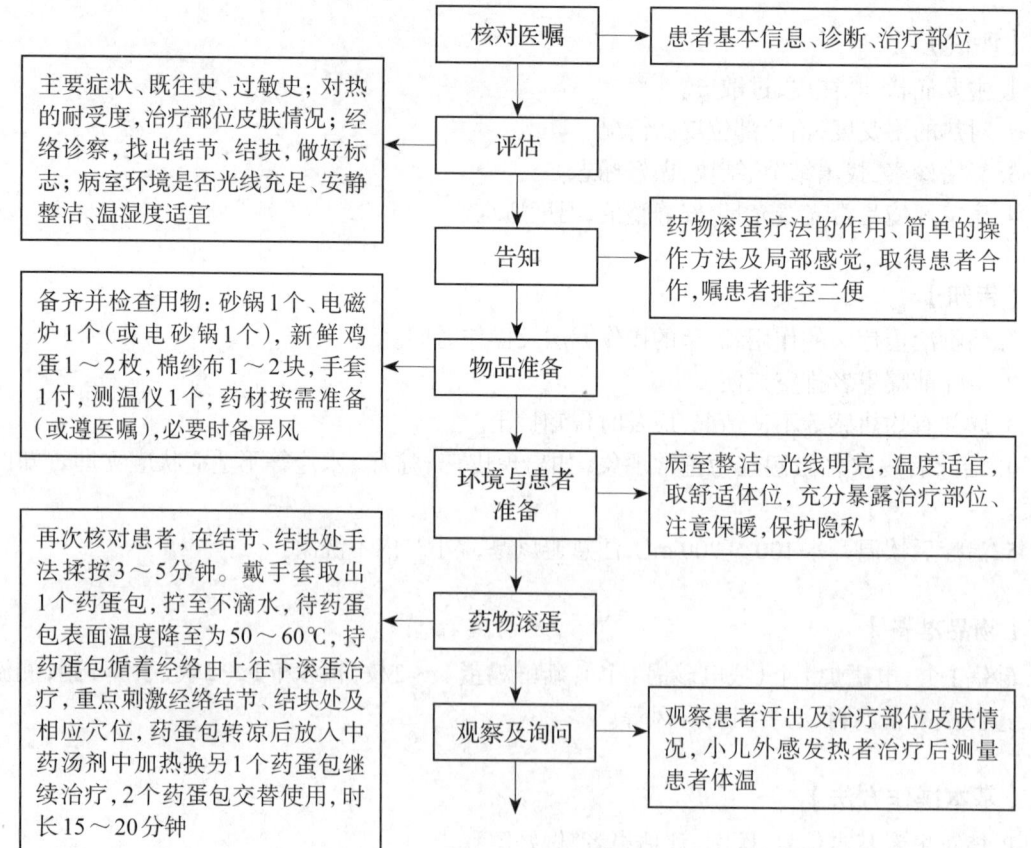

六十六、药物滚蛋疗法技术

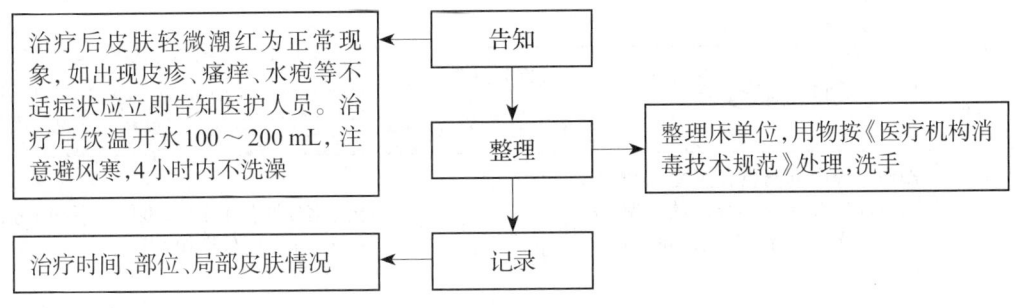

【药物滚蛋疗法技术操作考核评分标准】

项目	分值	技术操作要求	评分等级 A	B	C	D	评 分 说 明
仪表	2	仪表端庄	2	1	0	0	1项未完成扣1分
核对	2	核对医嘱	2	1	0	0	未核对扣2分；内容不全面扣1分
评估	6	临床症状、既往史、药物过敏史	4	3	2	1	1项未完成扣1分
		治疗部位皮肤情况、对热的耐受程度	2	1	0	0	1项未完成扣1分
告知	3	解释作用、操作方法、局部感受，取得患者配合	3	2	1	0	1项未完成扣1分
用物准备	5	洗手，戴口罩	2	1	0	0	未洗手扣1分；未戴口罩扣1分
		备齐并检查用物	3	2	1	0	少备1项扣1分；未检查1项扣1分，最高扣3分
环境与患者准备	7	病室整洁、光线明亮	2	1	0	0	未进行环境准备扣2分；环境准备不全扣1分
		协助患者取舒适体位	2	1	0	0	未进行体位摆放扣2分；体位不舒适扣1分
		暴露治疗部位，注意保暖，保护隐私	3	2	1	0	未暴露治疗部位扣2分；未注意保暖扣2分；未保护隐私扣2分
操作过程	53	核对医嘱	2	1	0	0	未核对扣2分；内容不全面扣1分
		确定治疗部位	4	2	0	0	未确定治疗部位扣4分；部位不准确扣2分
		循经按摩：在结节、结块处手法揉按3～5分钟	5	3	0	0	未按摩扣5分；按摩时间过短或过长扣2分
		循经滚蛋：戴手套取出1个药蛋包，拧至不滴水，待药蛋包表面温度降至50～60℃，持药蛋包循着经络由上往下滚蛋治疗，重点刺激经络结节、结块处及相应穴位，药蛋包转凉后放入中药汤剂中加热换另1个药蛋包继续治疗，2个药蛋包交替使用，时长15～20分钟	16	12	8	4	操作方法不正确扣4分/项

续表

项目	分值	技术操作要求	评分等级 A	B	C	D	评分说明
操作过程	53	操作过程中询问患者感受,观察患者汗出及治疗部位皮肤情况,小儿外感发热者治疗后测量患者体温	16	12	8	4	未观察皮肤扣4分;未询问患者扣4分;发现异常未及时处理扣4分
		操作完毕后擦净局部皮肤,协助患者着衣,整理床单位	4	3	2	1	未清洁皮肤扣1分;未协助着衣扣1分;未整理床单位扣1分
		询问患者对操作的感受,告知注意事项	4	2	0	0	未询问患者感受扣2分;未告知注意事项扣2分
		洗手,再次核对	2	1	0	0	未洗手扣1分;未核对扣1分
操作后处置	6	用物按《医疗机构消毒技术规范》处理	2	1	0	0	处置方法不正确扣1分/项,最高扣2分
		洗手	2	0	0	0	未洗手扣2分
		记录	2	1	0	0	未记录扣2分;记录不完全扣1分
评价	6	流程合理、技术熟练、局部皮肤无损伤、询问患者感受	6	4	2	0	1项不合格扣2分,最高扣6分;出现烫伤扣6分
理论提问	10	药物滚蛋的适应证、禁忌证	6	3	0	0	回答不全面扣3分/题;未答出扣6分/题
		药物滚蛋的注意事项	4	2	0	0	回答不全面扣2分/题;未答出扣4分/题
得 分							

六十七、耳咽中药吹粉技术

耳咽中药吹粉技术是指将药物研成极细药末，应用相关工具（吹药管、喷粉器），将相应的药物吹布于外耳道内或咽喉部，使药物与病变部位密切接触，达到治疗疾病的一种操作方法。

【适应证】

适用于急性化脓性中耳炎、慢性化脓性中耳炎、鼓膜炎、分泌性中耳炎；急慢性咽炎、急性扁桃体炎、口腔溃疡患者等。

【禁忌证】

1. 化脓性中耳炎耳内脓液较多者。
2. 反复发作恶心、呕吐者。

【评估】

1. 主要症状、既往史、过敏史。
2. 对疼痛的耐受程度。
3. 操作部位皮肤情况。
4. 病室环境是否光线充足、安静整洁。

【告知】

1. 耳咽中药吹粉技术的作用、简单的操作方法及操作时间。
2. 操作前嘱患者排空二便。
3. 操作过程中如出现轻微的恶心为正常现象，如出现有其他明显不适情况，及时告知护士，以免不良反应发生。
4. 操作结束后30分钟内忌抠耳，咽喉部操作结束30分钟内勿进食、漱口，以免影响药效。

【物品准备】

治疗盘、中药粉剂、取药器、喷粉器、压舌板、额镜。

【基本操作方法】

1. 核对患者基本信息、医嘱，评估患者，做好解释。
2. 备齐用物，携用物至床旁。
3. 协助患者取合理、舒适体位（坐位或半卧位）。
4. 遵照医嘱确定操作部位，充分暴露操作部位，正确佩戴额镜，调节额镜反光焦点投照于患者病变部位。
5. 患者吹粉部位（耳部、咽喉部），耳部吹药前用棉签蘸生理盐水清洁外耳道皮肤；口咽部吹药前嘱患者用淡盐水漱口，保持口腔清洁。

6.将药粉放入喷粉器,调整好喷粉器前端方向,握住喷粉器,对准病变部位进行操作。耳部:嘱患者头偏向健侧,患耳朝上,成人向上牵拉耳郭,小儿向下牵拉耳郭,充分暴露外耳道。操作者一手牵拉患耳耳郭,一手持喷粉器对准耳道喷入药粉。咽喉部:嘱患者张口,发"啊"的声音,屏气,操作者一手持压舌板压住舌前2/3处,勿压舌根部以免恶心,暴露吹粉部位,一手握喷粉器,对准病变部位喷入药粉。

7.操作中询问患者有无恶心、呛咳、堵塞耳道等不适,观察吹粉部位和患者反应。

8.协助患者整理衣物,安置舒适体位,整理床单位。

9.整理用物,洗手,记录。

【注意事项】

1.使用药物粉剂须制成极细药粉,且易溶解;每次用量不宜过多,吹入薄薄一层药粉即可。

2.耳内吹药前必须预先将耳内脓液清除干净,或每次用药前均需清除上次吹入的残留药物,以免积留结块而影响疗效;成人耳内吹药轻轻向上牵拉耳郭,小儿向下牵拉耳郭,以充分暴露外耳道,便于操作。

3.咽喉部吹药时,患者应避免吸气,以免将粉末吸入气管内引发呛咳;压舌板压于舌体时勿压舌根部,喷粉器头端勿触及咽后壁,以免引起患者恶心、呕吐;吹粉后,嘱其闭合口腔,半小时内忌进食或漱口。

4.操作时动作应迅速、轻柔、准确,吹粉部位在耳部的患者,喷粉器放于外耳道口,以免戳破鼓膜;遇咽喉神经敏感患者,掌握好吹粉量,以免引发恶心、呕吐。

5.使用后的器具须经高温消毒灭菌或者使用一次性吹粉器具,避免交叉感染。

6.上呼吸道感染咳嗽者及精神异常无法配合者慎用该技术。

【耳咽中药吹粉技术操作流程图】

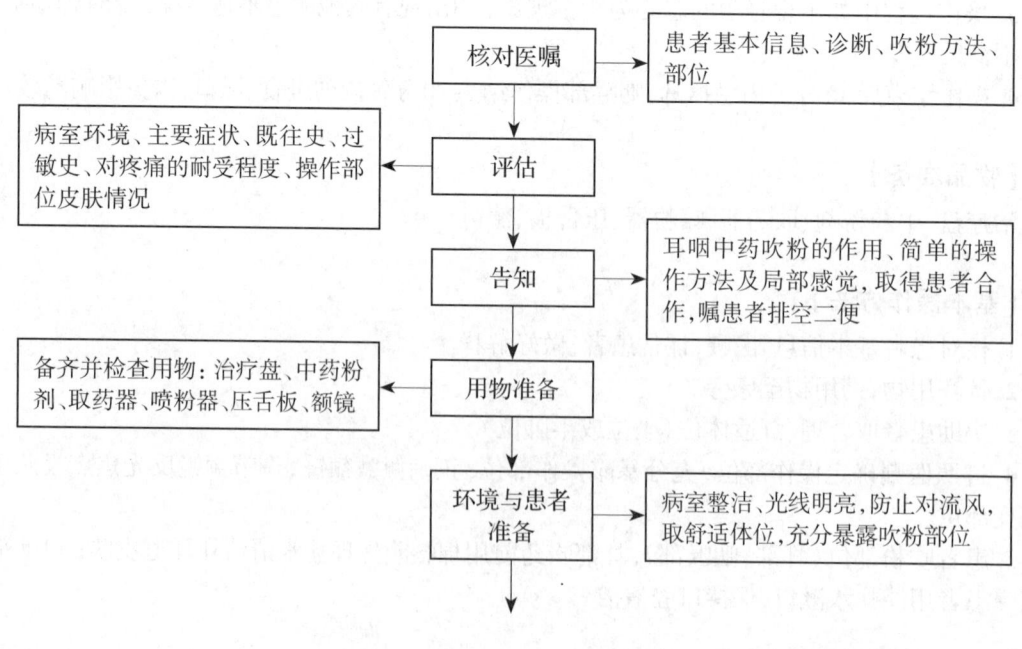

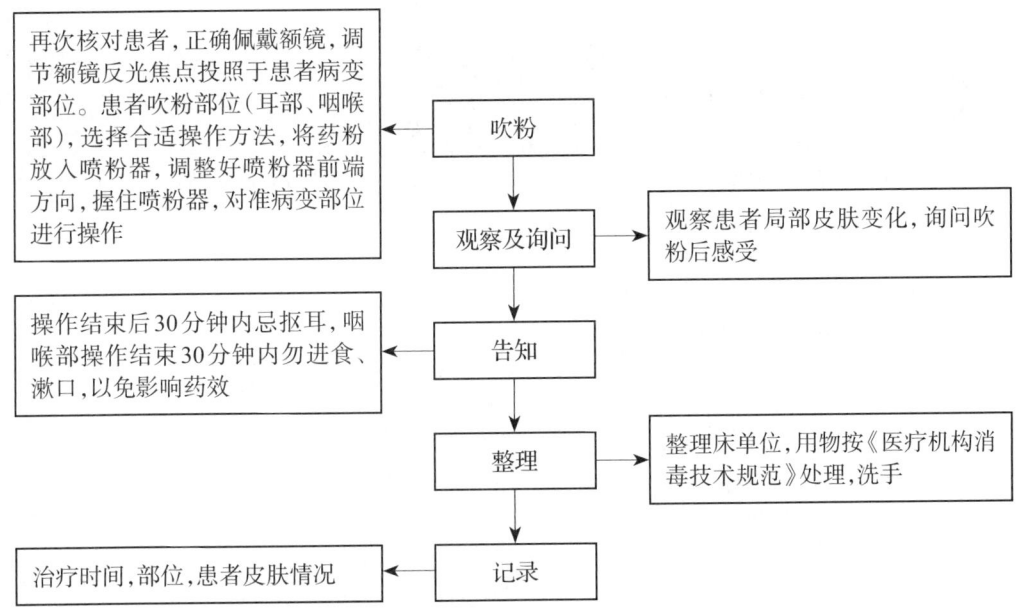

【耳咽中药吹粉技术操作考核评分标准】

项目	分值	技术操作要求	评分等级 A	B	C	D	评分说明
仪表	3	服装鞋帽整洁,仪表大方	3	2	1	0	1项未完成扣1分
核对	2	核对医嘱	2	1	0	0	未核对扣2分;内容不全面扣1分
评估	10	患者当前主要症状、既往史、过敏史	3	2	1	0	1项未完成扣1分
		患者体质和治疗部位的皮肤情况,患者心理状态、对疼痛的敏感和耐受程度、各装置完好	5	4	3	2	1项未完成扣1分
		解释操作目的、告知相关事项	2	1	0	0	1项未完成扣1分
操作前	10	护士:洗手、戴口罩	2	1	0	0	未洗手扣1分;未戴口罩扣1分
		备齐并检查用物	8	6	4	2	少备1项扣1分;未检查1项扣2分,最高扣8分
操作过程	55	核对、解释	4	3	2	1	未核对扣2分;未解释扣2分;核对、解释内容不全面各扣1分
		患者取舒适体位,暴露操作部位,正确佩戴额镜	3	2	1	0	未进行体位摆放扣1分;体位不舒适扣1分;暴露不充分扣1分;佩戴额镜不正确扣2分;未进行环境准备扣1分,最高扣3分
		将药粉放入喷粉器,调整好喷粉器前端方向,握住喷粉器,对准病变部位进行操作	4	3	2	1	药粉未放置扣2分;未调整好喷粉器扣2分;部位放置不正确扣2分,最高扣4分

续表

项目	分值	技术操作要求	评分等级 A	B	C	D	评分说明
操作过程	55	吹粉前清洁相应部位	5	4	3	2	未清洁扣5分；清洁不充分扣2分
		耳部：嘱患者头偏向健侧，患耳朝上，成人向上牵拉耳郭，小儿向下牵拉耳郭，充分暴露外耳道。操作者一手牵拉患耳耳郭，一手持喷粉器对准耳道喷入药粉。咽喉部：嘱患者张口，发"啊"的声音，屏气，操作者一手持压舌板压住舌前2/3处，勿压舌根部以免恶心，暴露吹粉部位，一手握喷粉器，对准病变部位喷入药粉	20	15	10	5	操作手法不正确扣10分；药粉不足扣5分；操作选择错误扣10分；最高扣20分
		观察患者皮肤，询问有无不适感	5	4	3	2	未观察皮肤扣3分；未询问患者扣2分
		清洁皮肤	2	1	0	0	未清洁皮肤扣2分；清洁皮肤不全扣1分
		协助患者取舒适体位	5	4	3	2	未协助穿衣扣2分；体位不舒适扣2分；未整理床单位扣1分
		记录（时间、皮肤情况、签名）	3	2	1	0	未记录扣3分；记录不完全扣2分
		洗手，再次核对	4	3	2	0	未洗手扣2分；未核对扣2分
操作后处置	5	用物处置符合消毒技术规范要求	5	4	3	2	处置方法不正确扣2分/项；罐体未洗净扣2分
		洗手、记录	4	3	2	1	未洗手扣2分；未记录扣2分；记录不完全扣1分
评价	5	流程合理、技术熟练、动作轻巧、稳重、安全、节力	5	4	3	1	1项不合格扣1分
理论提问	10	耳咽中药吹粉的适应证、禁忌证	6	3	0	0	回答不全面扣3分/题；未答出扣6分/题
		耳咽中药吹粉的注意事项	4	2	0	0	回答不全面扣2分/题；未答出扣4分/题
		得　分					

六十八、中药阴道灌洗技术

中药阴道灌洗技术是将中药灌洗液自阴道灌入，通过黏膜直接吸收，减少阴道分泌物，缓解局部充血，起到清热泻火、燥湿解毒、止痒杀虫作用的一种操作方法。

【适应证】

适用于各种阴道炎、宫颈炎的治疗，可用于子宫切除术前、阴道手术前的常规阴道准备及宫腔内放疗后清洁冲洗。

【禁忌证】

1. 月经期、妊娠期、产后或人工流产术后子宫颈内口未闭者。
2. 阴道出血及宫颈癌患者活动性出血者。

【评估】

1. 主要症状、既往史、过敏史、月经史及女性患者是否妊娠。
2. 患者的体质。
3. 阴道分泌物色、量、质，有无溃烂、积血，膀胱排空情况。
4. 病室环境是否光线充足、安静整洁。

【告知】

1. 中药阴道灌洗技术的作用、简单的操作方法及操作时间。
2. 操作前嘱患者排空膀胱。
3. 操作过程中如出现有明显不适情况，及时告知护士，以免不良反应发生。
4. 操作结束后可能存在阴道内存留的液体流出属于正常现象。

【物品准备】

中药灌洗液、灌洗器、长柄卵圆钳、干纱球、窥阴器、便盆、纸巾、一次性卫生垫、温度计、一次性手套、输液架，必要时屏风、大毛巾。

【基本操作方法】

1. 核对患者基本信息、医嘱，评估患者，做好解释。
2. 备齐用物，携用物至床旁。
3. 嘱患者排空膀胱，铺一次性卫生垫，取膀胱截石位，充分暴露操作部位，放置便盆，注意保护患者隐私及保暖。
4. 将配制的中药灌洗液 500～1 000 mL 倒入灌洗筒，溶液温度为 41～43℃，灌洗筒挂于距床面 60～70 cm 高处，排去管内空气。
5. 洗手，戴一次性手套，安置窥阴器，充分暴露宫颈，将灌洗头沿阴道侧壁插入至后穹窿处，在阴道内边冲边洗左右上下移动,顺时针或逆时针旋转,按顺序擦洗会阴、阴道穹窿、阴道壁。

6. 灌洗液约剩100 mL时,拔出灌洗头,再冲洗外阴部。

7. 灌洗中观察患者面色、表情、精神情况,询问有无不适。

8. 操作结束后扶患者坐于便盆上,使阴道内存留的液体流出。撤去便盆,擦干外阴,协助患者穿好衣裤。

9. 协助患者整理衣物,安置舒适体位,整理床单位。

10. 整理用物,洗手,记录。

【注意事项】

1. 灌洗液以41~43℃为宜。

2. 灌洗筒与床沿的距离不超过70 cm。

3. 产后10天或妇产科手术2周后的患者,若合并阴道分泌物混浊、有臭味、阴道伤口愈合不良者,可行低位阴道灌洗,灌洗筒的高度一般不超过床沿30 cm。

4. 灌洗头插入不宜过深,操作时,动作应轻柔,切勿损伤阴道黏膜和宫颈组织。

5. 阴道分泌物较多,冲洗时用棉球边冲边擦洗。

6. 阴道灌洗时应注意保护患者隐私。

7. 阴道分泌物多时大量的细菌常常紧粘在阴道壁、宫颈表面,尤其是宫颈前、后穹窿部位,在灌洗时,应及时用棉签把阴道内的分泌物擦净。

8. 灌洗期间禁盆浴、禁性生活、勤换内裤。

【中药阴道灌洗技术操作流程图】

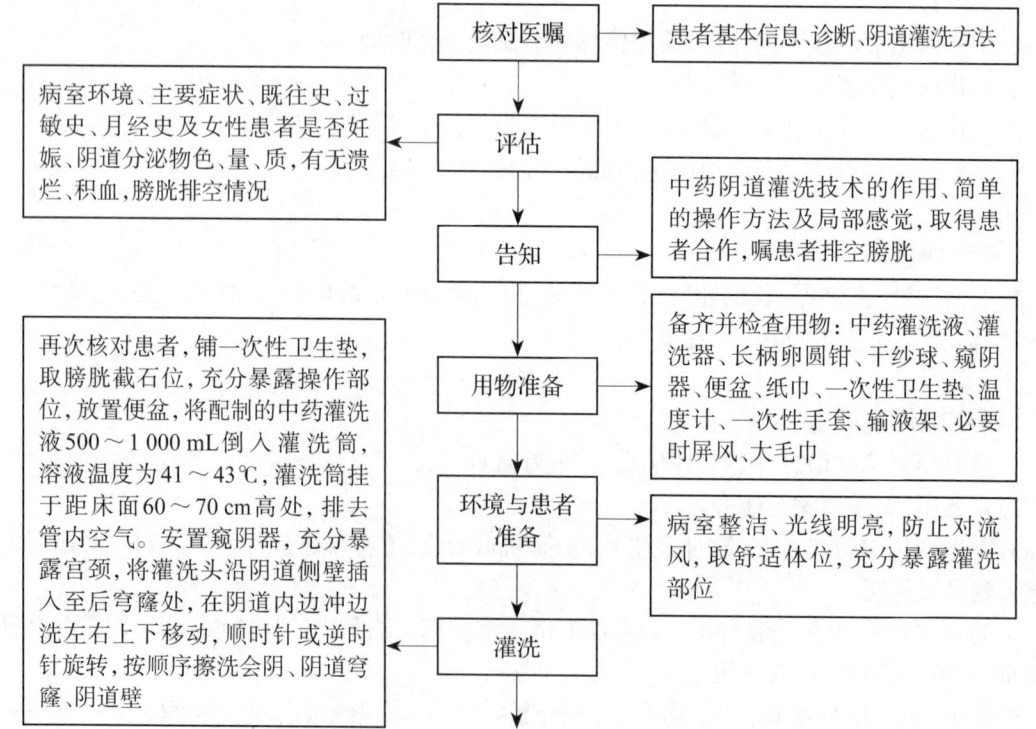

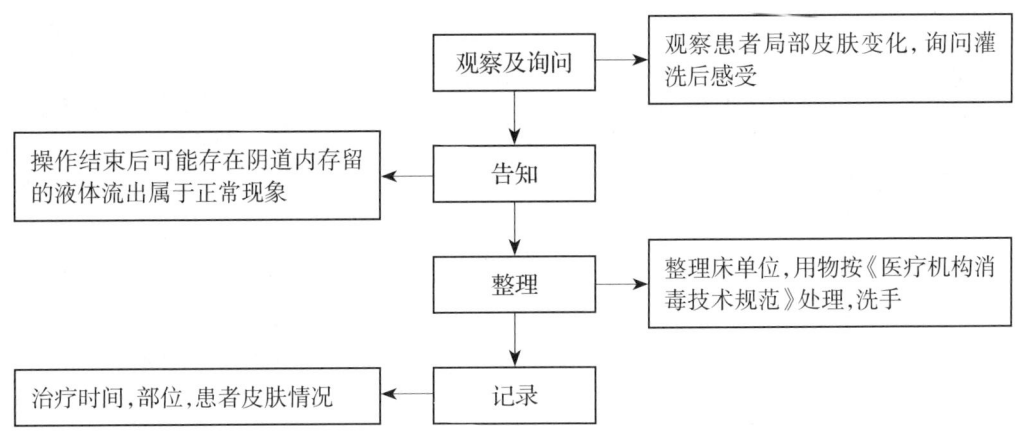

【中药阴道灌洗技术操作考核评分标准】

项目	分值	技术操作要求	评分等级 A	B	C	D	评 分 说 明
仪表	3	服装鞋帽整洁,仪表大方	3	2	1	0	1项未完成扣1分
核对	2	核对医嘱	2	1	0	0	未核对扣2分;内容不全面扣1分
评估	10	主要症状、既往史、过敏史、月经史及女性患者是否妊娠	3	2	1	0	1项未完成扣1分
		患者体质和治疗部位的皮肤情况、患者心理状态、各装置完好	5	4	3	2	1项未完成扣1分
		解释操作目的、告知相关事项	2	1	0	0	1项未完成扣1分
操作前	10	护士:洗手、戴口罩	2	1	0	0	未洗手扣1分;未戴口罩扣1分
		备齐并检查用物	8	6	4	2	少备1项扣1分;未检查1项扣2分,最高扣8分
操作过程	55	核对、解释	4	3	2	1	未核对扣2分;未解释扣2分;核对、解释内容不全面各扣1分
		患者取舒适体位,暴露操作部位,正确佩戴额镜	3	2	1	0	未进行体位摆放扣1分;体位不舒适扣1分;暴露不充分扣1分;佩戴额镜不正确扣2分;未进行环境准备扣1分,最高扣3分
		将配制的中药灌洗液500～1 000 mL倒入灌洗筒,溶液温度为41～43℃,灌洗筒挂于距床面60～70 cm高处,排去管内空气	4	3	2	1	灌洗液量不足扣2分;温度不正确扣2分;悬挂高度不足扣2分;未排空气扣2分,最高扣4分
		安置窥阴器,充分暴露宫颈,将灌洗头沿阴道侧壁插入至后穹隆处,在阴道内边冲洗左右上下移动,顺时针或逆时针旋转,按顺序擦洗会阴、阴道穹隆、阴道壁	20	15	10	5	未安置窥阴器扣5分;未充分暴露宫颈扣5分;手法不正确扣10分;擦洗顺序不正确扣10分,最高扣20分

续表

项目	分值	技术操作要求	评分等级 A	B	C	D	评 分 说 明
操作过程	55	灌洗液约剩100 mL时,拔出灌洗头,再冲洗外阴部	5	4	3	2	灌洗液剩余不到位扣2分;未清洗外阴部扣3分
		观察患者皮肤,询问有无不适感	2	1	0	0	未观察皮肤扣2分;未询问患者扣1分
		扶患者坐于便盆上,使阴道内存留的液体流出,撤去便盆,擦干外阴	5	4	3	2	未清洁皮肤扣3分;清洁皮肤不全扣3分;未将残余的液体流出扣3分
		协助患者取舒适体位	5	4	3	2	未协助穿衣扣2分;体位不舒适扣2分;未整理床单位扣1分
		记录(时间、皮肤情况、签名)	3	2	1	0	未记录扣3分;记录不完全扣2分
		洗手,再次核对	4	3	2	0	未洗手扣2分;未核对扣2分
操作后处置	5	用物处置符合消毒技术规范要求	5	4	3	2	处置方法不正确扣2分/项;罐体未洗净扣2分
		洗手、记录	4	3	2	1	未洗手扣2分;未记录扣2分;记录不完全扣1分
评价	5	流程合理、技术熟练、动作轻巧、稳重、安全、节力	5	4	3	1	1项不合格扣1分
理论提问	10	中药阴道灌洗的适应证、禁忌证	6	3	0	0	回答不全面扣3分/题;未答出扣6分/题
		中药阴道灌洗的注意事项	4	2	0	0	回答不全面扣2分/题;未答出扣4分/题
得 分							

六十九、中药超声雾化吸入技术

中药超声雾化吸入技术,是利用超声波使中药药液变成细微的气雾,通过导管随着患者吸气进入呼吸道,使药物直达呼吸道病灶局部的一种中医操作方法。

【适应证】

适用于呼吸道炎症如咽炎、鼻窦炎、支气管炎、肺炎等,呼吸道分泌物黏稠,胸部手术前后预防呼吸道感染等。

【禁忌证】

严重缺氧、肺气肿、呼吸衰竭患者禁用。

【评估】

1. 主要症状、病史、过敏史。
2. 患者对中药超声雾化吸入的配合度及耐受程度。
3. 患者体质、意识状态、呼吸形态、呼吸道及心肺情况。
4. 病室环境是否光线充足、安静整洁。

【告知】

1. 中药超声雾化吸入的作用、简单的操作方法及操作时间。
2. 操作前嘱患者排空二便。
3. 中药超声雾化的气味及感觉。

【物品准备】

超声雾化治疗器、螺纹管、口含嘴(面罩)、中药药液、冷蒸馏水250 mL、水温计、治疗巾1块。

【基本操作方法】

1. 核对患者基本信息、医嘱,评估患者,做好解释。
2. 准备:连接雾化器各部位,检查性能;水槽内加入冷蒸馏水250 mL,液面高约3 cm,浸没雾化罐底的透声膜;罐内放入中药液30~50 mL;拧紧罐盖,放入水槽,将水槽盖紧。
3. 备齐用物,携用物至床旁。
4. 协助患者取舒适体位,接通电源,打开电源开关,预热3分钟,再开雾化器开关。
5. 根据需要调节雾量,将口含嘴放入患者口中(将面罩紧密安置在患者口鼻上),指导患者紧闭嘴唇,用口深吸气,用鼻缓慢呼气,如此反复。雾化吸入时间一般为15~20分钟。
6. 询问患者有无不适,观察其面色、呼吸、咳嗽情况。
7. 治疗完毕,取下口含嘴(面罩),先关雾化开关,再关电源开关。
8. 协助患者漱口、取舒适体位,整理床单位。

9. 告知注意事项,再次核对医嘱,整理用物,洗手,记录。

【注意事项】

1. 准备用物时应仔细检查机器各部分连接是否完好。雾化罐底部的透声膜薄而脆,易破碎,应轻取轻放。水槽与雾化罐内切忌加温水或热水,无水时不可开机。

2. 空腹或饱餐后不宜进行中药超声雾化吸入技术。

3. 患者如出现胸闷、气急、心慌等情况,应立即停止中药超声雾化吸入,立即通知医生,配合处理。

4. 水槽内水温超过60℃,应停机调换冷蒸馏水。雾化罐内药液过少,影响正常雾化时,不需关机,从盖上的小孔注入药液即可。

5. 中药超声雾化后各种管道均有色素沉着,须及时浸泡、清洗、消毒,实行一人一管。口含嘴(面罩)为一个患者单独使用,每次使用后,将口含嘴(面罩)清洗晾干,待1个疗程结束后按照医疗垃圾处理。

6. 雾化时间不宜过长,若要连续使用,中间需间隔30分钟。

【中药超声雾化吸入技术操作流程图】

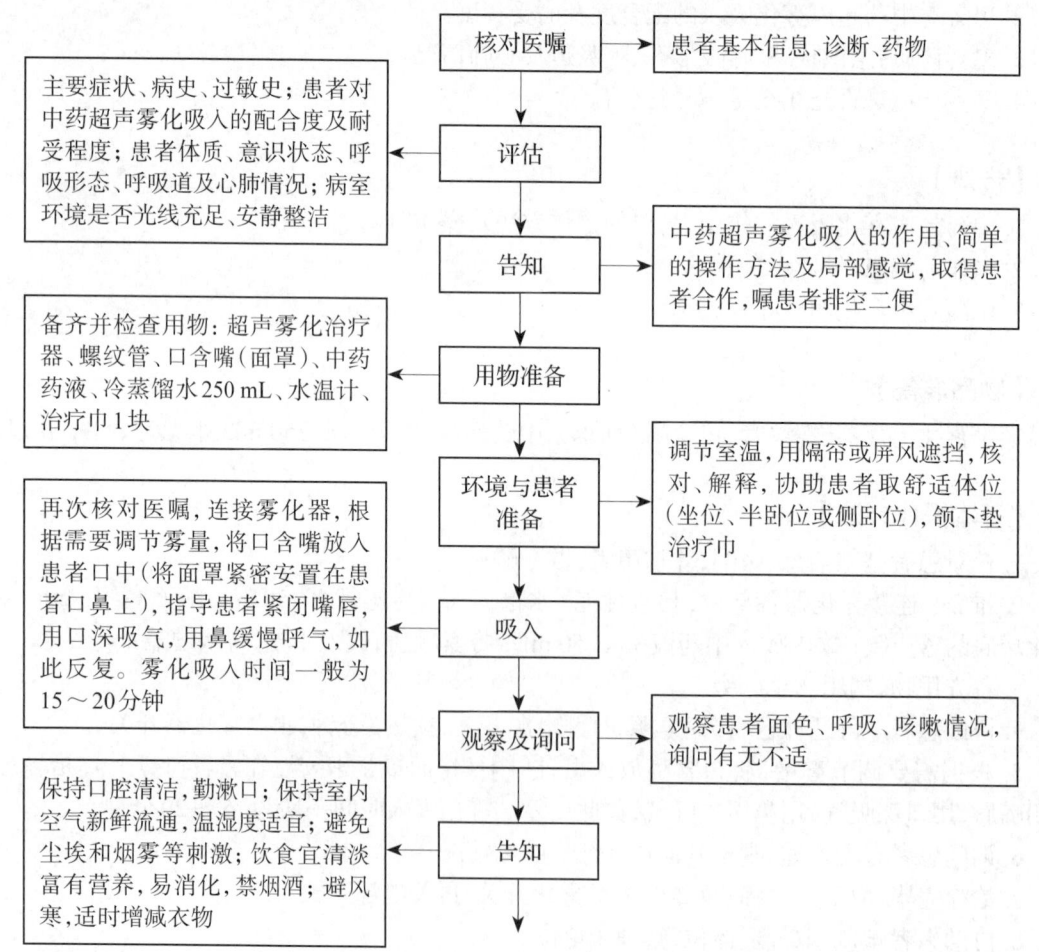

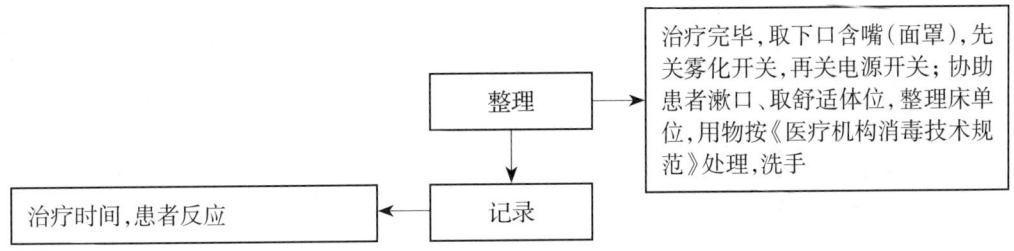

【中药超声雾化吸入技术操作考核评分标准】

项目	分值	技术操作要求	评分等级				评分说明
			A	B	C	D	
仪表	2	仪表端庄	2	1	0	0	1项未完成扣1分
核对	2	核对医嘱	2	1	0	0	未核对扣2分;内容不全面扣1分
评估	7	主要症状、病史、过敏史、患者对中药超声雾化吸入的配合度及耐受程度	4	3	2	1	1项未完成扣1分
		患者体质、意识状态、呼吸形态、呼吸道及心肺情况	3	2	1	0	1项未完成扣1分
告知	3	解释作用、操作方法、局部感受,取得患者配合	3	2	1	0	1项未完成扣1分
用物准备	5	洗手,戴口罩	2	1	0	0	未洗手扣1分;未戴口罩扣1分
		备齐并检查用物	3	2	1	0	少备1项扣1分;未检查1项扣1分,最高扣3分
环境与患者准备	7	病室整洁、光线明亮,防止对流风	2	1	0	0	未进行环境准备扣2分;准备不全扣1分
		协助患者取舒适体位	2	1	0	0	未进行体位摆放扣2分;体位不舒适扣1分
		注意保暖,保护隐私,颌下垫治疗巾	3	2	1	0	未保暖扣1分;未保护隐私扣1分;未垫治疗巾扣1分
操作过程	52	核对医嘱	2	1	0	0	未核对扣2分;内容不全面扣1分
		接通电源;连接雾化器,检查性能	4	2	0	0	未连接雾化器扣4分;未检查性能扣2分
		水槽内加入冷蒸馏水250 mL,液面高约3 cm(5分)	5	3	1	0	水槽内未加冷蒸馏水扣5分;蒸馏水加入剂量不正确扣2分;页面高度不正确扣2分
		罐内放入中药液30~50 mL(4分)拧紧罐盖放入水槽,并盖紧水槽(5分)	5	3	1	0	罐内放入中药液剂量不正确扣4分;未拧紧罐盖放入水槽扣2分;未盖紧水槽扣2分
		根据需要调节雾量,使用口含嘴的患者应将口含嘴放入口中紧闭嘴唇,使用面罩吸入患者应完全扣住口鼻处	10	5	0	0	流程不正确扣5分/项

续 表

项目	分值	技术操作要求	评分等级 A	B	C	D	评分说明
操作过程	52	用口吸气,用鼻呼气,雾化吸入时间为15～20分钟	6	4	2	0	方法不正确扣4分;时间不正确扣2分
		协助患者取舒适体位,整理床单位	4	2	0	0	未安置体位扣2分;未整理床单位扣2分
		再次观察患者面色、呼吸、咳嗽情况,询问患者感受	6	3	0	0	未观察患者扣3分;未询问患者感受扣3分
		告知相关注意事项,保持室内空气新鲜流通	6	4	2	0	未告知扣4分;告知内容不全扣2分;未保持室内空气新鲜流通扣2分
		洗手,再次核对	2	1	0	0	未洗手扣1分;未核对扣1分
操作后处置	6	取下口含嘴或面罩,先关雾化开关,再关电源开关,协助患者漱口,擦干患者面部,取舒适体位,整理床单位,用物按《医疗机构消毒技术规范》处理	4	2	1	0	处置方法不正确扣1分/项,最高扣4分
		洗手,记录	2	1	0	0	未洗手扣1分;未记录扣1分
评价	6	流程合理、技术熟练、询问患者感受	6	4	2	0	1项不合格扣2分,最高扣6分
理论提问	10	中药超声雾化吸入适应证、禁忌证	6	3	0	0	回答不全面扣3分/题;未答出扣6分/题
		中药超声雾化吸入的注意事项	4	2	0	0	回答不全面扣2分/题;未答出扣4分/题
得 分							

七十、温通拨筋技术

温通拨筋罐疗法是一种集拨筋、推拿、艾灸三位一体的新疗法,结合揉、碾、推、按、点、烫、熨等多种手法,达到"调""通""温""补"功效的一种操作方法。

【适应证】

1. 外科疾病:胃肠类疾病,如:便秘,便溏,腹胀,消化不良;脊柱软伤类病症,如:颈椎病,腰椎间盘突出症,强直性脊柱炎,第三腰椎横突综合征;腰背部肌肉损伤,如:上背痛,急性腰扭伤,局部肌肉拉伤;外伤骨折后的水肿。

2. 内科疾病:中医的风,寒,湿所致的痹症;中风后遗症;糖尿病微循环障碍所致的酸,麻,胀,痛。

3. 妇科疾病:如月经不调、痛经、子宫肌瘤。

【禁忌证】

1. 患有急性疾病者慎用。
2. 接触性过敏或对艾烟过敏者慎用。
3. 不明原因内出血患者慎用。
4. 孕妇腰骶部和腹部慎用。
5. 糖尿病末梢神经损伤的患者慎用。
6. 严重外伤未缝合伤口的局部禁用。
7. 传染性疾病禁用。

【评估】

1. 主要症状、既往史、过敏史、女性患者是否妊娠或处于月经期。
2. 有无出血病史或出血倾向。
3. 对疼痛的耐受程度。
4. 操作部位皮肤情况。
5. 病室环境是否光线充足、安静整洁。

【告知】

1. 温通拨筋的作用、简单的操作方法及操作时间。
2. 操作前嘱患者排空二便。
3. 操作中出现局部皮肤发红不起疱、感觉温热或微微出汗为正常现象,若操作过程中患者出现灼热、疼痛,或有头昏、眼花、恶心、颜面苍白、心慌出汗等不适时,及时告知护士。
4. 操作后局部皮肤出现紫红色痧痕或瘀斑,为正常表现,数日可消退,需询问患者是否能接受。

【物品准备】

治疗盘、温通拨筋罐、艾炷、润滑油、打火枪、鼓风机、广口瓶、清洁纱布,必要时备屏风、大毛巾、计时器。

【基本操作方法】

1. 核对患者基本信息、医嘱，评估患者，做好解释。
2. 备齐用物，携用物至床旁。
3. 协助患者取合理、舒适体位。
4. 遵照医嘱确定操作部位，充分暴露操作部位，注意保护隐私及保暖。
5. 将专用艾炷插入罐器内，点火枪对准艾炷中心和圆边点燃，防止烧到罐口。
6. 一摸二测三观察：一摸，检查罐口、罐体有无裂痕、缺损。二测，用手掌放在罐口测试温度是否过高。三观察，艾炷燃烧是否均匀，升温是否正常。
7. 把温通拨筋罐放在选定部位落罐，施术者要时刻感受皮肤温度并对罐做出调整。
8. 结合旋、揉、按、摩、点、推、震、扣、拨、碾、熨等手法进行正旋、反旋、摇拨、摇振罐体以作用于经络及腧穴。操作强度由轻到重，循序渐进，以患者可接受范围内为准。
9. 双手同时不断运罐，不能停留在同一部位过久，避免过度和不正规晃动，防止掉落。
10. 施罐过程中询问患者有无不适，观察患者皮肤情况，如有艾灰，用纱布清洁，协助患者穿衣，取舒适卧位。
11. 施罐结束，立即将艾条插入广口瓶，熄灭艾火。
12. 酌情开窗通风，注意保暖，避免吹对流风、开空调。

【注意事项】

1. 空腹或饱餐后不宜进行火龙罐综合灸。
2. 点火时避免烧到罐口，如罐口太热可扣在放有湿毛巾的罐托上等待片刻，以迅速降温。
3. 原则上应减少体位的更改，应先灸左边再右边，左边疏气，右边活血。
4. 每部位施灸20～30分钟，至皮肤微微发红发热，具体视情况而定。操作过程中注意调控罐温，注意施灸量和火候，避免艾炷、艾灰脱落，引起烫伤。
5. 施罐过程中患者若出现头晕、目眩、心慌、出冷汗、面色苍白、恶心呕吐，应立即停止操作，通知医生。
6. 如局部皮肤出现水疱，直径≤1 cm，局部表皮完整，无明显渗液时，应注意保持水疱完整性，使其自然吸收，可在3小时内进行冷疗，冷疗时间不低于20分钟；如水疱直径>1 cm，或表皮破损、渗液明显，宜用无菌针头刺破水疱，无菌剪刀修剪疱皮，保留水疱边缘皮肤，创面可涂抹抗生素软膏防止感染，定期换药，直至结痂自愈。

【温通拨筋技术操作流程图】

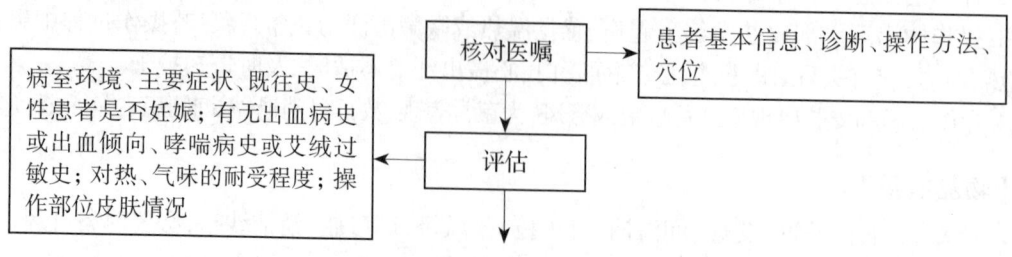

七十、温通拨筋技术

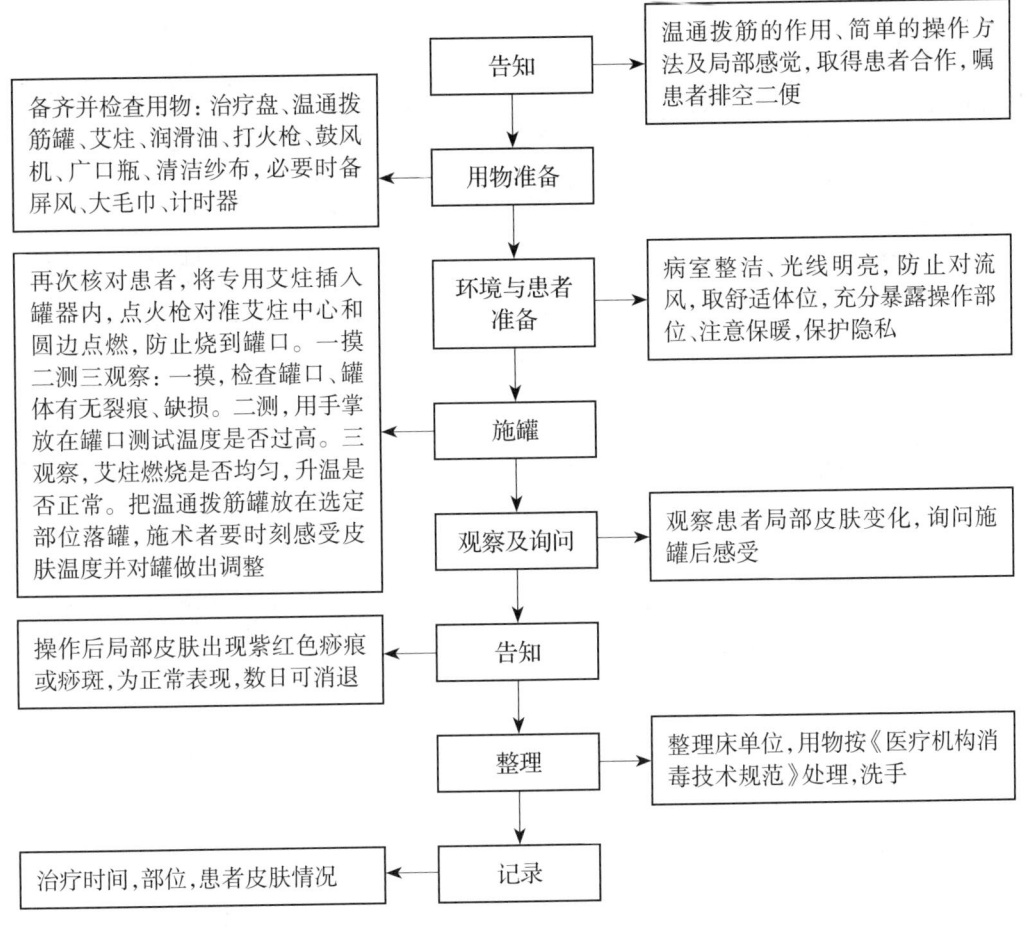

【温通拨筋技术操作考核评分标准】

项目	分值	技术操作要求	评分等级 A	B	C	D	评分说明
仪表	3	服装鞋帽整洁，仪表大方	3	2	1	0	1项未完成扣1分
核对	2	核对医嘱	2	1	0	0	未核对扣2分；内容不全面扣1分
评估	10	主要症状、既往史、有无对艾烟过敏	3	2	1	0	1项未完成扣1分
		患者体质和治疗部位的皮肤情况，患者心理状态、对热的敏感和耐受程度	5	4	3	2	1项未完成扣1分
		解释操作目的、告知相关事项	2	1	0	0	1项未完成扣1分
操作前	10	护士：洗手、戴口罩	2	1	0	0	未洗手扣1分；未戴口罩扣1分
		备齐并检查用物	8	6	4	2	少备1项扣1分；未检查1项扣2分，最高扣8分

续表

项目	分值	技术操作要求	评分等级 A	评分等级 B	评分等级 C	评分等级 D	评分说明
操作过程	55	核对、解释	4	3	2	1	未核对扣2分；未解释扣2分；核对、解释内容不全面各扣1分
		患者取舒适体位，注意保暖，保护衣物，保护隐私	3	2	1	0	未进行体位摆放扣1分；体位不舒适扣1分；暴露不充分扣1分；未保暖扣1分；未进行环境准备扣1分，最高扣3分
		再次确定施术部位，询问患者感受	2	1	0	0	施术部位不准确扣1分；未询问患者感受扣1分
		将专用艾炷插入罐器内，点火枪对准艾炷中心和圆边点燃，防止烧到罐口	2	1	0	0	点燃方式不对扣1分；艾炷表面未全部均匀点燃扣1分；烧到罐口扣1分
		一摸二测三观察：一摸，检查罐口、罐体有无裂痕、缺损。二测，用手掌放在罐口测试温度是否过高。三观察，艾炷燃烧是否均匀，升温是否正常	10	8	6	4	检查不充分扣2分/项；温度过高或过低扣2分/项；未测温扣4分；观察不到位扣2分/项
		结合旋、揉、按、摩、点、推、震、扣、拨、碾、熨等手法进行正旋、反旋、摇拨、振罐体以作用于经络及腧穴。操作强度由轻到重，循序渐进，以患者可接受范围内为准	5	4	3	2	手法不熟练扣2分/项
		双手同时不断运罐，不能停留在同一部位过久，避免过度和不正规晃动，防止掉落	5	4	3	2	运罐手法不正确扣2分；时间停留不到位扣2分
		观察患者皮肤，询问有无不适感	5	4	3	2	未观察皮肤扣3分；未询问患者扣2分
		清洁皮肤	2	1	0	0	未清洁皮肤扣2分；清洁皮肤不全扣1分
		协助患者取舒适体位	5	4	3	2	未协助穿衣扣2分；体位不舒适扣2分；未整理床单位扣1分
		记录（时间、皮肤情况、签名）	3	2	1	0	未记录扣3分；记录不完扣2分
		洗手，再次核对	4	3	2	0	未洗手扣2分；未核对扣2分
操作后处置	5	用物处置符合消毒技术规范要求	5	4	3	2	处置方法不正确扣2分/项；罐体未洗净扣2分
		洗手、记录	4	3	2	1	未洗手扣2分；未记录扣2分；记录不完全扣1分
评价	5	流程合理、技术熟练、动作轻巧、稳重、安全、节力	5	4	3	1	1项不合格扣1分
理论提问	10	温通拨筋罐的适应证、禁忌证	6	3	0	0	回答不全面扣3分/题；未答出扣6分/题
		温通拨筋罐的注意事项	4	2	0	0	回答不全面扣2分/题；未答出扣4分/题
得分							

参考文献

[1] 潘贵超,唐玲,杜娜.中医护理技术规范指南:视频版[M].北京:科学出版社,2018.

[2] 唐玲,沈潜,陈宏.中医护理技术全解[M].北京:中国医药科技出版社,2021.

[3] 孙颖哲.实用临床中医治疗精粹与护理技术[M].北京:中国纺织出版社,2021.

[4] 包月,刘淑娟.中医护理技能综合应用手册[M].天津:天津科学技术出版社,2021.

[5] 徐敏,黄馨睿,刘婷,等.浙江省中医护理技术规范化管理方案的构建[J].中华护理杂志,2023,58(2):217-223.

[6] 汪娅芳.中医护理技术规范化实施的效果[J].中医药管理杂志,2022,30(12):62-64.

[7] 赵俊英,黄少兰,付海英,等.中医护理技术规范及推广模式的构建研究[J].护理研究,2020,34(21):3890-3895.

[8] 王亚丽,魏永春,董玉霞,等.中医护理技术沿革及应用现状[J].中西医结合护理,2023(6):107,110.

[9] 杨艳明,刘姝,秦阳阳,等.基于循证证据的中医护理技术管理方案的构建[J].齐鲁护理杂志,2024,30(1):84-90.

[10] 李小峰,陈晓娟,陈腊年,等.临床护理操作规程[M].武汉:华中科技大学出版社,2017.

[11] 张晓英.实用中医护理技术教程[M].太原:山西科学技术出版社,2018.

[12] 吉林省市场监督管理厅.DB 22/T 2969.1—2019,中医护理技术操作规程 第1部分:中药塌渍法[S].2019.

[13] 国家中医药管理局医政司.关于印发《护理人员中医技术使用手册》的通知(国中医药医政医管便函〔2015〕89号)[EB/OL].(2015-12-28)[2025-03-02].http://www.natcm.gov.cn/yizhengsi/gongzuodongtai/2018-03-24/2691.html.

[14] 中华人民共和国国家质量监督检验检疫总局,中国国家标准化管理委员会.GB/T 21709.5—2008,针灸技术操作规范第5部分:拔罐[S].2008.

[15] 中华人民共和国国家质量监督检验检疫总局,中国国家标准化管理委员会.GB/T 21709.22—2013针灸技术操作规范第22部分:刮痧[S].2013.

[16] 国家市场监督管理总局,国家标准化管理委员会.GB/Z 40893.5—2021中医技术操作规范儿科第5部分:小儿拔罐疗法[S].2021.

[17] 邹顺,杜江.浅析苗医特色履蛋诊疗方法[J].中国民族医药杂志,2010,16(11):25-26.

[18] 王红霞,姚玉红,韩炎艳.中医特色护理技术规范[M].郑州:郑州大学出版社,2023.

[19] 孙秋华,徐敏.中医护理技术规范及临床应用[M].杭州:浙江科学技术出版社,2024.